Kohlhammer

Inhalt

Statt eines Vorworts: Ein Gespräch zwischen Eckhard Frick und Harald Gündel

EF: Warum ist für Dich als psychosomatischer Kliniker und Forscher die Anthropologie interessant, die Lehre vom Menschen, wie sie von der Philosophie betrieben wird, aber auch von vielen anderen Einzelwissenschaften wie z. B. der Völkerkunde, Soziologie, Theologie?

HG: Bei der Anthropologie geht es um unsere Wurzeln. Darauf kann die heutige Psychosomatik stehen und neue Ideen entwickeln, neue interdisziplinäre Projekte aufgreifen, um zu innovativen Lösungen zu kommen, z. B. um die gesundheitlichen Risiken der Arbeitslosigkeit zu erfassen und zu bekämpfen, oder um Konflikt- und Stressbewältigung in der Industrie zu verbessern. Wir brauchen dafür immer mehr Synergien zwischen der Psychosomatischen Medizin und der Psychotherapie einerseits und den Naturwissenschaften, der Ökonomie, der Politik und den Geisteswissenschaften andererseits.

EF: Um Synergien zu entdecken, benötigen wir ein gemeinsames Fundament. Das scheint uns aber gerade bezüglich des Menschen als »Forschungsgegenstand« zu entgleiten. »Es weiß seit langer zeit/niemand mehr was ein mensch ist.« So hat Bertold Brecht das Paradox ausgedrückt, dass wir immer mehr über den Menschen wissen und immer weniger, was er/sie ist. Am Ende seiner »Archäologie der Humanwissenschaften« spricht M. Foucault davon, dass der Mensch verschwinden könnte »wie am Meeresufer ein Gesicht im Sand« (Foucault 1966/1971: 462). Wir können den menschlichen Körper zwar immer genauer vermessen und auch wissenschaftlich-technisch manipulieren. Aber Kants Fragen: 1) Was kann ich wissen? 2) Was soll ich tun? 3) Was darf ich hoffen? beziehen sich auf die letzte: 4) Was ist der Mensch? (Logik IX: 25). Die Frage nach dem Wesen des Menschen bleibt in der Medizin unbeantwortet. Kants Frage »Was ist der Mensch?« wird von der Philosophischen Anthropologie nicht durch humanwissenschaftliche Fakten »beantwortet«, sondern vielmehr im Dialog mit den Humanwissenschaften offengehalten. Die Übereinstimmungen mit anderen Lebewesen scheinen das Menschengesicht auf den ersten Blick zu überspülen und zu verwischen, seine eigentümliche Geistigkeit und exzentrische Positionalität (Plessner) unterscheiden ihn jedoch radikal von Pflanzen und Tieren. Zugleich scheint es manchmal, als ob die evidenzbasierte Medizin eine implizite Anthropologie habe; als ob sie im Menschen eher eine Maschine, genauer gesagt: eine Maschine mit Bedürfnissen sehe. Wie können unsere impliziten Annahmen über den Menschen bewusst gemacht und reflektiert werden?

HG: Irgendwie haben wir den Boden vergessen, auf dem wir stehen, die Fundamente unserer Geistesgeschichte. Die Generationen vor uns haben sich ja auch Gedanken über das Menschsein und Kranksein gemacht. Das sind Schätze, die es zu heben und zu bewahren gilt, die wir mit dem verknüpfen müssen, was heute aktuell ist, mit der Neurobiologie, mit den gemischten Methoden von qualitativ-verstehenden und quantitativ-messenden Zugängen.

EF: Wie konnte es denn passieren, dass wir die Frage nach dem Menschen vergessen, wo wir es als Ärzte und Psychoanalytiker doch mit dem Menschen zu tun haben und schon dadurch Humanwissenschaftler sind?

HG: Mir fällt da eine Visiten-Situation ein, eine Patientin, die nur ihre jetzigen Probleme lösen, aber nichts von ihrer Lebensgeschichte erzählen wollte. Sie war von ihrer Biographie abgeschnitten und wir haben ihr geholfen, wieder einen Zugang zur eigenen Geschichte zu finden, auch um die aktuellen Probleme besser und nachhaltiger zu lösen. Es gibt vielleicht so etwas wie eine große kollektive Biographie der Menschheit. Eine Erinnerung daran, was die Kulturen, Religionen, Denker, Künstler und Ärzte über unser Fühlen, Leiden, In-Beziehung-Sein wissen und wussten. Wie ein Einzelner von seiner Biographie abgeschnitten sein kann und dies anfangs überhaupt nicht mit seinem Leiden in Verbindung bringt, so sind wir vielleicht auch kollektiv in der Gefahr, von unserer gemeinsamen »Biographie« abgeschnitten zu werden. ...

EF: ... und können vielleicht auch unser Leiden erst ungenau beschreiben. Aber es zeigt sich in den Symptomen der körperlosen Seelenheilkunde und der seelenlosen Körpermedizin. Ich finde diese Parallele zwischen dem Abgeschnittensein des Einzelnen von seiner Biographie und dem Abgeschnittensein von der Menschheits-»Biographie« sehr spannend. Wahrscheinlich können wir unseren Patientinnen und Patienten besser helfen, wenn wir als psychosomatische Fachleute das Vergessen der Seele bearbeiten. Hast Du den Eindruck, dass die Anthropologie dafür hilfreich sein kann?

HG: Anthropologie fragt ja nach dem, was früher unbefangen als »Seele« des Menschen bezeichnet wurde, nach seinem Denken, Fühlen, Wünschen, nach seiner Ganzheit. Heute erforschen wir quantitativ und qualitativ das Verhalten und Erleben des Menschen. Aber im Gebrauch des Wortes »Psyche« werden wir immer unsicherer.

EF: Eigentlich merkwürdig, dass ein Begriff, der im Namen unseres Fachgebietes steckt, von diesem Fachgebiet kaum mehr verwendet wird!

HG: Ja, teilweise scheint die »Seele« in den Bereich der Spiritualität verschoben zu werden und in unserer medizinisch-naturwissenschaftlichen Sprache nicht mehr vorzukommen. Gerade die Neurobiologie will die dualistischen Tendenzen vermeiden, die mit dem Wort »Psyche« verbunden sind.

EF: Sicher gibt es solche Tendenzen, besonders in der neuplatonischen Philosophie und ihren Auswirkungen auf das Christentum. Bei den vorsokratischen Dichtern und Denkern wird *psyche* jedoch überhaupt nicht dualistisch verstanden. Es meint Aspekte des ganzen Menschen: Atem, Lebendigkeit, Fühlen und Spüren. Wegen dieser Bedeutungen wurde das hebräische Wort næfæš (anatomische Grundbedeutung: Hals, Kehlkopf) meist mit dem griechischen *psychē* übersetzt. Auch Aristoteles und Thomas von Aquin denken nicht dualistisch, wenn sie die Seele als »Form des Leibes« definieren, gewissermaßen als unsichtbaren und identitätsstiftenden Bauplan. Dies passt erstaunlich gut zu einer neurobiologischen Sicht unseres Selbst:

> »Erstaunlich ist die Erkenntnis, dass die scheinbar felsenfeste Stabilität, die dem einen Geist und dem einen Selbst zu Grunde liegt, ihrerseits von flüchtiger Natur ist und auf der Ebene der Zellen und Moleküle einem ständigen Rekonstruktionsprozess unterworfen ist. Diese merkwürdige Situation – ein scheinbares, kein wirkliches Paradox – hat eine einfache Erklärung: Zwar werden die Bausteine, aus denen sich unser Organismus zusammensetzt, regelmäßig ausgetauscht, doch die architektonischen Pläne für die verschiedenen Strukturen des Organismus werden sorgfältig aufbewahrt. Es gibt einen Bauplan für das Leben, und unser Körper ist ein Bauwerk« (Damasio 1999/2002:175f).

HG: Solche »Baupläne« können wir jedoch nicht direkt beobachten, ebensowenig wie den Selbst-Sinn, den laut Damasio unser Gehirn konstruiert. Aber wir wissen inzwischen mehr über einige grobe neuroanatomische Korrelate psychischer Funktionen, z. B. in der Bindungs- und Traumaforschung.

EF: Ja, das sind Korrelate. Direkt beobachten können wir das emotionale Geschehen der Bindung jedoch nicht. Wir sind, wie Viktor von Weizsäcker sagt, entweder auf der »Psycho«- oder auf der »Soma«-Seite der Drehtür. Walach spricht vom Komplementaritätsprinzip und beruft sich auf die Quantenmechanik. Das Gemeinte macht er am Phänomen des Vexierbildes deutlich.

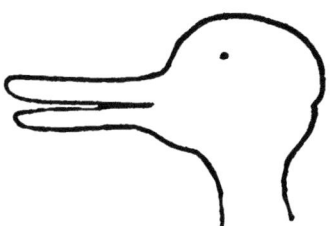

Abb.:
Ludwig Wittgensteins »H-E-Kopf«: »Man kann ihn als Hasenkopf, oder als Entenkopf sehen. Und ich muss zwischen dem ›stetigen Sehen‹ eines Aspekts und dem ›Aufleuchten‹ eines Aspekts unterscheiden« (Wittgenstein LWS: XI: 504).

Wenn wir als Beispiel Wittgensteins H-E-Kopf wählen: Entscheidend ist dabei, dass wir in der Regel nur ein Tier sehen (Hase oder Ente), nach einem Aspektwechsel möglicherweise das andere. Beide Aspekte sind erforderlich, um das Bild und den Gegenstand »H-E« korrekt zu beschreiben. So ist es auch mit der Psychosomatischen Anthropologie: Für ein und denselben Gegenstand – gemeint ist der Mensch! – wenden wir zwei gegensätzliche Beschreibungsweisen an, nämlich die naturwissenschaftlich-somatischen (Bildgebung, Psycho-Neuro Endokrinologie usw.) und die geisteswissenschaftlich-verstehenden Methoden aus Psychoanalyse, Verhaltenstherapie, Sozialwissenschaft usw.

HG: Meinst Du, diese unterschiedlichen Beschreibungsweisen werden immer so scheinbar unvereinbar bleiben?

11

Gebrauchsanleitung

Dieses Buch möchte einen Beitrag zur philosophischen Grundlegung einer bio-psycho-sozial und zugleich spirituell verstandenen Medizin und zur humanwissenschaftlichen Grundlegung der philosophischen Anthropologie leisten. Deshalb wird auch dort, wo empirische Fakten dargestellt werden, auf die entsprechenden philosophischen Probleme hingewiesen – umgekehrt soll deutlich werden, was die Medizin von der philosophischen Anthropologie lernen kann. Die Konzeption unserer Überlegungen ist also nicht additiv, sondern integrativ und interdisziplinär.

Das Buch gliedert sich in zehn Kapitel mit je zehn Paragraphen:

1. Der sich bindende Mensch: Die Bindungstheorie gilt heute als zentrales Paradigma der Verhaltenswissenschaften. Über alle »Schulzugehörigkeiten« hinweg erlaubt sie den Dialog über die lebenslange menschliche Entwicklung.
2. Der Zeichen verstehende Mensch: Zeichen und Symbole stellen die Elemente von Kausal- und Sinnzusammenhängen dar. Auf der genetischen Matrix aufbauend bedürfen sie auf allen Ebenen der Bedeutungserteilung durch den Menschen.
3. Der träumende Mensch: Sigmund Freud bezeichnete den Traum als die »via regia«, den »Königsweg« zum Unbewussten. Stellt er auch einen Königsweg zum Menschen dar?
4. Der spielende Mensch: Im herkömmlichen Verständnis stellt das kindliche Spiel einen Gegensatz zur erwachsenen Arbeit dar. Wie verhalten sich beide zueinander? Sind Arbeitsstörungen zugleich Spielstörungen?
5. Der sich ängstigende Mensch: Søren Kierkegaard zufolge geht es nicht darum, angstfrei zu sein, sondern darum, sich in rechter Weise zu ängstigen. Wie ist die »rechte Weise« des Sich-Ängstigens zu beschreiben?
6. Der Körper, den ich habe. Der Leib, der ich bin: Wie weit reichen die Versuche, den Menschen (als Körper) zu vergegenständlichen? Wie realistisch ist die Rede vom Menschen als Leib?
7. Der leidende Mensch: Was lehren uns das menschliche Leiden und die verschiedenen Pathologien, die es erforschen, über den Menschen?
8. Der schuldige Mensch: Ist der Mensch schuldfähig? Lässt sich die Rede von der menschlichen Schuld auf die beschreibenden und erklärenden Theorien vom Menschen reduzieren?

9. Der trauernde Mensch: Dieses Kapitel greift Überlegungen zur Bindung (engl. attachment; frz. attachement) auf und fragt nach dem Abschied, nach der Lösung der Bindung (frz. détachement).

10. Der lebendige Mensch: Dieses Kapitel stellt Modelle vor, welche die Selbst-Werdung des lebenden Menschen und deren Gefährdungen erfassen.

Jedem Paragraphen ist ein Lernziel vorangestellt, sodass Sie überprüfen können, wo der jeweilige Lernstoff im Gesamtkontext verortet ist und welche zusätzlichen Hilfsmittel Sie gegebenenfalls heranziehen müssen. Bevor Sie mit dem ersten Paragraphen eines Kapitels beginnen, sollten Sie jeweils den dort angegebenen 📖 Basistext lesen, der in die Thematik des Kapitels einführt. Auf diese Weise finden Sie anhand eines großen Denkers eine Orientierung und Konzentration auf das Wesentliche, um die folgenden Details einordnen zu können.

☞ bezeichnet kurze Definitionen und Zusammenfassungen.

△ weist auf notwendige Unterscheidungen/Verwechslungsmöglichkeiten hin.

Mit ∞ sind jeweils Literaturhinweise für das weiterführende Eigenstudium markiert. Der zweite Paragraph ist ein neurobiologischer Exkurs, den Sie überspringen können, falls Ihnen das dort Gesagte schon bekannt ist oder Sie erst später darauf zurückkommen möchten. Der zehnte Paragraph besteht jeweils aus einer zusammenfassenden These sowie aus Fragen zur Selbstkontrolle. Beides soll Ihnen das Eigenstudium, die Diskussion in der Lerngruppe, den kollegialen Austausch und die Prüfungsvorbereitung erleichtern. Die Gliederung nach überschaubaren Paragraphen erleichtert es Ihnen, Ihren eigenen Weg je nach Interesse baukastenartig zusammenzustellen.

Diesem Zweck dienen auch Querverweise (▶) zu anderen Paragraphen und die Register am Ende des Buches. Wir wünschen viel Spaß beim Studium und freuen uns über Rückmeldungen und über Hinweise auf alles, was Ihnen verbesserungswürdig erscheint.

Um den Stoff beim Lesen und Wiederholen zu strukturieren, können Sie sich eine persönliche Mindmap erstellen. Gehen Sie dabei am besten von den zehn Hauptbegriffen aus, und stellen Sie inhaltliche Verbindungen zwischen den Kapiteln her, z. B. zwischen Bindung und Spiel, Bindung und Trauer, Zeichen und Leib/Körper, Leib/Körper und Leiden. Tragen Sie Brückenbegriffe wie Trauma, Zeichen, Gefühl, Leib in Ihre persönliche Mindmap ein. Erarbeiten Sie sich von dort aus die peripher angegebenen Begriffe bzw. die in jedem Kapitel formulierten Lernziele und Thesen.

Wir danken allen, die das Entstehen dieses Buches unterstützt haben: Ruprecht Poensgen, Ulrike Döring und dem Verlag W. Kohlhammer, Anna Buchheim für ihre Mitarbeit am Modul über die Neurobiologie der Bindung, unseren Studierenden in Philosophie, Medizin und Psychologie. Besonders hilfreich waren alle, die die 2. Auflage des Buches in ihren verschiedenen Entwicklungsphasen gelesen und kritisch kommentiert haben: Dominik Lutz, Katrin Voll und Jakob Müller.

München und Ulm im Frühjahr 2015
Eckhard Frick
Harald Gündel

1 Der sich bindende Mensch

📖 Bowlby 1970/1975: 196–205

1.1 Was ist Bindung?

> **Lernziel 1.1**
>
> Sie wissen, dass Bindung eine Beziehung ist, in der Sicherheit entsteht. Sie können Beispiele für Bindungsverhalten nennen.

Auf Aristoteles wird eine berühmte Definition des Menschen zurückgeführt: Er ist ein Lebewesen, das *lógos* hat (Sinn, Wort, Vernunft), lat.: *animal rationale*. Wir müssen ergänzen: ein abhängiges vernünftiges Wesen. Denn mit unserer Geschichte von Bindung und Bedürftigkeit betreten wir den Raum der philosophischen Reflexion. Wenn wir die Vorgeschichte der Kindheit vernachlässigen, dann vernachlässigen wir auch, was im weiteren Leben an Bindung und Bedürftigkeit auf uns zukommt, und dies nicht erst im hohen Alter (MacIntyre 2006).

Bindung ist ein hypothetisches Konstrukt, das sich nicht unmittelbar beobachten lässt. Hingegen ist Bindungsverhalten eine Klasse von variablen und altersabhängigen Verhaltensweisen, mit denen das Kind Bindung (wieder-)herstellt. Die Bindungstheorie bildet die Grundlage für ein interdisziplinäres Forschungsgebiet, das eine besondere Klasse von Beziehungen untersucht, nämlich solche, die Sicherheit vermitteln. Sie gehört gleichermaßen zur Ethologie (Verhaltensbiologie), Entwicklungspsychologie (insbesondere zur psychoanalytischen) und zur empirischen Säuglingsforschung. Bindung als Urbeziehung entwickelt sich im ersten Lebensjahr. Bowlby zählt kindliche Reaktionen auf, die zu Bindungsverhalten führen, d. h. die Mutter zum Kind bringen und in seiner Nähe halten:

- Schreien und Lächeln
- Nachfolgen und Anklammern
- Saugen
- Rufen

Diese das beidseitige Bindungsverhalten auslösenden kindlichen Signale haben ihre Entsprechungen in der späteren menschlichen Entwicklung, aber auch in tierischen Äquivalenten. So können wir das Rufen als Äquivalent von Disstress-

Schreien kleiner Tiere, aber auch verzweifelter menschlicher Schreie in Situationen des Verlassenseins verstehen. Weiterhin können Totstellen und Sich-Unterwerfen als desorganisiertes Bindungsverhalten verstanden und innerhalb der Human-Pathologie mit somatoformen (▶ 6) Lähmungen, Krämpfen oder Schmerzen in Verbindung gebracht werden.

Bowlby stellt seine Erläuterungen zum menschlichen Bindungsverhalten in den Kontext der vergleichenden Verhaltensforschung. Bei wenig entwickelten Affen geht die anklammernde Initiative ganz vom Affenbaby aus, mit fortschreitender Höherentwicklung kommt es zur »evolutionären Gleichgewichtsverschiebung von der Gesamtinitiative für die Kontakterhaltung vom Baby zur Mutter« (1970/1975: 196).

Beim Menschen entwickelt sich das Bindungsverhalten im Kontakt mit der Hauptbindungsperson (in der Regel der Mutter). Bowlby stützt sich auf Forschungen seiner Schülerin Mary Ainsworth, die später den »Fremde-Situations-Test« (▶ 1.4) entwickelte. Als weißhäutige Fremde in Uganda stellte sie gleichsam eine mobile Versuchsbedingung dar und besaß schon durch ihre Hautfarbe eine besondere Eignung, ein Kind zu alarmieren. Allein durch ihre Anwesenheit konstellierte sie den Unterschied zwischen dem Vertrautsein mit der primären Bindungsperson und der ungewohnten Fremden.

Das Bindungsverhaltenssystem wird als Warnsystem nur in besonderen Situationen der Unsicherheit und Angst mobilisiert. Der Unterschied zwischen Bindungssystem und Bindungsverhalten liegt also einerseits in der Beobachtbarkeit und Operationalisierung, andererseits in der Provokation durch verunsichernde Auslöser. Diese sind beginnend mit der Acht-Monats-Angst bzw. dem »Fremdeln« im Kindesalter häufiger als im späteren Leben. Dennoch manifestieren sie sich immer wieder im Verlauf der lebenslangen Entwicklung, z. B. bei Trennung und Abschied, bei der Wahl von Partnerschaft und Beruf, bei der eigenen Elternschaft bis hin zur Beziehungsgestaltung zwischen Arzt und Patienten auf der Palliativstation (Loetz et al. 2013). Wird das Bindungsverhaltenssystem mobilisiert, ist dies an den gleichen Bindungsverhaltensweisen wie in der Kindheit erkennbar oder aber in deren (mehr oder minder regressiven) erwachsenen Gestaltungen bzw. in den verschiedenen neurotischen Abschattungen. Beispiele für Letzteres sind die »sichernden« Verhaltensweisen und Gedanken des zwangsneurotischen oder die Krisen des angstneurotischen Menschen (▶ 5.6). Die Ausbildung einer stabilen Bindungsbeziehung ist eine wichtige Voraussetzung für zentrale Entwicklungsaufgaben, etwa für den Umgang mit dem Alleinsein.

Bindungsverhalten entwickelt sich Bowlby zufolge allmählich und »früher, stärker und durchgängiger« der Mutter gegenüber als dem Vater oder anderen Bezugspersonen gegenüber. Dabei ist mit sozio-kulturellen Überformungen durch die Geschlechterrollen zu rechnen, die Bowlby in Bezug auf die westlichen Industriegesellschaften ausdrücklich einräumt. Bowlby betont neben der Verantwortung der Pflegeperson die aktive Rolle des Babys im Ergreifen der Initiative zur Interaktion. Das Kind erfasst zunehmend das bevorstehende Weggehen, sodass viele Bezugspersonen zu einer »List« greifen, um ihr Weggehen zu »vertuschen«. Nach dem dritten Geburtstag werden fremde Umgebungen und untergeordnete Bindungsfiguren besser toleriert.

16

Das Bindungsverhalten tritt allmählich zugunsten der Zugehörigkeit zu einer Familie, Gruppe oder Gemeinschaft in den Hintergrund oder macht anderen Motivationssystemen Platz, nämlich den Bedürfnissen nach psychischer Regulierung physiologischer Erfordernisse (z. B. durch kulturelle Gestaltung von Mahlzeiten), nach Exploration und Selbstbehauptung, nach aversivem Reagieren (Antagonismus oder Rückzug), nach sinnlichem Genuss und sexueller Erregung. Das Bindungsverhaltenssystem kann jedoch jederzeit, auch im Erwachsenenalter, in Not, Gefahr, Krise, Unglücksfällen, z. B. bei schwerer Krankheit (▶ 7) oder Traumatisierung (▶ 5.9), mobilisiert werden.

Neben der entwicklungspsychologischen Perspektive gibt es auch eine evolutionsbiologische Sicht auf die Bindung. Schon Darwin postulierte, dass prosoziale Verhaltensweisen einen evolutionären Vorteil darstellen. Dieser evolutionsbiologische Gesichtspunkt wird deutlich am Vergleich von Gehirnen verschiedener Tierarten. Die Evolution des Gehirns kann schematisch in den Stufen Reptilienhirn – Altsäugerhirn – Neusäugerhirn beschrieben werden. Das Gehirn der frühen Säugetiere (Insektenfresser und Nagetiere) legt sich um das Reptiliengehirn (Hirnstamm und primitive Basalganglien). Der Neocortex (Großhirnrinde des Menschen und der Primaten) »stülpt« sich um die beiden älteren Gehirne, die jedoch gleichzeitig wirksam bleiben: Im Reptiliengehirn können reflektorische, viszerale und vegetative Prozesse lokalisiert werden. Für den Übergang von den Reptilien zu den frühen Säugern sind charakteristisch: Brutpflege, Disstress-Rufe, Mütterlichkeit und Bindung sowie Spiel. Im folgenden Exkurs geht es um die Neurobiologie des menschlichen Bindungssystems.

∞ Grossmann & Grossmann (2012)

1.2 Neurobiologie der Bindung[1]

> **Lernziel 1.2**
>
> Sie entwickeln eine Vorstellung davon, welche Prozesse im Gehirn für die Bindung relevant sind.

Die Nähe-/Distanz-Regulierung innerhalb aller nahen Beziehungen findet vor allem über Gefühle statt. Beziehungserleben induziert spontane Gefühle, die sich u. a. in neuronalen und neurochemischen Prozessen abbilden. Durch Veränderungen in Regelkreisen, die primär der Verarbeitung von Emotionen dienen (z. B. das limbische System), können wiederum andere primär somatische

---

1 Unter Mitarbeit von Anna Buchheim

Regelkreise angestoßen werden, z. B. unter Beteiligung des Hypothalamus (»Stresshormone«) und verschiedener Hirnstammareale (sympathische Kerne); diese können ihrerseits wieder eine Kaskade weiterlaufender biologischer Prozesse initiieren. Diese Prozesse können sich in körperlichen Symptomen und Krankheiten äußern. Ohnehin ist der gesamte Körper als Quasi-»Resonanzboden« unserer Emotionalität immer bei der Entstehung und Wahrnehmung unserer Emotionen beteiligt. Gefühle sind immer auch »peripher-körperlich«.

Panksepp geht von der These aus, dass den Gefühlen evolutionär bedingte neuronale Mechanismen zugrunde liegen. Diese neuronalen Netzwerke/Mechanismen haben ihre je eigenen, intrinsischen Gesetzmäßigkeiten und Organisationsstrukturen. Nach Panksepp waren es vor allem äußerliche, von der Umwelt ausgehende Herausforderungen und Gefahren, denen sich unsere Vorfahren ausgesetzt sahen. Jene Umweltreize generierten sehr spezifische Modifikationen des Nervensystems und eine sog. »Selektion« eines als basal aufzufassenden »Emotiven Organsystems« (engl. »emotion organ system«). Panksepp zufolge existieren vier basale emotionale Netzwerke, welche er als SEEKING, RAGE, FEAR, PANIC (▶ Tab. 1.1) bezeichnet. Zusätzlich beschreibt er die sozial-fördernden Emotionen LUST, CARE, PLAY und ihre neuronalen Korrelate.

Tab. 1.1: Affektsysteme des Säugetiergehirns (Panksepp 1998/2005): VTA ventrales tegmentales Areal, PAG periaquäduktales Grau, HT Hypothalamus, BNST Bettnukleus der Stria terminalis

System	Evolutionäre Umweltbedingungen	Motivationale Tendenzen	Stimulusbezogenes Verhalten	Neuroanatomie
SEEKING	Positive Anreize: Nahrung Sexualität Kontakt	Begehren Hoffnung Erwartung	Objektloses Suchen Selbststimulation Exploration	Transmitter Dopamin Lateraler HT (im Wachzustand präfrontal gehemmt) N. Accumbens – VTA
RAGE	Irritation der Haut Mangel Frustration	Hass Wut	Beißen Angreifen Kämpfen	Von medialer Amygdala zum BNST. Von medialem HT zum PAG
PANIC	Sozialer Verlust Schmerz-/ Temperatur- Regulation	Einsamkeit Trauer Trennungs- Disstress	Disstress- Vocalisations Bindung	Opiate, Oxytocin Aufsteigend vom PAG BNST, G. Cinguli, präoptische Region
FEAR	Schmerz Gefahr der Zerstörung	Angst Alarmierung Schrecken	Flucht Totstellreflex Autonome Reflexe (Herz, Darm ...)	Von anteriorer zentraler und lateraler Amygdala zum medialen HT, zum dorsalen PAG

Die »heiße« Aggression (Ärger-Wut) gehört zum RAGE-System (zur »kalten« Aggression ▶ **3.2**). Sie hat einen Wahrnehmungsaspekt in Bezug auf eine bestimmte Objektbeziehung und auftauchende Ärger-Wut-Gefühle. Eine ganze Kaskade mimisch-gestischer Indizes deutet auf die RAGE-Handlung hin: Zähnezeigen, Knurren, Krallen- oder Fäusteballen usw. (▶ **5.4**).

Panksepp beschreibt überwiegend gestützt auf Tierexperimente vier basale subkortikale emotionale Systeme. Dazu zählt das PANIC-System: Säugetiere reagieren mit Angst bzw. vegetativem Arousal u. a. dann, wenn sich eine wichtige Bezugsperson, z. B. die Mutter von ihrem Kind entfernt. Die Entwicklung eines solchen beziehungsregulierenden Netzwerkes ist evolutionär gesehen sinnvoll, denn Beziehungserhalt und Leben in der Gruppe sind ein Überlebensvorteil. Reguliert wird dieses System neuronal zumindest teilweise durch limbische und paralimbische Strukturen, beim Menschen ist es mit höheren kortikalen Strukturen verbunden (v. a. präfrontal). Dieses komplexe Zusammenspiel ist gerade im frühkindlichen Alter störanfällig und kann bei frühen Traumatisierungen eine langwirksame Beeinträchtigung von Emotionalität und Beziehungserleben mitbedingen. Die Opiat-Theorie der Bindung, die sich auf den zentralnervösen Opiat-, Dopamin-, Serotonin-, Oxytocin- und Vasopressin-Stoffwechsel bezieht, ist auf dem Boden von Tierversuchen formuliert worden, aber beim Menschen noch wenig erforscht.

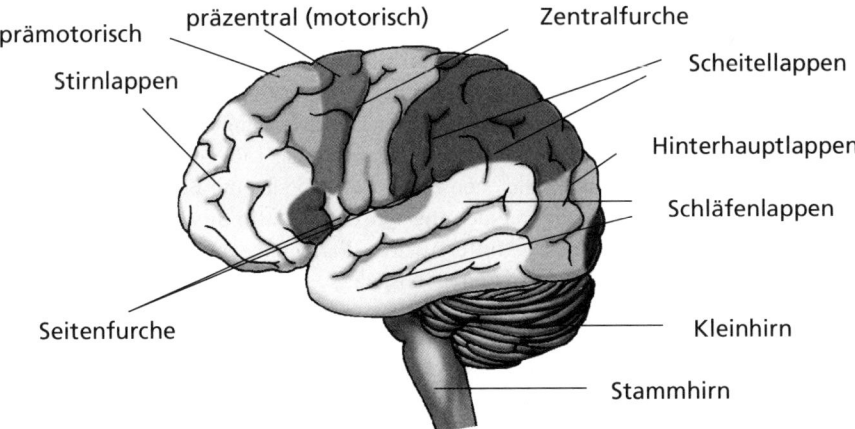

Abb. 1.1: Seitliche Ansicht der linken Großhirnhemisphäre. Ebenso wie das RAGE-System ist das FEAR-System in der Amygdala (Mandelkern) im Schläfenlappen zentriert. Das Kerngebiet der Amygdala bewertet kontinuierlich eingehende Reize und »schlägt Alarm«, wenn überraschende, uneindeutige oder lebensbedrohliche Situationen auftreten (»Feuermelder«). Durch vielfältige Verschaltungen zu Rindengebieten und zum Hirnstamm erkennt sie kritische Reize vor dem Bewusstwerden und löst sowohl kortikale Erregungssteigerung als auch Stammhirn-Antworten (Totstellen, Pulsbeschleunigung, Zittern usw.) aus.

Bahnbrechende Befunde auf neurobiologischer Ebene zeigten in den letzten Jahren, dass Deprivation und Trennungserfahrungen schwerwiegende Folgen nach sich ziehen. Es scheint ein evolutionär schon lange angelegtes neuronales »Bindungsverhaltenssystem« (»attachment behavioural system«) zu geben, das sich nicht vollständig mit zentralen Regionen der Emotionsgenerierung und -verarbeitung deckt. Es wurde auch erstmals deutlich, dass das sogenannte Bindungssystem nicht nur ein organisierendes Merkmal von elementaren neurophysiologischen Funktionen ist, sondern ebenso als zentrales organisierendes System im Gehirn von höheren Säugetieren zu betrachten ist. Die gut funktionierende Mutter-Kind-Beziehung bei Rattenbabys z. B. reguliert das neuronale System der Babys, während eine Dysfunktion eine reduzierte Modulation und Koordination von physiologischen Funktionen, Affekten und Verhaltensweisen nach sich zieht. Moles et al. (2004) berichteten, dass ein gestörtes Bindungsverhalten von Mäusen mit einem Mangel am Opioid-Rezeptor-Gen assoziiert ist, was wiederum eine genetische Komponente von schweren Bindungsproblemen wie autistisches Verhalten oder reaktive Bindungsprobleme bei Tieren implizierte.

Untersuchung des Bindungsverhaltens mittels der Bildgebung:

In den letzten Jahren haben sich neurobiologische Forscher mit der Frage beschäftigt, wie neuronale Korrelate von Bindung bei Erwachsenen mittels funktioneller Kernspintomographie (fMRT) gemessen werden können. Eine der ersten Studien in diesem Feld stammt von Bartels und Zeki (2000), die neuronale Korrelate von romantischer Liebe im Scanner untersuchten. Dazu wurden Personen Photos von ihrem geliebten Partner versus von einem nahen Freund präsentiert, um die spezifische neuronale Reaktion auf einen geliebten Menschen zu untersuchen. In einer Fortsetzungsstudie untersuchten Bartels und Zeki (2004) neuronale Korrelate mütterlicher und romantischer Liebe. In diesem Experiment wurden Müttern Bilder ihrer eigenen Babys sowie eines anderen Babys im gleichen Alter, zu dem sie eine Beziehung hatten, gezeigt. Wie in der ersten Untersuchung wurden sodann in variierter Reihenfolge Photos des Partners der untersuchten Personen, eines fremden Babys und eines unbekannten Erwachsenen vorgelegt. Unter beiden Bedingungen, »mütterliche« und »romantische« Liebe, wurden bei den Probanden Regionen (orbitofrontal) aktiviert, die zum Belohnungssystem gehören und ebenso bekannt dafür sind, eine hohe Dichte von »Bindungs«-Rezeptoren wie Oxytocin und Vasopressin zu beinhalten. Beide Formen von Bindung (mütterlich und romantisch) zeigten darüber hinaus eine Deaktivierung von Regionen, die mit negativen Emotionen sowie mit Mentalisierung (▶ 1.7) und sozialer Bewertung assoziiert sind. Insgesamt deuteten die Ergebnisse darauf hin, dass Bindungsprozesse in Bezug auf wichtige Personen (Partner, eigenes Baby) das neuronale Belohnungssystem in Gang setzen sowie eine Deaktivierung von negativen Gefühlen (»Liebe macht blind«) bewirken.

Nitschke et al. (2004) untersuchten ebenso die Gehirnaktivierung, während Mütter Photos ihres eigenen Babys, eines nicht bekannten Babys und eines Erwachsenen im Scanner betrachteten. Dabei sollten die Mütter ihre Stimmung einschätzen. Auch hier zeigte sich eine orbitofrontale Aktivierung beim Betrachten des eigenen Babys. Diese Aktivierung korrelierte positiv mit den überproportional positiveren Einschätzungen ihrer Stimmung, wenn sie das eigene Baby sahen. Die Autoren nahmen an, dass in dieser Gehirnregion eine wesentliche Dimension von mütterlicher Liebe und Bindung zum eigenen Kind repräsentiert sein könnte.

In einer ähnlich aufgebauten Studie fanden Leibenluft et al. (2004) eine Aktivierung der Amygdala und der Insula sowie Aktivierungen des anterioren paracingulären Cortex und des posterioren superioren temporalen Sulcus, wenn Mütter Photos ihres eigenes Babys im Vergleich zu einem bekannten Baby sahen. Die Autoren diskutieren, dass intensive Bindung mit neuronalen Aufmerksamkeits- (Vigilanz) und mit Mentalisierungsprozessen assoziiert sein könnte.

Gillath et al. (2005) entwickelten ein komplexeres Paradigma, um neuronale Korrelate von Bindungsprozessen bei Gesunden zu messen. Hier wurden 20 Frauen gebeten, zunächst über negative konflikthafte Erlebnisse (Streit, Trennung, Tod) mit dem Partner nachzudenken. Anschließend wurden sie aufgefordert, diese Gedanken zu stoppen oder an nichts zu denken. Mittels Fragebogen wurde ihr Bindungstyp (z. B. ängstlich) ermittelt. Unter der Bedingung »Denken an negative Bindungsereignisse« ergab sich eine positive Korrelation zwischen Bindungsängstlichkeit und Aktivierungen in Regionen (anterior temporal), die mit negativen Emotionen assoziiert sind und eine inverse Korrelation mit Aktivierungen in Regionen (orbitofrontal), die mit Emotionsregulierung in Verbindung gebracht werden. Dieser Befund lässt darauf schließen, dass bindungsängstliche Personen neuronal mehr auf Verlust-Themen reagieren als sicher gebundene.

Den genannten Studien ist gemeinsam, dass sie Formen menschlicher Bindung mithilfe der Präsentation von Bildern unter Stimulus- und Kontrollbedingungen untersuchten. Im Fokus dieser Studien standen die aktuelle Mutter-Kind-Beziehung bzw. die Partnerbeziehung. Im Rahmen dieser sowie vergleichbarer Studien wurde darüber hinaus deutlich, dass emotional nahestehende Menschen möglicherweise Aktivierungen in Hirnregionen auslösen können, die auch beim Verlangen nach Suchtstoffen eine wichtige Rolle spielen (hier u. a. der sog. Nucleus accumbens in der Tiefe des Hirns). Diese spezifische, fast »suchtartige« Qualität des Verlangens nach Kontakt innerhalb von engen zwischenmenschlichen Beziehungen ist liebenden Menschen vertraut und von Schriftstellern immer wieder beschrieben worden. Im negativen Falle, d. h. bei Trennung oder Verlust, können allerdings – meist vorübergehende – körperliche Beschwerden, sehr selten bis hin zu schweren und vereinzelt sogar tödlichen (z. B. sog. »Broken Heart Syndrome«) körperlichen Erkrankungen, ausgelöst werden.

ꙮ Panksepp (1998/2005)

1.3 Wahrnehmen und Bewegen: Gestaltkreis

> **Lernziel 1.3**
>
> Am Beispiel der Arzt-Patienten-Beziehung können Sie das Wechselspiel von Wahrnehmen und Bewegen als Modell für die intersubjektive Beziehung darstellen.

Mit dem *Gestaltkreis* umschreibt der Neurologe und Psychosomatiker Viktor von Weizsäcker den *Umgang* des Subjekts mit dem Objekt. Den philosophischen Begriff Subjekt (lat. *subiectum*: das Daruntergeworfene; gr. *hypokeímenon*: das Zugrundeliegende) bestimmt er also vom Objekt (lat. *obiectum*, das Entgegengeworfene, der Gegenstand) her und umgekehrt. Die Einführung des Subjektes in die Medizin denkt Weizsäcker sowohl erkenntnistheoretisch als auch interaktionell aus der Begegnung zwischen Arzt und Patient begründet. Der *Gestaltkreis*, die Theorie der Einheit von Wahrnehmen und Bewegen (GS 4), ist mehr als die Grundlegung der Sinnesphysiologie. Der Gestaltkreis »umfasst Organismusinnenwelt und -umwelt in einer Ganzheit«:

> »Die Annahme, die Gestalt des Reizes produziere (kausal oder parallelistisch) die Gestalt der Reaktion auf ihn (auch die Wahrnehmung wäre hier nur eine Reaktion), ist in dem Augenblick falsch, wo sich herausstellt, daß diese Reizgestalt nicht nur vom Reizobjekt einseitig abhängt und überhaupt nicht schlicht objektiv gegeben ist. [...] Wenn ich bei geschlossenen Augen einen Schlüssel abtaste, so hängt Form und Folge der Reize auf meine Tastorgane von Form und Folge meiner Tastbewegungen ab, die Reizgestalt ist also von zwei Seiten determiniert: vom Objekt und von der Reaktion. Den Gesamtvorgang können wir jetzt als einen Kreisprozeß verstehen, indem die Kette der Ursachen und Folgen in sich zurückläuft in Bezug auf das Gestaltetsein des Vorganges« (GS 5: 184).

Weizsäcker nennt seine Theorie »antilogisch«, weil es im Gestaltkreis keine eindeutige Kausalität gebe: Die Reizgestalt könne »ebenso als die Ursache der Tastwahrnehmung wie die Tastwahrnehmung als Ursache der Tastbewegung, die wiederum die Ursache der Reizgestalt wird«, gelten. Der Patient ist für den Arzt ein subjekthaftes Objekt:

> »Nun machen wir im Umgang mit Menschen, auch mit kranken Menschen, eine zweite Erfahrung. Sie begegnen uns nicht nur als Etwas, sondern als Jemand. Und wir fragen nicht nur, was ist, sondern auch, was wird. Und sie sind nicht nur ein werdender Gegenstand, sondern auch Subjekte, die wollen, können, sollen, müssen und dürfen. Das Objekt enthält ein Subjekt, welches nicht ist, sondern das nicht ist, was es will, kann, soll, muß oder darf« (GS 9: 515).

Als Arzt ist Weizsäcker der Frage nachgegangen, wie sich innerhalb unserer »pathischen Existenz« (▶ **7.1**) das Erleiden und das Entscheiden, das faktische Ereignis und das subjekthafte Erlebnis zueinander verhalten. Deshalb beschreibt er den Gestaltkreis, der die Wechselwirkung zwischen Subjekt und Objekt umfasst, ausgehend von der Diagnose (▶ **6.5**):

»Dort war von der tastenden Hand des Untersuchers die Rede. Der Untersuchte war Objekt im Gestaltkreis. Jetzt sprechen wir vom therapeutischen Gestaltkreis; er umschließt den Arzt und den Patienten: er ist ein zweisamer Mensch, ein bipersoneller Mensch. Das ist die »Ganzheit« der ärztlichen Handlung, das steckt hinter der Phrase vom Behandeln des »ganzen Menschen«, daß ein therapeutischer Gestaltkreis zwischen Arzt und Patient gestaltet werde: nicht daß der ganze Patient Gegenstand werde, sondern daß der Patient durch Umfassung des Arztes integriert werde – wieder: nicht seines Arztes als ganzen Menschen, sondern als ganzen Arztes« (GS 5: 189).

Weizsäcker beschreibt die Arzt-Patienten-Beziehung als objektivierende Begegnung, die den kranken Mitmenschen zum Gegenstand wissenschaftlicher Beobachtung macht. Darüber hinaus ist die Arzt-Patienten-Beziehung aber auch eine Lebensgemeinschaft: Der Kranke/der Mitmensch kann Erkenntnisgegenstand und Teil der Ganzheit sein. Als Erkenntnisgegenstand befinde sich der Andere in einer radikalen Ferne. Andererseits, in der ewigen Nähe des Gestaltens rücke er »in eine bis zur Identifizierung unendliche Nähe«.

Unabhängig von Weizsäckers Gestaltkreis entwickelten Preston und de Waal das »Perception-Action Model« (PAM), mit dem sie die Beziehung eines Beobachters (Subjekt) zu den subjektiven Seiten des Anderen (Objekt) beschreiben. Das elementare Wechselspiel wahrnehmender und bewegender Impulse (PAM) ist wie der Kern einer Matroschka Voraussetzung aller höherstufigen einfühlenden Prozesse (Preston & de Waal 2002). Mit anderen Worten: Das frühe Wechselspiel zwischen Säugling und Bezugsperson und die differenzierte therapeutische Einfühlung haben einen gemeinsamen Kern, der in elementaren Wahrnehmungs- und Bewegungsprozessen besteht. Diese lassen sich gut mit einem Tanz vergleichen, in dem beide Partner ihre Bewegungen derart koordinieren, dass eine gemeinsame Gestalt entsteht. Dazu bedarf es des kontinuierlichen Wechselspiels von Wahrnehmung und Bewegung. Entsprechend werden in der PAM-Interaktion beim Subjekt neuronal-perzeptive, emotionale, mentale, aber auch motorische Zustände induziert, welche die Basis für das Umgehen mit dem anderen sind.

∞ Weizsäcker (2007)

1.4 Bindungsstile

> **Lernziel 1.3**
>
> Sie kennen unterschiedliche Bindungsstile und wissen, was innere Arbeitsmodelle sind. Sie können diese auf erwachsene Beziehungsgestaltungen anwenden.

Die Bindungstheorie postuliert ein »universales menschliches Bedürfnis, enge affektive Bindungen herzustellen« (Fonagy & Target 1998/2002: 16). Im Kontext der Humanbiologie kann Bindung als die »besondere Beziehung eines Kleinkindes zu seinen Eltern oder beständigen Betreuungspersonen« (Grossmann et al. 1989) definiert werden. Hauptbindungsperson ist in der Regel die Mutter, die auf ihr Kind mehr oder weniger feinfühlig eingeht. Die Bindungstheorie untersucht jedoch auch Väter, Großeltern und andere Bindungspersonen sowie die Unterschiede, die das Kleinkind in seinen Interaktionen macht, z. B. in Trennungssituationen und beim Spiel. Wir müssen nun fragen, inwieweit sich das Bindungsmodell auch eignet, die menschliche Entwicklung und deren pathologische Entgleisungen zu verstehen.

Je nach Autor werden drei oder vier derartige Bindungsqualitäten/Arbeitsmodelle unterschieden, ausgehend vom »Fremde-Situations-Test«, einer Versuchsanordnung, mit der Kinder ab einem Jahr untersucht werden (Ainsworth et al. 1978). Das Kind spielt dabei zunächst in Anwesenheit der Mutter, die sich mit einer anderen Person unterhält. In mehreren Teilsituationen verlassen dann bald die Mutter, bald die fremde Person, bald beide den Raum. Beobachtet wird, wie das Kind auf die verschiedenen Situationsvarianten (Präsenz der fremden Person, Alleinsein, Rückkehr der Mutter) reagiert:

Der Fremde-Situations-Test – »strange situation«:

1. Der Versuchsleiter bringt die Mutter und das Kind in den Beobachtungsraum, gibt der Mutter eine kurze Einführung und geht. Mutter und Kind sind alleine.
2. Die Mutter setzt das Kind in der Nähe ihres Stuhls und in einiger Entfernung vom Spielzeug auf den Boden. Sie reagiert auf die sozialen Signale des Kindes, setzt aber selbst keine Interaktionen in Gang. Das Kind kann frei umherkrabbeln. Wenn es nach zwei Minuten nicht zu spielen beginnt, ermutigt die Mutter es bzw. trägt es zu den Spielsachen.
3. Eine fremde Person betritt den Raum, begrüßt die Mutter und das Kind und setzt sich gegenüber – erstmal ohne zu sprechen. Dann nimmt die fremde Person zur Mutter Kontakt auf, bevor sie schließlich auch versucht, mit dem Kind zu spielen.
4. *Erste Trennungsphase*: Die Mutter verlässt den Raum unauffällig. Das Kind bleibt mit der fremden Person alleine. Diese setzt sich auf den Stuhl, reagiert, setzt aber keine Interaktionen in Gang. Wenn das Kind weint, versucht die fremde Person, es zu trösten. Gelingt dies nicht, kommt die Mutter zurück (vor Ablauf der drei Minuten).
5. *Erste Wiedervereinigungsphase*: Die Mutter ruft das Kind vor der Tür beim Namen und kommt herein, die fremde Person geht. Wenn das Kind gestresst ist, versucht die Mutter, es zu trösten und es wieder zum Spielen zu bringen. Wenn es nicht gestresst ist, setzt sie sich wieder auf den Stuhl, eine aufmerksame nicht initiierende Rolle einnehmend.

6. *Zweite Trennungsphase*: Die Mutter sagt: »Tschüss. Ich bin gleich zurück.«, und geht. Das Kind bleibt drei Minuten alleine.
7. Die fremde Person betritt den Raum und bleibt beim Kind (wenn keine Stressreaktion, sonst s. o.).
8. *Zweite Wiedervereinigungsphase*: Die Mutter kommt ebenfalls ins Zimmer zurück (vgl. 5.), die fremde Person verlässt leise den Raum.

Zwischen folgenden Bindungsmustern kann dabei unterschieden werden:

- *Sicher gebundene Kinder* (50 % der klinisch unauffälligen Kinder) zeigen ihren Trennungsschmerz offen, wenn die Mutter den Raum verlässt und holen sich bei Rückkehr der Mutter dort den nötigen Trost, um sich dann wieder von ihr zu lösen und die Umwelt zu explorieren. Sie lassen sich auch von einer fremden Person trösten, aber weniger effektiv.
- *Unsicher-vermeidend gebundene Kinder* (25 %) scheinen von der Trennung wenig beeindruckt zu sein, weisen aber hohe physiologische Belastungsreaktionen auf. Sie vermeiden bei der Rückkehr der Mutter den Kontakt zu ihr.
- *Unsicher-ambivalent gebundene Kinder* (15 %) wirken durch die Trennung beunruhigt, sind jedoch gleichzeitig nicht in der Lage, aus der Nähe zur Mutter nach deren Rückkehr die nötige Sicherheit zu schöpfen, um sich wieder der Exploration zuwenden zu können. Einerseits drängen die Kinder zur Bindungsperson, andererseits zeigen sie Ärger/Wut. Exploration und andere Aktivitäten sind erschwert.
- *Desorganisiert gebundene Kinder* (5 bis 10 % in klinisch unauffälligen Populationen) zeigen widersprüchliche Verhaltensmuster, die sich nicht eindeutig einem Bindungsmuster zuordnen lassen, z. B. bizarre Verhaltensweisen (Erstarren, Schaukeln, Stereotypien).

Die Anwendung der Bindungstheorie auf die frühe menschliche Entwicklung erscheint einigermaßen plausibel. Kann aber mithilfe des Bindungsmodells die lebenslange menschliche Entwicklung beschrieben werden? Genau dies versuchen die »inneren Arbeitsmodelle« (engl. »inner working models«, Bowlby) als Verinnerlichung erlebter Bindungsqualitäten. Sie stehen auf einer mittleren Abstraktionsstufe zwischen Bindung und Bindungsverhalten. Innere Arbeitsmodelle sind im prozeduralen Gedächtnis gespeichert:

☞ Unter prozeduralem Gedächtnis versteht man ein implizites Handlungs- und Verknüpfungswissen, das die Voraussetzung für neue Lernerfahrungen bildet. Z. B. werden das Gehen, später auch Schwimmen, Tanzen, Autofahren und andere Bewegungsformen zunächst »Schritt für Schritt« eingeübt. Mit der Zeit gehen diese komplexen Bewegungsmuster »in Fleisch und Blut«

25

über, werden flüssig und gleichsam automatisiert. Wird das so Erlernte gestört, z. B. das Treppengehen durch einen unerwarteten Stufenabstand, so irritiert uns das.

Mit den Worten von Lev S. Vygotsky (1978) gesprochen, lernen wir von außen nach innen. Dies gilt für Bewegungsabläufe, aber auch für komplexe geistige Vorgänge. Gebrauchsanweisungen für Geräte versuchen, sich diesem Lernmodus anzunähern, indem sie dem Benutzer einfache »erste Schritte« ermöglichen. Auf diese Weise kann z. B. der Käufer eines neuen Computers schnell mit der Arbeit beginnen (bzw. er sollte es zumindest). Für spezielle Fragen kann er im Nachhinein ein ausführliches Handbuch zu Rate ziehen. »Lernen von außen nach innen« heißt also, in neue Bewegungen einzusteigen durch Imitation oder Ausprobieren. Dies geschieht manchmal mit einer gewissen Mühe und in abgehackten, noch nicht kontinuierlichen Schritten. Auf diese Weise machen wir Lernerfahrungen, die sich erst im Nachhinein zu einer fließenden Gestalt und dann mit einer Einsicht und dem Gefühl verbinden: »Ja, so ist es richtig!«

Prozedural erlernte Bindungsstile und die sich aus ihnen bildenden inneren Arbeitsmodelle können sich im Verlauf einer psychoanalytischen Behandlung zeigen. So legen heute viele Psychoanalytiker den Akzent nicht mehr auf das Wiedererinnern vergessen geglaubter Erfahrungen (explizites Lernen), sondern auf das bedeutsame und verwandelnde Erzählen im Hier und Jetzt der therapeutischen Beziehung. So werden auch Schichten des Beziehungslernens erreicht, die tiefer liegen als explizite Episoden und möglicherweise die beiden ersten Lebensjahre betreffen, deren Beziehungsepisoden der kindlichen Amnesie anheimfallen (d. h. Gedächtnisspuren vor dem dritten Lebensjahr können in der Regel später nicht erinnert werden), die aber trotzdem prozedural gespeichert werden.

Tab. 1.2: Gegenüberstellung der Bindungstypen in der Kindheit und im Erwachsenenalter. Die Bindungstypen werden bei Kleinkindern meist aufgrund des beobachteten Verhaltens im Fremde-Situations-Test zugeordnet. Bei Erwachsenen hingegen kann die Zuordnung z. B. im Adult-Attachment-Interview (AAI) erfolgen. Dabei ist entscheidend, wie die Personen über ihre Beziehungen erzählen.

Kindliche Bindungstypen	Erwachsene Bindungstypen
Sicher	Sicher-autonom
Unsicher-vermeidend	Unsicher-distanziert
Unsicher-ambivalent	Unsicher-verstrickt
Desorganisiert	Unverarbeitet

In der bindungstheoretischen Erforschung von Selbst- und Objektmodellen wird zudem ein »ängstlicher« Bindungstyp (»fearful attachment style«) diskutiert. Unter »Selbstmodell« werden in diesem Zusammenhang Erfahrungen und

Vorstellungen über die eigene Person (z. B. »ich bin liebenswürdig«), unter »Objektmodell« Erfahrungen und Vorstellungen über andere Personen verstanden (z. B. »andere meinen es gut mit mir«). Dies beruht auf der Annahme, dass sich im Lauf des Lebens geronnene Interaktionserfahrungen formen, als innere Bilder von uns selbst (Selbstmodell) und von wichtigen Bezugspersonen (Objektmodell). Die Bindungsstile im Erwachsenenalter können in Bezug auf diese Selbst- und Objektmodelle verstanden werden. Anhand eines Vierfelderschemas werden in dieser Forschungsrichtung vier Typen unterschieden, je nachdem, ob das jeweilige Selbst- und Objektmodell als positiv oder negativ hinterlegt ist (Bartholomew 1997). Den »ängstlichen« Bindungstyp kennzeichnet dabei ein zugleich negatives Selbst- und Objektmodell. Ein sicherer/autonomer Bindungsstil ist gegeben, wenn sowohl das Selbst- als auch das Objektmodell positiv sind, d. h. dass ich mich selbst und die anderen mit zuversichtlicher Erwartung einschätze. Diese Bindungstypologie (▶ Tab. 1.3) und die in Tabelle 1.2 unterschiedenen vier Typen können allerdings nicht zu einem deckungsgleichen Schema zusammengeführt werden.

Tab. 1.3: Vierfelderschema jugendlicher und erwachsener Bindungsstile, abhängig vom inneren Selbst- und Objektmodell

	Objektmodell positiv ☺	Objektmodell negativ ☹ (→ bindungsvermeidend)
Selbstmodell positiv ☺	Sicher-autonom (engl.: secure)	Abweisend (engl.: dismissing)
Selbstmodell negativ ☹ (→ Bindungsangst)	Ängstlich-ambivalent (engl.: preoccupied)	Misstrauisch-vermeidend (engl.: fearful)

1.5 Komplexe

Lernziel 1.5

Sie kennen den umgangssprachlichen Komplex-Begriff und wissen, wie Komplexe experimentell untersucht werden können.

Wenn jemand »Komplexe hat«, bedeutet dies in der Umgangssprache etwa: Er/ sie kann wegen – meist diffuser, jedenfalls beschämender – Selbstzweifel nicht mutig und lustvoll auf das Leben zugehen. Der Begriff »gefühlsbetonter Komplex« wurde von Carl Gustav Jung in seinen Assoziationsstudien (GW 2) geprägt und später von allen psychoanalytischen Schulrichtungen übernommen.

Ablauf eines Assoziations-Experimentes (schematisch)

Der Versuchsperson wird langsam und mit definierten Intervallen eine Liste von Begriffen vorgelesen, verbunden mit der Einladung, dazu zu »assoziieren«, d. h. möglichst ungefiltert den ersten Begriff zu sagen, der ihr zu dem jeweiligen Wort einfällt. Protokolliert werden nicht nur die assoziierten Wörter, sondern auch die Reaktionszeit, möglicherweise auch physiologische Parameter wie Herzfrequenz, Hautwiderstand u. Ä. Nach einer Pause wird derselbe Versuch noch einmal wiederholt. Jung (und die Forscher, die das Experiment nach ihm durchführten) machten eine Reihe von Entdeckungen, die als Geburtsstunde der empirischen psychosomatischen Forschung gelten können: Die Versuchspersonen antworten bei den meisten Begriffen mit banalen Assoziationen (z. B. Apfel – Birne, Blatt – Papier, Hose – Jacke). Bei einem Teil der Antworten kommt es aber zu merkwürdigen Äußerungen, zu auffälligen Veränderungen der Reaktionszeit und zu auffälligen physiologischen Reaktionen wie Schwitzen, Herzklopfen, Sprechstörungen etc. Außerdem haben die Versuchspersonen Schwierigkeiten, ihre Antworten aus dem ersten Durchgang zu reproduzieren.

Von diesen beobachtbaren und quantifizierbaren Phänomenen, die gleichsam die Spitze des unbewussten »Eisbergs« bilden, schloss Jung auf gefühlsbetonte Komplexe, die er als verdrängte, abgespaltene (»dissoziierte« ▶ 5.8) biographische Reste, als Bilder unbewusst gewordener Situationen auffasste. In der von Jung begründeten Analytischen Psychologie wird darüber hinaus angenommen, dass die individuell-biographischen Bestandteile des Komplexes sich schalenförmig um einen kollektiv-unbewussten Kern gruppieren. Wenn also ein persönlicher Komplex berührt wird – erkennbar an der affektiven Tönung, also an plötzlicher Heiterkeit, Wutanfall, überraschend großer Beschämung, einschießenden Tränen, Zittern usw. –, dann konstelliert sich zugleich ein archetypisches (▶ 1.6), ein allgemein-menschliches Thema: das Verhältnis zu den primären Bindungspersonen, die Sexualität, die Schuld gegenüber Gott und den Menschen.

☞ Komplex: Eine Konstellation mehrerer psychischer Inhalte, die sich um einen individuell und kollektiv bedeutsamen Kern gruppieren. Z. B. ist die Mutterbindung ein zentrales Menschheitsthema, das im persönlichen Mutterkomplex individualisiert wird. Die gesamte Psyche sieht Jung aus gefühlsbetonten Komplexen zusammengesetzt, von denen das Ich nur einer ist. Das dem Ich zugehörige Menschheitsthema kann als Archetyp des Helden bezeichnet werden: Die Heldin/der Held kämpft gegen Widersacher aller Art, um sich zu behaupten und um die Welt zu gestalten, z. B. im Symbol des Drachenkampfes. Verliert der Ich-Komplex seine integrierende Kraft im Feld der bewussten Psyche, dann zerfällt der Ich-Komplex (Psychose) oder es tauchen einzelne Komplexe als »abgesprengte Teil-Psychen« (GW 8: § 204) auf (Neurose ▶ 5.6).

Jung betrachtet den Weg zum Komplex als Weg zum Unbewussten, der allerdings »einem höckerigen und vielfach gewundenem Fußpfad« (GW 8: § 210) gleicht. Wenn normale Gegensatzspannungen wie die basale Polarität zwischen Bindung und Autonomie nicht mehr kreativ genutzt werden können, dann entstehen krankmachende unbewusste Konflikte, so dass sich ein Teil der Gegensatzspannung verselbständigt und der andere unbewusst wird (▶ 1.9).

Komplexe können auch als innere Arbeitsmodelle (▶ 1.4) aufgefasst werden: Frühere Interaktionserfahrungen werden im Kontext archetypischer Themen abgespeichert. Neue Erfahrungen können auf diese Weise organisiert und strukturiert (Knox 2003) werden.

Was aber ist ein Archetyp?

1.6   Archetypen

Lernziel 1.6

Sie definieren Archetypen als allgemein menschliche Bedeutungskerne von Komplexen und als Grundstruktur von Bildern und Symbolen.

Der Begriff Archetyp ist aus den griechischen Wörtern *archē* (Anfang, Prinzip) und *týpos* (Vorbild, Skizze) gebildet. Das griechische Verbum *týptein* kann »schlagen«, »schmieden« oder (in Bezug auf Münzen) »prägen« bedeuten. Der Archetyp ist also ein Prägestempel oder ein Siegel. Helene Hoerni-Jung vergleicht den von ihrem Vater entwickelten Archetypusbegriff mit den Ikonen, die in der Ostkirche als »Archetypen« bezeichnet werden. Der Archetyp ist die Begegnung der individuellen Psyche mit einem großen Muster, das uns verändert.

> »Die Ikonen sind raffiniert gebaut. Zuerst dachte ich: »Ich will eindringen in das Bild«, bis ich gemerkt habe: Das kann man gar nicht! Das Bild ist wie ein Stempel, es kommt auf uns zu. Darum haben ja die Ikonen die umgekehrte Perspektive: Sie dringen in uns ein. Die umgekehrte Perspektive hat ihren Fluchtpunkt nicht in der Ferne, sondern im Herzen des Betrachters. Das heißt, dass dieser unmerklich vom Betrachter zum Bewirkten gewandelt wird. Es ist eigentlich ein Zeugungsprozess. Die Ikone weckt etwas Neues in uns« (Frick & Lautenschlager 2009).

Jung entwickelte sein Archetypus-Konzept während mehrerer Jahrzehnte. Zunächst sprach er von Urbildern oder urtümlichen Bildern. Einerseits denkt er den Archetypus empirisch-biologisch als *pattern of behaviour*, andererseits transzendental als Bedingung der Möglichkeit, bildhaft zu denken (»facultas praeformandi«).

☞ Als *empirisch* bezeichnet man einen feststellenden, beobachtenden, messenden Zugang zur Wirklichkeit. *Transzendental* nennt man notwendige Voraussetzungen des Denkens, »Bedingungen der Möglichkeit« nach Kant. Um in Bildern denken zu können, brauchen wir die Archetypen als große Muster, die unsere seelischen Aktivitäten organisieren.

Der späte Jung vergleicht den unanschaulichen *Archetyp an sich* mit der Achsenstruktur eines Kristalls in der Mutterlauge (GW 9/I: § 155). Diese hat als solche keinerlei materielle Existenz. Jedoch präformiert die Mutterlauge den Aufbau der Ionen zu einem Kristallgitter. Mit anderen Worten: In der Lösung gibt es einen unsichtbaren Bauplan, nachdem das Kristallgitter gebildet wird, wenn das Mineral durch Verdunstung des Wassers ausfällt. Den Vorgang der Kristallisation können wir mit der Konstellation des Archetyps vergleichen. Wir werden durch die Konstellation des Archetyps in ein Beziehungsgeschehen hineingezogen, das über unsere persönliche Geschichte hinaus in das kollektive Unbewusste (▶ 3) reicht.

Jungs Zugang zum kollektiven Unbewussten, das sich in Archetypen manifestiert, geschah auf zwei Wegen, nämlich über die Komplexdiagnostik in den Assoziationsstudien und über die klinische Begegnung mit schizophrenen Menschen, deren Wahninhalte große Menschheitsthemen aufgreifen, auch solche, die einzelne Patienten nicht durch die Kenntnis fremder Kulturen »wissen« können. Jung postulierte eine besondere Nähe der Psychosekranken zu kulturübergreifenden, kollektiv-unbewussten Inhalten.

☞ Archetyp: Psychische Konstellation, die nur über ihre Wirkungen erfahrbar ist, z. B. durch ihren ehrfurchterweckenden, existentiell-berührenden, faszinierenden, spirituell-numinosen Charakter. Neben diesem empirischen Zugang (Erste-Person-Perspektive der Erfahrung oder Dritte-Person-Perspektive dessen, der die Erfahrung beschreibt) wählt der späte Jung einen transzendentalen Zugang (»Kristall in der Mutterlauge«).
☞ Die drei Perspektiven und »Grundworte«:
In »Ich und Du« unterscheidet Buber (BW 1) zwei *Grundworte*: Das Grundwort Ich-Du ist die für alles Weitere grundlegende *Zweite-Person-Perspektive*:

»Stehe ich einem Menschen als meinem Du gegenüber, spreche das Grundwort Ich-Du zu ihm, ist er kein Ding unter Dingen und nicht aus Dingen bestehend. Nicht Er oder Sie ist er, von andern Er und Sie begrenzt, im Weltnetz aus Raum und Zeit eingetragner Punkt; und nicht eine Beschaffenheit, erfahrbar, beschreibbar, lockeres Bündel benannter Eigenschaften« (83).

Die *Erste-Person-Perspektive,* die Fähigkeit, »ich« sagen zu können, »fonction du Je« (Lacan 1966: 93), basiert auf dem Grundwort Ich-Du:

»Der Mensch wird am Du zum Ich. Gegenüber kommt und entschwindet, Beziehungsereignisse verdichten sich und zerstieben, und im Wechsel klärt sich, von Mal zu Mal wachsend, das Bewußtsein des gleichbleibenden Partners, das Ichbewußt-

> sein. Zwar immer noch erscheint es nur im Gewebe der Beziehung, in der Relation zum Du, als Erkennbarwerden dessen, das nach dem Du langt und es nicht ist, aber immer kräftiger hervorbrechend, bis einmal die Bindung gesprengt ist und das Ich sich selbst, dem abgelösten, einen Augenblick lang wie einem Du gegenübersteht, um alsbald von sich Besitz zu ergreifen und fortan in seiner Bewußtheit in die Beziehungen zu treten« (97).

Die Zweite- und die Erste-Person-Perspektive sind Voraussetzungen der Dritte-Person-Perspektive, des Grundwortes Ich-Es:

> »Der ichhaft gewordene Mensch, der Ich-Es sagt, stellt sich vor den Dingen auf, nicht ihnen gegenüber im Strom der Wechselwirkung; mit der objektivierenden Lupe seines Nahblicks über die einzelnen gebeugt oder mit dem objektivierenden Feldstecher seines Fernblicks [...]« (98).

Das Archetypus-Konzept ist Buber fremd, er spricht jedoch, mit ganz ähnlichen Worten wie Erich Neumann, vom »Schoß der großen Mutter: der ungeschieden vorgestaltigen Urwelt«. Von ihr müsse sich jedes Menschenkind »ins persönliche Leben lösen« (95). Der Archetyp der Großen Mutter, die mit »mütterlichen« Attributen beschriebene Bindung, kann als archetypische Urbeziehung (Neumann 1963) gesehen werden, als die dem Verhalten von Bindungspersonen zugrunde liegt (Knox 2003). Es ist zwar zutreffend, dass die Mehrzahl der Bindungsstudien aus naheliegenden biologischen und soziokulturellen Gründen Mütter als wichtigste Bindungspersonen untersuchten, doch gibt es inzwischen mehrere sorgfältige Längsschnittstudien über Väter als Bindungspersonen, welche die Bedeutung der väterlichen Feinfühligkeit für die Entwicklung innerer Arbeitsmodelle und Beziehungsgestaltungen im Erwachsenenalter belegen. Dies gilt insbesondere für die Rolle des Vaters als Moderator des kindlichen Spiels.

Die Dual-Union der Urbeziehung zwischen Kind und Mutter kann als außeruterine Embryonalzeit verstanden werden, in der die biopsychische Einheit des Körper-Selbst gegeben ist, das untrennbar mit der Mutter als enthaltendem und bergendem Selbst verbunden ist (▶ 10). Mutter und Kind sind eins. Andererseits vertritt die Mutter dem Kind gegenüber das Nicht-Ich, die Welt, sein Selbst. Erich Neumann (1963) spricht vom »Du- und Bezogenheits-Selbst«. Die Selbst-Gestaltung beginnt, während das sich bildende Ich in der frühen Entwicklungszeit noch schlummert. Dieser Prozess ist störungsanfällig und kann mit stammesgeschichtlich alten Schutz- und Abwehrmechanismen einhergehen, z. B. mit dem muskulären Erstarren (Freezing, Totstell-Verhalten) oder dem unterwürfigen »Appeasement« bei Gefahr, experimentell ausgelöst durch die Fremde-Person-Situation. In der Fremde-Person-Situation begegnet uns die Freude als Leitaffekt der Bindung und die Trauer als Leitaffekt des Abschieds (▶ 9). Lachen und Weinen konfrontieren mit den Grenzen des Menschseins (Plessner GS 7: 201–398).

1.7 Soziale Wahrnehmung

Lernziel 1.7

Sie wissen, dass soziale Wahrnehmung eine kognitive und eine emotionale Dimension hat und können diesem Oberbegriff die Begriffe Theory of Mind, Einfühlung/Empathie und Mentalisieren zuordnen.

Forschungsgeschichtlich taucht die Frage nach der *Theory of Mind* (ToM) beim Vergleich der Arten auf, also im Zusammenhang mit der Frage, ob die uns phylogenetisch nahestehenden Primaten eine Vorstellung von eigenen und fremden geistigen Zuständen haben: »*An individual has a theory of mind if he imputes mental states to himself and others*« (Premack & Woodruff 1978). Bei der Untersuchung von Affen ist das Vorhandensein oder Nicht-Vorhandensein einer *Theory of Mind* eine *empirisch* zu klärende Frage.

Die normale Entwicklung der Theory of Mind wird an dem klassischen False-Belief-Experiment der »Schokoladengeschichte« deutlich, die Kindern in mehreren Szenen vorgelesen oder vorgespielt wird (Wimmer & Perner 1983):

1. Maxi legt Schokolade in den grünen Schrank.
2. Maxi geht zum Spielplatz.
3. Mutter legt die Schokolade vom grünen in den blauen Schrank.
4. Mutter verlässt den Raum.
5. Maxi kommt vom Spielplatz und sucht die Schokolade.

Die entscheidende Testfrage an die kleinen Versuchspersonen lautet nun: »Wo sucht Maxi die Schokolade?« Die Mehrheit der kleineren Kinder (bis drei Jahre) antwortet: »Im blauen Schrank!« Sie stützen sich auf die Realität, die von der Mutter in Szene 3 hergestellt worden ist. Sie beachten nicht, dass Maxi in Szene 2 zum Spielplatz gegangen war und von dort in Szene 5 mit einer falschen Überzeugung (»false belief«) zurückgekehrt war. Vierjährige hingegen beachten dies und beantworten die Frage deshalb korrekt mit: »Im grünen Schrank!« Das Verstehen von Fehlannahmen gilt inzwischen als zentrales Kriterium für die Entwicklung einer Theory of Mind. Vor dem Alter von etwa dreieinhalb Jahren verstehen Kinder noch nicht, dass die eigenen und fremden Überzeugungen zu Sachverhalten nur Annahmen sind, die ein reales Faktum treffen oder verfehlen können.

Manche Autoren nennen das Verfügen über eine Theory of Mind »mentalisieren«. Hingegen heißt »mentalisieren« in einem bindungstheoretischen Kontext, dass das Kind in einer sicheren Bindung lernt, sich und die anderen als intentionale Wesen wahrzunehmen. Dies wird dadurch möglich, dass es mentalisiert *wird*, d. h. von Anfang an als mentales Wesen behandelt wird. Deshalb müssen wir Descartes' Cogito durch ein *Cogitor, ergo sum* ergänzen: »Ich werde gedacht, darum denke ich, oder *ich werde gewollt (geliebt), darum bin ich*« (Baader 1828: 3, 35). Viele innere und äußere Widerfahrnisse sind für das kleine Kind noch nicht repräsentierbar (Leid ▶ 7, Trauma, Affekte ▶ 5). Mentalisieren heißt, dass diese zunächst nur dumpf erlebten inneren und äußeren Widerfahrnisse einen Platz im seelischen Binnenraum erhalten.

☞ Geistiges und Seelisches

Das Fremdwort »mentalisieren« (von engl. *mentalise*) leitet sich vom lat. *mens* (Geist) ab. Zu beachten ist, dass Seele (gr. *psychē*, lat. *anima*) und Geist (gr. *nûs*, lat. *mens*/gr. *pneûma*, lat. *spiritus*) jeweils eine eigene Begriffsgeschichte haben. Aber diese Begriffe können sich vertreten: So kann im Deutschen »Geist« für »Seele« stehen, z. B. in der Bezeichnung »Geisteskrankheit« für »seelische Krankheit«. Das französische *spirituel* kann sowohl »geistig« als auch »geistlich« und »geistreich« im Sinne von »witzig« bedeuten. Das englische Wort *soul* ist stärker, wenn auch nicht ausschließlich, religiös-spirituell eingefärbt als das deutsche *Seele* (▶ 10.7). Im Englischen sagt man durchgängig *mental disease* für »seelische Krankheit«. In *mental* schwingt also vieles von dem mit, was wir im Deutschen »seelisch« nennen. Mentalisieren heißt also auch »beseelen«/»beseelt sein von«. »Mentalisieren« ist im Deutschen ein Hilfsbegriff dafür, dass es um die Seele geht, dass in unserer frühen Entwicklung ein seelischer Binnenraum entsteht, und zwar durch eine fördernde, feinfühlige, Sicherheit vermittelnde Bindungsbeziehung. »[...] We delimit the content of mentalizing to mental states: not all mental activity is mentalizing; rather, mentalizing is concerned with mental states«/»[...] auch wenn wir den Inhalt des Mentalisierens auf psychische Zustände beschränken: Nicht jede mentale Aktivität ist ein Mentalisieren; mentalisiert werden psychische Zustände« (Allen et al. 2008/2011: 24, engl. 24).

Im selben Kontext sagen die Autoren, mentale Zustände seien intrinsisch *intentional*. Mit anderen Worten: In mentalen (geistigen) Zuständen geht es um etwas (»aboutness«) »das heißt, sie sind repräsentational (▶ 1.8), auf etwas bezogen«. Genauer gesagt: Die Intentionalität des Mentalisierens bezieht sich auf das Mentale. Dies ist systematisch-begrifflich wichtig, aber auch entwicklungspsychologisch: Im mütterlichen Mentalisieren bezieht sich mütterlich Seelisches auf kindliches Seelisches: »Mind-Mindedness« (Meins et al. 2011).

In diesem Buch wird das Verbum »mentalisieren« sowohl für die im engeren Sinne kognitiven als auch für die emotionalen Anteile der sozialen Kognition verwendet, geht also über eine bloße *Theory* of Mind hinaus. Das Verbum »mentalisieren« kann aktiv oder passiv gebraucht werden: Ich bin in der Lage zu mentalisieren, d. h. meine eigenen geistigen Zustände und die der anderen zu repräsentieren. *Und* ich bin *mentalisiert worden*, habe Denken und Fühlen innerhalb der frühen Bindungsbeziehung oder auch innerhalb eines psychotherapeutischen Prozesses gelernt. Weil ich einmal mentalisiert worden bin, kann ich nun selbst mentalisieren. Geschickt zu mentalisieren, insbesondere die Gefühle anderer, ist dabei keine gleichbleibende Fähigkeit, sondern situations- und beziehungsabhängig, gelingt mehr oder minder gut.

Fonagy und seine Arbeitsgruppe berufen sich gern auf Daniel Dennetts »intentional stance« (Dennett 1987). Dabei handelt es sich allerdings um ein rein funktionalistisches Konzept, m. a. W.: Ich kann einem Computer Intentionalität zuschreiben, ihn beobachten und erklären, als wäre er ein intentionales Wesen, um durch diese Perspektive seine Funktionsweise zu verstehen. In der Tat fragen sich viele Computernutzer, was ihr Rechner will oder nicht will, warum er dies oder jenes tut, insbesondere wenn das Gerät nicht so funktioniert, wie erwartet. Im Gegensatz zu Dennett hat Fonagys Mentalisierungskonzept jedoch einen fast transzendentalen Status: Es beschreibt die Bedingungen der Möglichkeit unseres Denkens. Innerhalb des bindungstheoretischen Kontextes bleibt es nicht bei der abstrakten, funktionalistischen Zuschreibung mentaler Eigenschaften. Vielmehr bewirkt diese Zuschreibung, was sie zuschreibt, und dies wird allmählich vom Kind übernommen: »Mother thinks I am, therefore I am« (Allen et al. 2008: 74).

Die Spiegelung durch eine feinfühlige (responsive) Bindungsperson ist sowohl *kongruent* als auch *markiert*. Markierung bedeutet in diesem Zusammenhang, dass die Bindungsperson die Spiegelung mit einer persönlichen Note versieht, z. B. mit einem Necken oder Foppen, ohne in eine Ironie zu verfallen, mit der ein Kleinkind überfordert wäre. Markierung kennzeichnet die Spiegelung als Präsentation des von der Mutter am Kind beobachteten Gefühlsausdrucks. Charakteristisch für die feinfühlige Spiegelung ist ferner, dass sie nicht vollständig kongruent ist. Wäre die Spiegelung nämlich zu 100 % kongruent, hätte das Baby den Eindruck, die Mutter mit einem Gefühlsausdruck angesteckt zu haben, z. B. mit Angst oder Wut. Durch Markierung kann das Kind allmählich die Subjekt-Objekt-Differenzierung lernen. Aber auch fehlende Kongruenz bei starker Markierung kann das Baby verstören.

Das Konzept »Mentalisieren« umfasst also neben kognitiven auch affektive Merkmale. »Kognitiv« bezieht sich auf Denkinhalte, Absichten, Überzeugungen. »Affektiv« meint die gefühlsmäßige Färbung von Kognitionen. In einer Sicherheit vermittelnden Bindungsbeziehung behandeln die Eltern schon den Säugling als intentionales (fühlendes, wollendes, interaktives) Wesen. Sie *mentalisieren* ihr Kind, indem sie Affektäußerungen, Bewegungen, Spannungszustände nicht nur registrieren und mechanisch beantworten, sondern feinfühlig zurückspiegeln, und das heißt: zwischenleiblich (▶ 6.5) zurückspiegeln. Im persönlichen *Markieren* solcher Spiegelungen reichern sie das noch namenlose und undifferenzierte Erleben des Kindes an, unterlegen es mit eigenen, gefühlsmäßig gefärbten Bedeutungen und beziehen das Kind lange vor dem semantischen Spracherwerb in ihre Kommunikationsgemeinschaft ein. Das Kind beantwortet das kommunikative Spiegeln, lässt sich mentalisieren. Es entwickelt sich ein Dialog, aus dem sich Sprache, geistige Binnen- und geteilte Welt aufbauen. Aus Wahrnehmen und spiegelndem Beantworten entsteht das Selbst des Kindes, und insofern auch die Voraussetzung für Personalität. Aber Person-Sein heißt nicht vereinzeltes Subjekt sein, sondern Individuum in Beziehung, »inkarniertes Subjekt« (Wendel 2003) sein. Mit dem Ich ist immer der in der Zwischenleiblichkeit gegebene und gespürte Andere mitgegeben.

Das Baby erlebt von Anfang an wechselnde Affektzustände und leibliche Erfahrungen. Das eigenleibliche Spüren ist von Anfang an da, aber noch namenlos, nicht mit Sinn unterlegt, vorreflexiv oder, wie wir auch sagen können: noch nicht mentalisiert. Mit Hermann Schmitz: Leibesinseln (▶ 6), die auftauchen und wieder verschwinden. Es gibt noch keine Sprache dafür und natürlich noch nicht die Kartierung und Beschreibung des korporifizierten Leibes, des Körpers.

Die Mutter oder frühe Bindungsperson ist eine mitspürende, mentalisierende, die das Baby nicht »behandelt« wie ein technisches Gerät, an dem ich Probleme löse. Das Baby schreit, und die Mutter versteht, ob es Hunger hat oder Schmerzen oder volle Windeln oder sich mutterseelenallein fühlt. Auch ein Computer blinkt oder piepst und »erwartet« eine Eingabe des Nutzers, oder die Espressomaschine blinkt und »erwartet«, dass der Kaffeetrinker den Kaffeesatzbehälter leert, den Wassertank oder Bohnen nachfüllt oder eine Reinigungsprozedur durchführt.

Dass Geräte etwas »erwarten«, denken oder wollen, ist jedoch eine mentalistische Ausdrucksweise, die wir in *Analogie* zu zwischenmenschlichen Beziehungen verwenden. Das ist nicht schlimm. Bedenklich wird es erst, wenn wir andere Lebewesen unempathisch-mechanistisch wie Maschinen behandeln. Wenn der Patient wie eine Maschine repariert wird, ist dies zunächst eine sinnvolle methodische Reduktion, etwa wenn Erkenntnisse der Pathophysiologie therapeutisch umgesetzt werden. Jedoch darf darüber nicht vergessen werden, dass Menschen »nicht triviale Maschinen« (Foerster 2006) sind. Wenn wir diese Besonderheit des Menschen als lebendiges Wesen beherzigen, wissen wir auch, dass blinkende oder piepsende Geräte und schreiende Babys verschieden sind. Wir begegnen schon ganz kleinen Mitmenschen mit einer Theory of Mind, wir verwickeln sie in einen Bedeutungszusammenhang von Sprache, Intentionalität, Denken und Gefühl, lange bevor sie kognitiv mitkommunizieren können. Die Theory of Mind ist zunächst einmal ein Teil der Alltagspsychologie, den wir selbstverständlich voraussetzen und der auch unproblematisch ist, solange an ihn keine philosophischen Konzepte geknüpft werden.

∞ Zahavi (2014)

1.8 Repräsentation

Lernziel 1.8

Sie diskutieren den Erklärungswert und die Grenzen des Konzepts der (mentalen) Repräsentation im Hinblick auf die kindliche Entwicklung und den Gestaltkreis von Wahrnehmen und Bewegen.

☞ Repräsentation heißt »Vergegenwärtigung«: Aus Beziehungserfahrungen bilden sich innere Bilder der Anderen (Objekte) und des Selbst. Objekt- und Selbstrepräsentanzen können holzschnittartig sein (schwarz oder weiß, gut oder böse) oder differenziert. Repräsentanzen helfen uns, aktuelle Beziehungen zu gestalten. In der Wissenschaft gibt es zwei Extrempositionen im Umgang mit Repräsentation:

- Repräsentationalismus: Die äußere Welt mit ihren Gegenständen und Bezugspersonen sowie das Selbst sind lediglich Vorspiegelungen eines inneren, vom Gehirn erzeugten »Theaters«. Das Gehirn konstruiert sich eine äußere und innere Welt (»Selbst«).
- Völlige Zurückweisung des Repräsentations-Konzeptes: Beziehungserfahrungen und Handeln werden ohne Rückgriff auf eine mentale Sprache beschrieben, d. h. die Binnenwelt der Handelnden wird nicht thematisiert.

In der von Premack und Woodruff (1978) angestoßenen Debatte geht es um zwei Theorien, mit denen erklärt werden soll, worin wissenschaftlich die *Theory of Mind* beim Menschen besteht:

- *Simulationstheorie*: Nimmt an, dass wir zunächst die Bewegungen, Wahrnehmungen, Affekte des Anderen simulieren und nachahmen, bevor wir seine Gedanken und Gefühle »lesen« können.
- *Theory Theory*: Nimmt an, dass wir eine quasi-wissenschaftliche Theorie brauchen, um den Anderen zu beobachten und aus dieser Beobachtung Schlüsse über sein Denken und Fühlen ziehen zu können.

Beide Theorien teilen eine meist nicht reflektierte Vorannahme, nämlich die These von der Unerkennbarkeit und Verschlossenheit des fremden Ausdrucksgeschehens. Das Lachen, Weinen, die Nachdenklichkeit, das Abwarten usw. des anderen gelten als opak (undurchsichtig). Deshalb müsse gefragt werden, was »hinter« dem Ausdrucksgeschehen steht, gewissermaßen auf einer mentalen Hinterbühne. So beide Theorien.

Die *Simulationstheorie* birgt die Gefahr einer Verwechslung von Einfühlung und Gefühlsansteckung, die schon von Edith Stein (1917) zurückgewiesen wurde, die aber durch die Popularisierung der Spiegelneuronen-Forschung plausibel erscheint (▶ 7.2). Die Simulationstheorie kann freilich durch eine leibphänomenologische Nuancierung als »embodied« fortgeschrieben werden (Gallese 2015).

So sehr Nachahmen und Gefühlsansteckung der Einfühlung nützen mögen: Sie sind keine unbedingte Voraussetzung für die Einfühlung. Ich muss keineswegs selbst mit dem Schwanz wedeln (können), um zu »wissen«, dass mein Hund sich freut (Scheler GW 7). Auch die andere ToM-Theorie (Theory Theory) überspringt die primäre Zwischenleiblichkeit, indem sie schon Kindern im ersten Lebensjahr »Theorien« und damit die Dritte-Person-Perspektive des kleinen Wissenschaftlers unterstellt (Zahavi 2014).

Phänomenologische Autoren wie Merleau-Ponty und Zahavi betonen das primäre Gegebensein der Zwischenleiblichkeit (▶ 6.5) als Bedingung der Möglichkeit des Sich-Einfühlens, der *direkten*, unmittelbaren Wahrnehmung des anderen *vor* (zeitlich und systematisch) allen Repräsentationsvorgängen. Hermann Schmitz will gar Einfühlung durch »Einleibung« ersetzen. Die Modellvorstellung des Embodiment (▶ 6.5) ermöglicht eine Annäherung an das Nicht-Repräsentierte im Rahmen der psychoanalytischen Behandlungsbeziehung (Leuzinger-Bohleber 2014). Ursprünglich stammt der Begriff »Embodiment« aus den Kognitionswissenschaften und trat dort an die Stelle des (Computer-)Speichers als Metapher für das Lernen lebendiger Organismen. Den Gestaltkreis (▶ 1.3) beschreibt die Embodied Cognitive Science durch »sensomotorische Koordinationen«, die nicht statisch abgespeichert und bei der Erinnerung aus dem Speicher »hervorgeholt« werden. Vielmehr werden sie dynamisch, in der zwischenleiblichen Gegenwart und in Anpassung an das aktuelle sensomotorische Geschehen konstruiert und rekategorisiert.

Die phänomenologische These von der direkten sozialen Wahrnehmung besagt weder, dass der Andere völlig transparent ist noch dass die von Simulations- und Theory-Theorie beschriebenen Einfühlungsversuche nutzlos sind. Vielmehr möchte der phänomenologische Ansatz darauf hinweisen, dass wir in unserem Alltagsleben zunächst von einem Erschlossensein des Anderen ausgehen. Auch Wittgenstein vertritt ein primäres Erschlossensein des Anderen, wenn er von einer unmittelbaren Beziehung zu den inneren Zuständen der anderen spricht. Wir reagieren auf das Ausdrucksverhalten unseres Gegenübers spontan und ohne Umweg über eine kognitive Registrierung (Wittgenstein LWS 7), in einer »Ausdruckseinheit« (Scheler GW 7: 233) von Ausdruck und Eindruck.

Sowohl entwicklungspsychologisch als auch systematisch-anthropologisch ist es wichtig, die soziale Wahrnehmung zu differenzieren, d. h. den Anderen wahrzunehmen als:

- lebendiges Wesen (im Unterschied zu einer Sache: ab dem Alter von 3 Monaten),
- teleologisches (zielgerichtetes) Wesen (im Unterschied zu einem zufälligen oder technisch festgelegten Programm: ab 9 Monaten ▶ 2.5) und
- mentales Wesen (im Unterschied zu einer Maschine: 4–5 Jahre).

In Klammern ist jeweils das Alter angegeben, in dem die jeweilige Fähigkeit entwicklungspsychologisch vollständig feststellbar ist. Der letzte Schritt ist der komplexeste, der auf den früheren aufbaut und in Teilen schon früher nachweisbar ist. In diesem Buch wird »mentalisieren« diachronisch-prozesshaft verstanden. Damit ist auch Repräsentation eine relativ spät feststellbare Kompetenz, die sich aber über lange Monate entwickelt hat.

Durch das prozesshaft-entwicklungsorientierte und interpersonale Modell des Mentalisierens können verschiedene Aporien (Sackgassen, Ausweglosigkeiten) vermieden werden, die mit den alten Einfühlungstheorien verbunden waren. »Secure infant becomes mentalizing child«: Mentalisierung ist die Fähigkeit, Verhalten eines Anderen als Ausdruck von dessen Wünschen, Haltungen und Absichten aufzufassen. Diese Fähigkeit, eine Theory of Mind vom Anderen zu haben, entwickelt sich allmählich, bis sie zwischen dem vierten und fünften Lebensjahr als sicher vorhanden festgestellt werden kann. Einfühlsame Eltern sprechen aber schon den ganz kleinen Säugling als intentionales Wesen an (»Möchtest Du, dass ich dir die Windeln wechsle?« und nicht nur: »Sind deine Windeln voll?«). Sie nehmen also vorweg, was später »festgestellt« werden kann, oder: Sie fördern durch die Zuschreibung, was sie zuschreiben. Sie verwickeln das kleine Kind in sprachliche und nichtsprachliche Kommunikationszusammenhänge, die das Kind nicht verstehen kann, aber durch die vorausnehmende Verwicklung verstehen lernt. Durch diese Verwicklung entwickelt sich die Fähigkeit zu mentalisieren. Wie geschieht das, sodass dem gesunden Schulkind eine »Reflexionsfunktion« zur Verfügung steht, zu der die folgenden emotionalen und kognitiven Elemente gehören (Knox 2003)?

Elemente der vollständigen Fähigkeit zu mentalisieren (reflexive Funktion)

- Narrative Kompetenz: die Fähigkeit, Ereignisse mit Bedeutungen und mit handelnden Personen zu erzählen
- Einschätzung (Appraisal): die Fähigkeit, die Bedeutung von Erfahrungen für sich und andere einzuschätzen
- Individuation: unabhängige Subjektivität der eigenen Person und anderer
- Intentionalität: die Fähigkeit, Ziele und Wünsche zu verfolgen (appetitus)

In einer synchronischen Betrachtungsweise können diagnostische Tests die Frage, ob ein Mensch oder auch ein Tier über eine Theory of Mind verfügen, zu einem gegebenen Zeitpunkt entweder bejahen oder verneinen. Um das Vorhandensein oder Nicht-Vorhandensein einer Theory of Mind zu beurteilen, hat die empirische Forschung operationalisierbare Kriterien entwickelt, über die unter den Fachleuten ein recht guter Konsens erzielt wurde. Der synchronisch-querschnitthafte Gesichtspunkt muss allerdings durch einen diachronisch-längsschnitthaften ergänzt werden, der den kindlichen und lebenslangen Entwicklungsprozess im Auge hat. Mit anderen Worten: Es gibt eine Entwicklung vom »basic mentalizing« (prä-konzeptuelle Fähigkeit, mentale Zustände zuzuschreiben) zur voll ausgebildeten Theory of Mind (sprachbasierte Zuschreibung propositionaler Einstellungen).

Das bekannteste Beispiel für die Feststellung des Zeitpunktes, zu dem ein Kind eine ToM »hat« bzw. über diese verfügt, ist der False-Belief-Test (▶ 1.7) in seinen verschiedenen Varianten. Wenn nämlich das Kind Denken und Wirklichkeit unterscheiden kann, dann gelingt ihm die Repräsentation einer Miss-Repräsentation, einer falschen Überzeugung. Es lässt sich zeigen, dass Kinder zu einer derartigen Meta-Repräsentation entweder fähig sind oder nicht. Synchronisch heißt also die Ja-Nein-Frage des Tests: Kann das Kind repräsentieren oder nicht?

»Mutter denkt, dass ich bin, also bin ich« (Allen et al. 2008/2011: 109): Die »feinfühlige« Bindungsperson reagiert auf das kindliche Schreien oder andere bindungsrelevante Äußerungen prompt und adäquat, z. B. indem sie effektiv tröstet. Sie nimmt das Bindungssignal als solches wahr und erkennt, worum es geht (Grossmann & Grossmann 2012). Das Kind lernt, die eigenen Affekte zu denken, in Gefühle zu verwandeln, zu mentalisieren, weil es durch die spiegelnde Mutter mentalisiert wird (▶ 5.5).

Spiegeln kann mit einem Biofeedback verglichen werden, also einer Apparatur, die physiologische Parameter (z. B. Herz- und Atemfrequenz, Hautwiderstand) registriert und für das Subjekt wahrnehmbar macht. Auf diese Weise können wahrgenommene Effekte einer Entspannungsübung im Sinne einer positiven Rückkoppelung die Entspannung vertiefen. Das mütterliche Spiegeln gleicht insofern einem Biofeedback, als Affekte und ihre körperlichen Korrelate dem Baby zurückgemeldet werden. Dies geschieht allerdings nicht nur kongruent (gleichsam photographische 1:1-Abbildung), sondern auch inkongruent: Im »markierten« Spiegeln mischt die Mutter dem, was sie am Kind wahrnimmt, eine eigene emotionale Note bei, z. B. eine zarte Ironie oder eine kleine Heiterkeit mitten im Schmerz. Durch diese emotionale Differenz lernt der Säugling den Unterschied zwischen Selbst und Objekt, lernt z. B. die eigene Wut als solche zu erkennen, weiß aber, dass die Mutter nicht unbedingt selbst wütend ist, wenn sie die kindliche Wut widerspiegelt. Das kongruente Spiegeln wäre im Sinne der Bindungstheorie nicht entwicklungsfördernd. Es würde nicht zur Selbst-Objekt-Differenzierung beitragen und die entstehende Emotionalität des Säuglings überfordern. Wenn bestimmte Bereiche beim Spiegeln ausgespart bleiben, können weiße Flecken in der Selbstwahrnehmung entstehen. Dies kann etwa der Fall sein, wenn Eltern aus Sorge um Überstimulation/Grenzverletzung die Genitalregion und die Sexualität des Kindes »übergehen«, ohne diese zu spiegeln (Schwaiger 2012).

»Teleologische« Interaktionen während des ersten Lebensjahres dienen dem Kind dazu, bestimmte Ziele zu erreichen. Dabei geht es nicht nur um die Bedürfnisbefriedigung durch die Pflegepersonen. Vielmehr bezieht der Säugling sein teleologisches Modell auch auf Spielzeug und andere nicht belebte Objekte. Dieses Modell ist prä-symbolisch und prä-mentalistisch, d. h., das Kleinkind verwendet noch keine Vorstellungen über Gedanken oder Gefühle der Pflegeperson.

Der Übergang vom teleologischen zum mentalisierenden »Denken« beginnt zwischen dem 6. und dem 18. Lebensmonat. Er geschieht in der Dyade mit der Pflegeperson, aber in Bezug auf etwas Drittes (Triangulierung). Das

Kind lernt Einstellungen, Gefühle und Gedanken durch Gespiegeltwerden. Dies gilt z. B. für diffuse Angst- und Spannungszustände, die mithilfe der Mutter repräsentiert werden. Möglicherweise kann es hier zu maladaptiven Meta-Repräsentationen kommen, etwa wenn die Mutter das Auftreten eines Symptoms als Katastrophe erlebt und diese »Katastrophenstimmung« an das Kind weitergibt. Wenn in einer späteren Therapie derartige fehlangepasste Interaktionsmodelle als innere Arbeitsmodelle auftauchen, geht es vorrangig um eine Verbesserung der übergreifenden mentalen Fähigkeit, alternative Modelle selektiv zu aktivieren (metakognitive oder Reflexionsfunktion).

☞ Äquivalenz- vs. Als-ob-Modus

- Äquivalenzmodus: Gedanken spiegeln die Realität als Abbilder wider und haben dieselben Wirkungen (vorgelesenes Krokodil erschreckt genauso wie wirkliches, das Monster muss vor dem Einschlafen unter dem Bett gesucht und ggf. »verjagt« werden, z. B. mit einem Anti-Monster-Spray). Gedanken sind über-real. Passen sie nicht zur Realität, so wird die Sicht auf die Realität den Gedanken angepasst.
- Als-ob-Modus: Die äußere Realität wird suspendiert. Gedanken sind irreal. Im Spiel entsteht eine neue, im Vergleich zur äußeren veränderte und ausgestaltete Realität, die »nicht so gemeint« ist und trotzdem die Spieler völlig in Beschlag nimmt.

Durch die markierenden und interaktiven Als-ob-Spiele lernt das Baby, namen- und bedeutungslose Proto-Affekte (angeborenes Lächeln, Weinen usw.) mit Bedeutung zu unterlegen, zu mentalisieren. Das Baby lernt, die Als-ob-Freude der Spiegelperson von deren eigenen mentalen Zuständen zu unterscheiden und auf sich selbst zu beziehen.

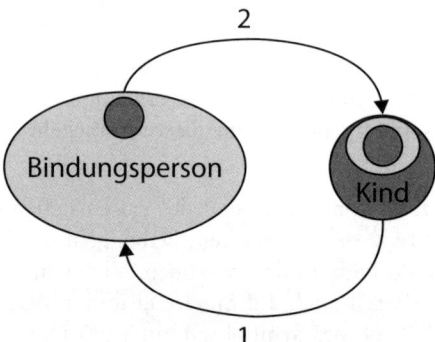

Abb. 1.2: Zusammenhang zwischen Mentalisierung und Bindung (nach Fonagy und Target): (1) Die Bindungsperson schreibt dem Kind einen seelischen Binnenraum zu, indem sie es als intentionales Wesen anspricht, behandelt und spiegelt (▶ 10.3). (2) Das Kind übernimmt (»internalisiert«) dieses Spiegel-Bild als Modell des eigenen psychischen Funktionierens. So lernt das Kind von der Mutter, die noch namenlosen und chaotischen Affektzustände als eigene wahrzunehmen.

1.9 Konflikt

> **Lernziel 1.9**
>
> Ausgehend vom Beispiel des Konflikts zwischen Bindung und Autonomie unterscheiden Sie die Bedeutung von Gegensatzspannungen für die seelische Entwicklung einerseits und die krankmachende (pathogene) Konfliktverarbeitung andererseits.

Neben Entwicklungsdefiziten hält die Psychoanalyse unbewusste Konflikte für krankheitsverursachend (pathogen). Beispiele für derartige psychodynamisch wirksame Konflikte als psychodynamische Auslöser (Ermann et al. 2014: 52) sind die Spannungen zwischen:

- Bindung und Individuation
- Versorgung und Autarkie
- Sexueller Wunsch und Verzicht
- Selbstüberschätzung und Minderwertigkeit (Selbstwertkonflikt)
- Unterwerfung und Kontrolle

Krankheitserzeugend sind nicht die angeführten Konflikte als solche, sondern ihre unteroptimalen Fehlverarbeitungen. Denn es handelt sich um Grundspannungen des menschlichen Lebens, die in phasentypischen Schwellensituationen zu bewältigen sind.

Zum Beispiel endet die Adoleszenz damit, sich vom Elternhaus zu lösen und miteinander eine neue Form der Eltern-Kind-Beziehung zu finden. Neurosen entstehen dadurch, dass durch Ambivalenzen und Verdrängung eines Konfliktpols Verkümmerungen und Verzerrungen in der Beziehungsgestaltung und im Selbsterleben entstehen. Beispielsweise kann ein unbewusster Versorgungs-Autarkie-Konflikt in folgender Weise im Zentrum einer depressiven Neurose stehen: »Ich brauche nichts, ich gebe. Ich bin nur für andere da und opfere mich auf. Ich weiß auch nicht, warum ich mich in letzter Zeit kraftlos fühle und unter Schlafstörungen leide«. Bei diesem aktiven Modus des Versorgungs-Autarkie-Konflikts ist der entgegengesetzte Pol, nämlich der Wunsch, versorgt und verwöhnt zu werden, unbewusst geworden. Nach außen zeigt sich lediglich das Helfer- bzw. Burnout-Syndrom. Andere Motive bleiben hingegen unbewusst; etwa Wut und Neid auf andere, die ihre eigenen Wünsche besser verwirklichen können, können ebenso wenig gespürt werden wie die unbarmherzige Strenge sich selbst gegenüber.

Bindungs-Autonomie-Konflikt: These und Antithese dieser Gegensatzspannung gehören von Anfang an zur normalen menschlichen Entwicklung: Wir *brauchen* Bindung wie Nahrung und Licht, das Bedürfnis nach Bindung und

Zugehörigkeit gehört zu den basalen motivationalen Systemen (Lichtenberg et al. 2011). Ebenso vital bedeutsam ist jedoch das Bedürfnis nach Exploration, Selbstbehauptung und Autonomie, das sich besonders deutlich durch das Laufenlernen am Ende des ersten Lebensjahres und durch alle unsere späteren Bewegungen manifestiert. M. a. W.: Die Spannung zwischen Bindung und Autonomie ist nicht krankhaft, sondern vital notwendig. Krankheitsverursachend wird der Bindungs-Autonomie-Konflikt erst, wenn einer der Pole verdrängt wird und destruktiv aus dem Unbewussten wirkt. Z. B. kann sich ein Adoleszent pseudo-progressiv vom Elternhaus losreißen und sich in eine Weltreise, in eine eigene Wohnung, in Liebesbeziehung(en) flüchten. Die verdrängten Bindungswünsche manifestieren sich dann möglicherweise in einer Angststörung, etwa mit »Schwindel« (▶ 5), Herzrasen, Erstickungs- und Ohnmachtszuständen, die beim Betreten eines U-Bahnhofs oder in einer sonstigen, dem Individuum in ihrer Symbolik zunächst unverständlich erscheinenden Situation auftreten. Der Betroffene wendet sich irgendwann einmal an einen Arzt, vielleicht an einen Kardiologen, da die beschriebene Symptomatik nicht als Angstäquivalent aufgefasst wird, sondern als beunruhigende Funktionsstörung des Herz-Kreislauf-Systems. Noch viel bewusstseinsferner ist dem Patienten, dass seine Symptomatik den Bindungs-Autonomie-Konflikt *symbolisieren könnte,* wenn er nur beide Pole der Gegensatzspannung zulassen könnte. So wird der Kreislauf-»Zusammenbruch« so lange ängstlich vermieden, bis der Wunsch bewusstseinsfähig wird, sich fallen lassen zu dürfen, einen Raum für die eigene Schwäche zu haben. Dies kann damit zusammenhängen, dass es diesen Raum in der Ursprungsfamilie nicht gab, dass nur Stärke, Leistung und Anpassung gefragt waren.

1.10   These und Fragen 1

These 1: Der sich bindende Mensch

Der Mensch ist das bedürftige, auf Beziehung angewiesene Wesen. Bindung ist die besondere Beziehung, z. B. zwischen Säugling und Mutter, in der sich Sicherheit entwickelt. Die Sicherheit vermittelnde Mutter (oder eine andere Bindungsperson) behandelt das Baby von Anfang an als geistiges Wesen mit Absichten, Gefühlen, Einstellungen (Gegensatz: Vernachlässigung, Traumatisierung): »Secure infant becomes mentalizing child« (P. Fonagy). Im Kontakt lernt das Kind allmählich, dass eigenes und fremdes Verhalten eine mentale Innenseite hat (Entwicklung einer Theory of Mind). Das Kind wird mentalisiert, lässt sich mentalisieren und es lernt dadurch, zu mentalisieren. Mithilfe des Fremde-Situations-Tests können ab Ende des ersten Lebensjahres verschiedene Bindungstypen unterschieden werden. Lebenslang kann das Bindungsverhaltenssystem auf der Grundlage »innerer Arbeitsmodelle« aktiviert werden, wenn Sicherheit besonders notwendig bzw. gefährdet ist.

Fragen zu Kapitel 1

a) Was versteht man unter Bindung und wie wird sie erfasst?
b) Was sind »innere Arbeitsmodelle«? Sind solche Modelle krankhaft?
c) Was bedeutet die Behauptung »secure infant becomes mentalizing child«?
d) Was ist ein »Komplex« und wie lässt er sich experimentell demonstrieren?
e) Welche neurobiologischen Modelle zum Bindungsverhalten kennen Sie?
f) Was bedeutet der Begriff »Fremdeln« im Zusammenhang mit dem Bindungsverhaltens-System?
g) Bitte erklären Sie mit eigenen Worten die Einheit von Wahrnehmen und Bewegen (»Gestaltkreis«)!
h) Beim Fremde-Situations-Test verlässt Jessicas Mutter den Raum und lässt sie mit der Fremden allein. In der Episode 5 kehrt die Mutter zurück. Jessica klammert sich an die Mutter, dann tritt sie nach ihr. Welche Antwort ist richtig (nur eine Antwort ist richtig)?
   ❑ es liegt ein renitent-aggressives Bindungsverhalten vor
   ❑ es liegt ein unsicher-ambivalentes Bindungsverhalten vor
   ❑ im Erwachsenenalter wird Jessica durch ein aggressives inneres Arbeitsmodell auffallen
   ❑ es liegt ein unsicher-vermeidendes Bindungsverhalten vor
   ❑ es liegt ein desorganisiertes Bindungsverhalten vor
i) Bindung und Autonomie sind Grundbestrebungen des Menschen. Erläutern sie die Spannung zwischen beiden
   → am Beispiel des ethischen Konfliktes zwischen Fürsorge und Patienten-Autonomie
   → als unbewusster Konflikt, der in spezifischen Auslösesituationen zur (neurotischen) Symptombildung führen kann, z. B. ambivalenter Trennungswunsch in der Adoleszenz → Angststörung.
j) Inwiefern ist Bindung ein Archetyp?

∞ Grossmann & Grossmann (2012)

2 Der Zeichen verstehende Mensch

📖 Jung GW 6: §§ 894–908

2.1 Zeichen und Symbole nach C. G. Jung

> **Lernziel 2.1**
>
> Sie können Jungs Konzept des »lebendigen Symbols« im Kontext eines allgemeinen Zeichenbegriffs erläutern.

Die Fähigkeit zur Symbolisierung gehört in den größeren Kontext der Mentalisierung, also zur Fähigkeit, mich selbst als geistiges Subjekt zu verstehen und bei anderen diese Subjekthaftigkeit vorauszusetzen.

In der Umgangssprache werden Sachverhalte als (nur) »symbolisch« bezeichnet, wenn sie einen geringeren Realitätsgehalt haben als die harten ökonomischen, physischen oder wissenschaftlichen Tatsachen. Der »symbolische« Euro etwa, den der neue Besitzer dem bisherigen Hauseigentümer bei einer Schenkung bezahlt, macht jenen nicht arm und diesen nicht reich. Aber er gibt der Transaktion die juridische Form eines Verkaufs. Die »symbolische« Spende von 1 Euro ist zu gering, um dem Empfänger in wirtschaftlicher Hinsicht zu nutzen. Kurzum: Das »Symbolische« meint in der umgangssprachlichen Redeweise die (Ab-)Wertung des Realen zum »bloßen Symbol«. Das griechische Wort *sýmbolon* leitet sich vom Zeitwort *symbállein* (zusammenfügen, zusammenwerfen) ab. Wenn sich in der Antike Freunde trennten und eine Münze oder ein Gefäß zerbrachen, konnten sie selbst oder ihre Nachkommen sich am Zusammenpassen der Bruchstücke (wieder-)erkennen. Im Lukasevangelium (2,19) heißt es, dass Maria »diese Geschehnisse/Dinge« (die Geburt Jesu, die Reaktion der Hirten, den Gegensatz Gott/Mensch) in Erinnerung behielt und »in ihrem Herzen zusammenfügte« (*symbállusa*).

☞ Symbol

Symbol ist ein sprachliches oder non-verbal künstlerisches Sinnbild für eine wichtige Sache. Das lebendige Symbol ist ein kraftvoller und wirksamer seelischer Ausdruck, die »bestmögliche Bezeichnung [...] für einen relativ unbekannten, jedoch als vorhanden erkannten oder geforderten Tatbestand« (Jung GW 6: § 894). Im Gegensatz zum bloßen Zeichen muss das Symbol nicht erklärt oder übersetzt werden, um wirksam zu sein. Das Zeichen wird digital (grammatisch, syntaktisch, semantisch) entschlüsselt, das Symbol in seiner analogen Ganzheit erfasst.

Jung zufolge ist das Symbol »lebendig«, solange es »bedeutungsschwanger« ist. »Ist aber sein Sinn aus ihm geboren, d. h. ist derjenige Ausdruck gefunden, welcher die gesuchte, erwartete oder geahnte Sache noch besser als das bisherige S. formuliert, so ist das S. *tot*, d. h. es hat nur noch historische Bedeutung« (Jung GW 6: § 896). Jung kennt noch eine weitere Weise, das Symbol zu »töten«, nämlich dadurch, dass es wie ein beliebiges Zeichen entschlüsselt und erklärt wird.

Die Gesundheitsberufe können und sollen die spirituelle Dimension kranker Menschen als Aspekt des Menschseins respektieren, auch wenn diese nicht messbar und manipulierbar ist wie Blutdruck, Blutzucker, Kreatininspiegel usw. Die therapeutisch Tätigen, die tagtäglich mit Grenzsituationen des Lebens und existentiellen Fragen kranker Menschen konfrontiert werden, müssen sich trotz enormer therapeutischer Möglichkeiten mit der eigenen Ohnmacht auseinandersetzen. Die Kategorie des »Geheimnisses« beinhaltet insofern eine Aufwertung/Wertschätzung der Gesundheitsberufe, als dass sie eine spezifische Fähigkeit wachsen lassen, den kranken Menschen als Geheimnis zu respektieren. Außerdem ist die Geheimnis-Kategorie eine Entlastung von der Allmachtsphantasie bzw. dem Zwang, alles kontrollieren zu müssen. Auch wenn vom Geheimnis im Berufsalltag nicht viel gesprochen wird, kann es »als Leitidee und Symbol allen Begegnungen mit und allen Behandlungen von Menschen zugrunde liegen« (Weiher 2012).

Dass die spirituelle Dimension im therapeutischen Gespräch eher selten thematisiert wird, kann mit Tabuisierung und Scham zusammenhängen. Der tiefere Grund für die Scheu in Bezug auf Religiosität und Spiritualität liegt wahrscheinlich darin, dass unser feststellendes Denken und Reden hier an eine Grenze stößt, und Symbole als Ausdrucksweisen dem Spirituellen angemessener sind als feststellende Methoden wie z. B. Messverfahren. Die Gesundheitsberufe brauchen also nicht nur Achtsamkeit für den digitalen Text des Patienten (z. B. in der Anamnese), sie brauchen auch eine »Antenne« um die analogen Symbole »zwischen den Zeilen« des digitalen Textes zu lesen.

☞ Rituale sind sichtbare und miteinander erlebbare Symbole und Ausdrucksformen dieser analogen Wirklichkeit. Dazu gehören nicht nur das Abendmahl (Eucharistie) und andere christliche Sakramente, sondern vergleichende, hinweisende Narrative und eine Fülle von individuell geprägten oder universal verständlichen Ausdrucksformen (Kerzen, Blumen, Farben, Klänge, Gerüche usw.).

In Platons »Symposion« (191d) erfahren wir, dass die von den Göttern in zwei Geschlechter geteilten Menschen wieder zusammenkommen wollen. In der Suche nach dem Anderen ist jedes Teil *sýmbolon* (Halbmarke) eines (anderen) Menschen (von gr. *symbállein*: zusammenwerfen, zusammenfügen). Die Götter gestehen den Menschen die Möglichkeit des Koitus zu. So entsteht aus den *sýmbola* wieder die Ganzheit.

2.2   Input/Output (Reflex)

Lernziel 2.2

Sie kennen den Unterschied zwischen Eigen- und Fremdreflex als Modelle der Innen-Außen-Beziehung höherer Lebewesen.

Zeichenverstehen ist, einfach ausgedrückt, Verarbeitung von äußeren Informationen im Inneren eines Systems. Außerdem besitzen zeichenverarbeitende Systeme Möglichkeiten, *innere* Informationen zu verarbeiten, z. B. misst ein Computer die innere Temperatur und kann ggf. den Ventilator einschalten. Auch beim lebendigen Organismus gibt es eine Fülle von implizit (nicht bewusst) verarbeiteten Informationen. Im Unterschied zur Maschine verfügen Lebewesen über eine mehr oder minder ausgeprägte Fähigkeit zur Bedeutungserteilung. Beim Menschen kann sie durch die Sprache ausdrücklich (explizit) werden. Ein einfaches Modell für diese Informationsverarbeitung zwischen Innen und Außen ist der Reflex.

Rückenmarks-Reflexe funktionieren ohne Beteiligung des Gehirns. Das Reflexschema ist das klassische psychophysische Modell im Sinn einer linearen Kausalität ohne Rück- und Wechselwirkung. Erweitert man das klassische psychophysische Modell um das Gehirn, so wird der afferente Input in bewusste Perzeptionen (Wahrnehmungen) umgesetzt, auf die wir mit ebenso bewussten Volitionen (willentlichen Absichten) reagieren, die in demselben efferenten Output enden können wie reine Reflexvorgänge. Wir haben durch die Einschaltung des Gehirns sowie der Grundfunktionen Perzeption und Volition eine einfache Bewusstseinspsychologie geschaffen, die sich auf das *empirisch* Beobachtbare beschränkt.

Lerntheoretisch können wir den Muskeleigenreflex »unbedingt« nennen (unkonditionierte Sequenz ▶ 2.7). Die klassische Verhaltenstherapie nutzte folgerichtig die Beeinflussung von Input (z. B. durch Stimulus-Kontrolle) und Output (z. B. durch Verstärkung), ohne sich um die dazwischen geschaltete »black box« der nicht bewussten Vorgänge zu kümmern. Die moderne Verhaltenstherapie hat diese Beschränkungen hinter sich gelassen: Sie interessiert sich für das Innere des Menschen und für sein Unbewusstes (»kognitive Wende«).

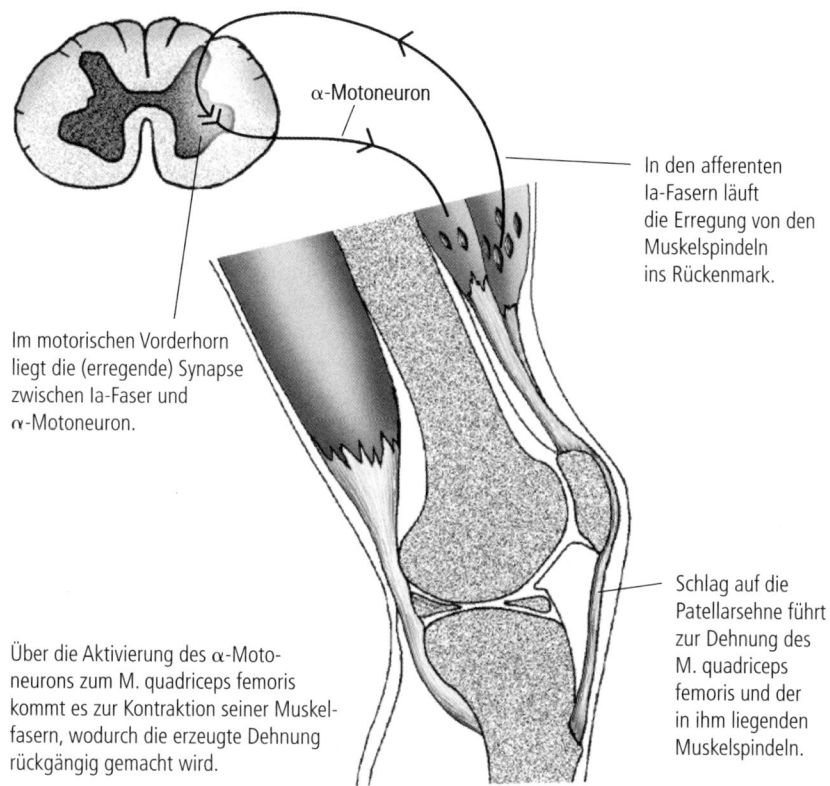

Im motorischen Vorderhorn liegt die (erregende) Synapse zwischen Ia-Faser und α-Motoneuron.

α-Motoneuron

In den afferenten Ia-Fasern läuft die Erregung von den Muskelspindeln ins Rückenmark.

Schlag auf die Patellarsehne führt zur Dehnung des M. quadriceps femoris und der in ihm liegenden Muskelspindeln.

Über die Aktivierung des α-Moto-neurons zum M. quadriceps femoris kommt es zur Kontraktion seiner Muskel-fasern, wodurch die erzeugte Dehnung rückgängig gemacht wird.

Abb. 2.1: Muskeleigenreflex

Beim Eigenreflex sind Afferenz(-Rezeptor)- und Efferenz(-Erfolgs)-Organ iden-tisch (Muskel), beim Fremdreflex nicht: z. B. Schmerz- und Temperaturempfin-dung → Zurückziehen der Hand von der heißen Herdplatte. Der sensomotori-sche Reflexbogen auf der Ebene des Rückenmarks stellt ein einfaches Modell für das Verhältnis Organismus vs. Umwelt, innen vs. außen, selbst vs. fremd dar, das die Grundlage für den Funktions-/Situationskreis (▶ 2.3) bildet.

Für den Neurologen Weizsäcker wurde das Reflexgeschehen immer mehr zur Abstraktion des Gestaltkreises, der subjektiv beeinflussbaren Einheit von Wahrnehmen und Bewegen (▶ 1.3). Aus Weizsäckers »Einführung des Subjek-tes in die Neurologie« (GS 3: 622) folgt: »Was am Reflex geschah, war nur die unbewusst-elementare Voraussetzung für das, was bei freier Willenshandlung erschien«(GS 1: 58). »Eine Trennung von Sensorik und Motorik [ist] nicht möglich« (GS 3: 622).

47

2.3 Lebenskreis: Die biologische Differenz

> **Lernziel 2.3**
>
> Sie können die Grenze von Lebewesen im Unterschied zum Rand unbelebter Dinge beschreiben.

Jakob Johann von Uexexternal Buch »Umwelt und Innenwelt der Tiere« (Uexküll 1909) versuchte eine philosophische Begründung der Biologie als »Wissenschaft vom Lebendigen«. Die Betonung einer derartigen Wissenschaft vom Lebendigen im Unterschied zur übrigen naturwissenschaftlich beschreibbaren Welt wurde seit dem 19. Jahrhunderts als »Vitalismus« attackiert. Es setzte sich mehr und mehr als Ziel der Naturwissenschaften durch, besonders der Biologie, das Leben wie alle anderen Naturphänomene mit physikalischen und chemischen Methoden zu erforschen. Denker wie Uexküll oder Plessner, die eine philosophische Reflexion auf der Grundlage biologischer Erkenntnisse bevorzugen, wurden häufig als Vitalisten kritisiert.

Der Begriff »Umwelt«, zuvor alltagssprachlich kaum geläufig, wird von Uexküll terminologisch eingeführt. Er ist streng zu unterscheiden von der »Umgebung« eines Organismus. Die Umgebung nimmt Lebewesen als Objekte auf, die Umwelt aber wird von ihnen gestaltet. Ein Lebewesen ist immer auch sich selbst eine je besondere Umwelt. Jakob von Uexküll beschreibt die jeweiligen Umwelten von Lebewesen durch die Art und Weise, wie die Afferenz aus dem Außen als *Merkmal* wahrgenommen, im Inneren als Zeichen verarbeitet wird und dann ein *Wirkmal* (Efferenz) zur Folge hat. Uexkülls *Funktionskreis* beeinflusst auch die philosophische Anthropologie. Die Grenzen des Lebewesens sind nicht durch seine Oberfläche (Haut) gegeben, sondern durch seine Wahrnehmung und seine Aktivität, seine Bewegungen in Raum und Zeit. Uexküll sagt, jedes Tier habe seine eigene, »subjektive« Zeit und seinen »subjektiven« Raum. Die Umwelt des Tieres spiegelt sich in seiner Innenwelt, diese wiederum gliedert sich in eine »Merkwelt« und eine »Wirkwelt«. Die Merkwelt bedeutet das, was ein Organismus wahrnehmen kann (Afferenz), die Wirkwelt, was es zu tun imstande ist (Efferenz). Zwischen beiden besteht eine Wechselwirkung, die Uexküll »Funktionskreis« (► **Abb. 2.2**) nennt.

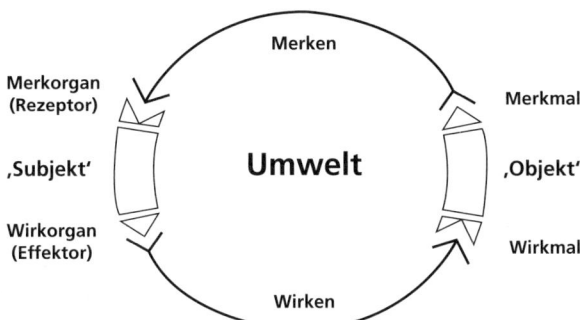

Abb. 2.2: Funktionskreis nach J. und T. v. Uexküll. Nach T. v. Uexküll erprobt der Mensch eine Bedeutung (z. B. in der Imagination und im Träumen) und erteilt diese schließlich. Die eigene Umwelt mit mehreren Sinnessphären, die mich wie Gewänder umgeben (Tasten, Sehen, Hören, …) ist mein eigener Raum, ausgehend vom eigenleiblichen Spüren.

Ein Lebewesen erfährt nur denjenigen Ausschnitt der Umwelt, den seine Sinnesrezeptoren ihm vermitteln. Diesen Prozess bezeichnet Uexküll mit dem Begriff des »Merkens«. Weiterhin vermag ein Lebewesen nur mit solchen Umgebungsfaktoren in Beziehung oder Interaktion zu treten, auf die seine Wirkorgane oder Effektoren einwirken können. Aus der chemisch-physikalischen sowie biologischen Umgebung wird je nach Merk- und Wirkorgan eine diesem Lebewesen spezifische Umwelt. Nach Uexküll löschen Mundwerkzeuge als Wirkzeichen (Effektoren) die Merkzeichen im Sinne eines Negativ-Feedbacks, d. h. sie wirken auf die Merkzeichen (Hunger, niedriger Blutzucker usw.) ein. Ist das Bedürfnis befriedigt (wie beispielsweise der Hunger nach Nahrungsaufnahme), werden aus potentiellen Nahrungsobjekten wieder neutrale Umweltfaktoren.

> Der Funktionskreis kann am Beispiel der Zecke verdeutlicht werden. Zecken können u. a. drei Aspekte der Welt »merken«: oben – unten, warm – kalt, Buttersäure: ja – nein (afferenter Schenkel). Diesem sinnlichen Vermögen entsprechen Organe, die etwas in die Tat umsetzen, also bewirken können (Efferenz), was letztlich der Fortpflanzung und Arterhaltung dient, wie Krabbeln, Warten, Zupacken.

Helmuth Plessner bestimmt das Wesen des Menschen mithilfe des Artenvergleichs zwischen Pflanze – Tier – Mensch. Im Unterschied zu unbelebten Dingen, die am »Rand« beginnen bzw. aufhören, schreibt Plessner den Lebewesen eine *Grenze* zu. Ein Lebewesen ist für Plessner ein begrenztes (passiv gesetztes) und die Grenze gestaltendes (aktiv setzendes) Etwas: Das Lebewesen hört an seiner Grenze auf, ist begrenzt und es realisiert seine Grenze. Dies ist die Doppelbedeutung von Setzung/Positionalität: Die Grenze ist mir vorgegeben (gesetzt) *und* ich stelle sie her (setze sie). Damit sind bereits zentrale Begriffe zur vergleichenden Verhältnisbestimmung eingeführt: Die Pflanze hat kein Zentrum, ist prinzipiell teilbar, hat durchlässige Grenzen gegenüber der Erde oder Flüssigkeit, in der sie sich befindet. Sie hat weder ein Vorne noch ein Hinten, weder ein Unten noch ein Oben. Sie kann sich nicht selbsttätig bewegen und muss es auch nicht, weil sie auf die Sonne ausgerichtet (heliotrop) ist. Deshalb muss sie Energiequellen nicht aktiv (als selbst bewegendes Subjekt) aufsuchen. Sie lebt »frei Haus« von der Sonne (Photosynthese).

Das Tier verfügt hingegen über eine geschlossene Organisationsform und über ein Zentrum, das nicht voreilig mit dem neurologischen Korrelat des Zentralnervensystems gleichgesetzt werden darf. Vielmehr ergibt sich das Zentrum phänomenologisch aus der Empfindsamkeit für Schmerz und aus der Fähigkeit zur aktiven Lokomotion. Während Stamm, Stiel, Blätter, Äste einer Pflanze »sich zur Sonne drehen« oder vom Wind bewegt werden, bewegt sich das Tier ab einer gewissen Evolutionsstufe aus eigenem Antrieb.

Der Mensch schließlich stellt keine absolute Diskontinuität gegenüber dem Tier dar. Er rekapituliert Trieb, Instinkt und alles, was zum Tiersein gehört. Durch den aufrechten Gang ist die Frontalität, die Ausrichtung nach vorn, gegenüber dem Tier betont. Was vorne ist (und damit auch hinten, rechts und links bestimmt), wird durch den absoluten Nullpunkt des Leibes bestimmt, also durch die Erste-Person-Perspektive des sich bewegenden Menschen.

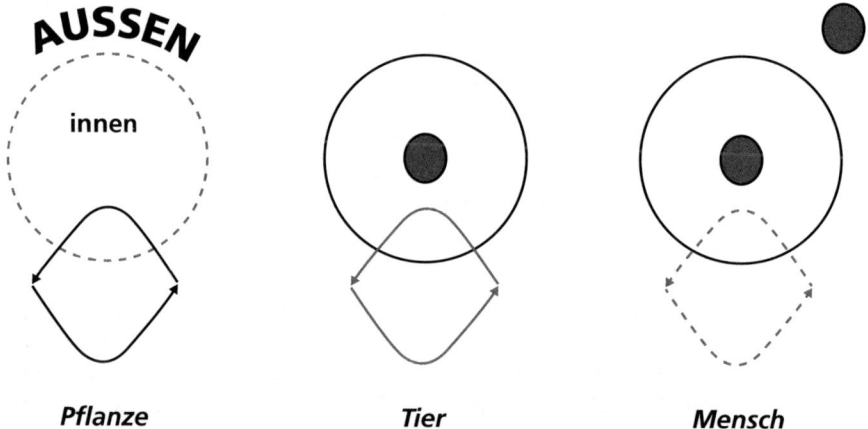

Pflanze   **Tier**   **Mensch**

Abb. 2.3: Vergleich Pflanze – Tier – Mensch im Lebenskreis (Plessner GS 4): Die Pflanze verfügt über kein Zentrum. Sie ist mit offenen Grenzen in den Lebenskreis eingefügt. (Höhere) Tiere hingegen zeichnen sich durch eine geschlossene Zentralität aus, ein Zentrum steuert das Zusammenspiel von Input und Output. Dies gilt auch für den Menschen. Durch die exzentrische Positionalität lebt er außerdem mit einer Lücke im Lebenskreis.

2.4 Anthropologische Differenz

> **Lernziel 2.4**
>
> Sie beschreiben mit Ihren eigenen Worten das Konzept »Exzentrische Positionalität« (Plessner).

Der Mensch ähnelt den höheren Tieren hinsichtlich seiner Positionalität (seiner gesetzten und sich setzenden Grundsituation). Er ist ein zeichenverarbeitendes System mit Grenzen zwischen Innen und Außen, deren Öffnung er selbst moderiert: in der Nahrungsaufnahme und -ausscheidung, im Wahrnehmen und Bewegen, in der Sexualität. Im Unterschied zur Pflanze verfügen Tier und Mensch durch die Bewegung über eine gewisse Unabhängigkeit innerhalb der Gesetze des Lebenskreises. Sie bewegen sich aus einer Mitte heraus. So fasst Plessner den Unterschied zwischen der Pflanze (die durch Wind oder Sonneneinstrahlung *bewegt wird*) und der zentrischen, geschlossenen Positionalität von Tier und Mensch auf, die *sich bewegen*.

Zusätzlich kann der Mensch eine beobachtende, exzentrische Position sich selbst gegenüber einnehmen. »Zusätzlich« ist nicht in einem additiven Sinne zu verstehen wie ein Teleskop oder ein anderes technisches Hilfsmittel, das an einer Maschine angebracht ist, um Informationen über die eigene Außenoberfläche »nach innen« zu senden. Vielmehr ist die Exzentrizität ein fundamentales Alleinstellungsmerkmal des Menschen, das auch seine zentrische, »tierische« Positionalität beeinflusst, das Wahrnehmen und Bewegen aus einer Mitte heraus. Beim Menschen tritt krisenhaft eine Unterbrechung zwischen Input und Output ein, also zwischen dem Einfluss von außen, den der Organismus im Lebenskreis aufnimmt, und seinen Äußerungen in die Welt hinein. Durch Reflexionsfähigkeit und die Gebrochenheit instinkthafter Abläufe ist der Mensch durch seine geschlossene zentrische Organisationsform bestimmt, *und* er nimmt eine Außenposition ein: exzentrische Positionalität. Dies hat Konsequenzen für die Räumlichkeit des menschlichen Körperleibs, für seine Doppelaspektivität: Der Mensch ist (als Phänomen) von außen wahrnehmbar wie andere Gegenstände im Raum, *und* er hat eine nicht phänomenale Innenseite, die nicht durch die Sinne begriffen werden kann.

Menschen sind lebendige Personen, denen sich Plessner zufolge die Leib-Körper-Differenz als Aufgabe stellt. Sie realisieren ihre Grenze und sie vollziehen die Leib-Körper-Differenz (▶ 6). »Innen« und »außen« bekommen nun eine neue Bedeutung: Es geht nicht mehr um die biologischen Relationen des Organismus mit seiner Umwelt, sondern um die Mitwelt lebender Personen. Das neue »Außen« ist ein »exzentrischer« Standpunkt, den lebendige Personen einnehmen können.

Exzentrische Positionalität ist nicht nur Bedingung der Möglichkeit von Personalität, sondern auch dafür, »Andere als Andere zu erfahren sowie sich selbst als von Anderen wahrgenommen und erlebt zu erkennen« (Breyer 2012: 10):

>»Durch die exzentrische Positionsform seiner selbst ist dem Menschen die Realität der Mitwelt gewährleistet. Sie ist also nichts, was ihm erst auf Grund bestimmter Wahrnehmungen zum Bewußtsein kommen müßte [...]. Mitwelt ist die vom Menschen als Sphäre anderer Menschen erfaßte Form der eigenen Position. Man muß infolgedessen sagen, daß durch die exzentrische Positionsform die Mitwelt gebildet und zugleich ihre Realität gewährleistet wird« (Plessner GS 4: 375).

Plessner stimmt mit Scheler und anderen phänomenologischen Autoren darin überein, dass dem Subjekt die Affektivität des Anderen als *Ausdruckseinheit* erscheint. Im Weinen oder Lachen des Anderen begegnet mir seine Traurigkeit oder Heiterkeit. Die Gefühle müssen nicht sekundär, als mentale Hinterbühne des körperlichen Ausdrucks, erschlossen werden. Sie sind dem Subjekt also *vor* der Repräsentation (▶ 1.8) gegeben. Weil wir durch die präreflexive Zwischenleiblichkeit (▶ 6.5) verbunden sind, nehmen wir in Mimik, Gebärde, Stimmfärbung zugleich ein Gefühl wahr. Die im körperlichen Affektausdruck liegende Zeichenhaftigkeit ist keine willkürlich-konventionelle wie bei einem logischen Symbol (▶ 2.6). Vielmehr ist hier die Zeichenverknüpfung eine unverfügbare, ähnlich wie die natürliche Sprache vorgegebene. Plessner zeigt dies daran, dass ich im Lachen oder Weinen von meinem (mir dann zunächst fremd erscheinenden) Körper »übermannt« werde, mir dann aber seine Affektäußerung zu eigen mache.

In Tabelle 2.1 wird das unterscheidend Menschliche innerhalb der Stufen des Organischen noch einmal zusammengefasst.

Tab. 2.1: Pflanze – Tier – Mensch im Vergleich

	Positionalität	Bezug zur eigenen Mitte	Bezug zum eigenen Leib	Bezug zur Umwelt
Pflanze	offen	dezentrisch	–	in Nährmedium eingegliedert
Tier	geschlossen	zentrisch	Instinkte, Reaktionen	Funktionskreis Merkmale, Wirkmale
Mensch	geschlossen	exzentrisch	Verschränkung von Leib und Körper	Situationskreis, Bedeutungserteilung

2.5 Greifen und Zeigen (Joint attention)

> **Lernziel 2.5**
>
> Sie wissen, dass am Ende des ersten Lebensjahres durch die gemeinsame Bezugnahme auf einen Gegenstand eine Triangulierung entsteht und kennen deren Bedeutung für das Zeichenverstehen.

Triangulierung bedeutet, dass eine Zweierbeziehung durch ein Drittes erweitert wird, z. B. die Beziehung der Eltern durch die Ankunft des Kindes. Am Ende des ersten Lebensjahres kommt es zu einer auffälligen *Triangulierung* zwischen dem Kind, der Mutter (oder einer anderen Bezugsperson) und dem Spielzeug oder einer anderen gemeinsam betrachteten Sache. Der gemeinsame Gegenstandsbezug ist ein entscheidender Schritt in Richtung auf die umgebende Kultur und deren Sprachgemeinschaft (Oerter 2014).

Das Greifen ist zielgerichtet (teleologisch: Allen et al. 2008/2011), vor dem eigentlichen Mentalisieren, aber diesem zugrundeliegend. Das Kind verbindet seine Greifbewegung mit dem Habenwollen und lernt, auch die Greifbewegungen anderer so zu verstehen. Aus den Greifbewegungen entwickelt sich der kommunikative Akt des Zeigens, gerade für Gegenstände, die außerhalb der kindlichen Reichweite liegen, und auf die das Kind entweder (deklarativ) hinweist oder (imperativ) sein Haben-Wollen kundtut. *Joint attention* transformiert ich-nahe Gegenstände der Handlung (z. B. eine Babyflasche, aus der getrunken wird) in ich-distante Gegenstände der Betrachtung (Babyflasche, mit der gespielt wird). Dabei entsteht durch *Internalisierung* im Zeigen ein Zeichen: »*The grasping movement changes to the act of pointing*« *(*Vygotsky 1978: 56). Mit anderen Worten: Deuten wird zur Be-Deutung.

Von vielen Forschern wird Joint attention mit der beginnenden Fähigkeit zum »Gedankenlesen« (Baron-Cohen et al. 2001) in Verbindung gebracht (▶ 8.2). Dem liegt die Annahme zugrunde, dass uns Fremdpsychisches zunächst unzugänglich ist und durch die mentale Operation des Gedankenlesens erschlossen werden muss. Demgegenüber betont die phänomenologische Schule und auch Vygotskys Lernen »von außen nach innen« die Leibgebundenheit der gemeinsamen Aufmerksamkeit, die uns diesseits aller Repräsentationen, Theoriebildungen und Mutmaßungen über das Fremdpsychische zur Verfügung stehen (▶ 1.8; 6).

Um die Bedeutung der gemeinsamen Aufmerksamkeit für das Zeichenverstehen zu erfassen, ist ein Prozess-Modell geeigneter als ein punktuelles. Irgendwann wird – mehr oder weniger punktuell – beim Kind zwar »der Groschen fallen«, dass es nicht allein in seiner Welt ist, dass die Welt für sich selbst und für die anderen Bedeutung hat. Aber schon jetzt, in der vorsprachlichen »Dämmerung des Denkens« erfasst das Kind im Handlungsdialog der Triangulierung, dass die Welt *auch* für die Bindungsperson bedeutsam ist.

Das Zeichenlernen durch Joint attention kann als gestufter Internalisierungs- und Transformationsprozess aufgefasst werden (Vygotsky 1978: 56f):

- Eine Handlung, die zunächst in einer äußerlichen Aktivität bestand, wird rekonstruiert und innerlich wiederholt.
- Ein interpersonaler Vorgang wird in einen intrapersonalen transformiert.

Diese Transformation ist das Ergebnis vieler Entwicklungsschritte.

2.6   Biosemiotik

> **Lernziel 2.6**
>
> Sie kennen Grundzüge einer auf das Lebendige angewandten Semiotik und differenzieren zwischen indexikalischen, ikonischen und symbolischen Zeichen.

Sêma heißt gr. Zeichen. Davon ist die Semantik abgeleitet, die Lehre von den Bedeutungen in der Sprache, und die Semiotik, die Lehre von den Zeichen allgemein. Der Begriff »Semiotik« ist eng mit der Humanwissenschaft verbunden. Schon in der Spätantike galt die Diagnostik als »semiotischer Teil« (*méros sēmeiōtikón*) der Medizin. Der *Sēmeiōtikós*, der Zeichenbeobachter, versuchte schon in der frühen griechischen Medizin, einen Zusammenhang zwischen körperlichen Zeichen und Heilmitteln herzustellen. Der spätantike Arzt Galen von Pergamon nannte die Deutung der Krankheitszeichen »Semeiosis«. Schon damals und bis heute umfasst die ärztliche Semiotik neben der Diagnose die Anamnese (Fallgeschichte) und die Prognose (Vorhersage des Krankheitsverlaufes).

Wenn der Arzt »keinen Befund« erheben kann bzw. einen Normalbefund erhebt, dann nennt er das Abhorchen des Herzens oder das Elektrokardiogramm »unauffällig«. Das Unauffällige, Normale, Gesunde wird für gewöhnlich nicht thematisiert in der Medizin. Ärzte schreiben nicht gesund, sondern krank. Dass der Mensch seine Leibgrenzen wahren kann, z.B. in Bezug auf die Ausscheidungsfunktionen »kontinent« ist, gilt als das Normale. Hingegen ist die Inkontinenz am Anfang des Lebens normal, später krankhaft. Das Auffällige, Zeichen-Stiftende in der Medizin ist das *Fehlen* von etwas (die Privation). Merkwürdigerweise wird dieses *Fehlen*, das Pathologische, viel genauer beschrieben als das Gesunde: *Pathologia physiologiam illustrat* (das Pathologische erläutert das Gesunde, Albrecht von Haller). Auch die Normabweichung wird traditionell als Fehlen aufgefasst, nämlich als Fehlen dessen, was eigentlich dazugehört.

In der Medizin ist das Zeichenverstehen dominiert von der Kausalitäts-Kategorie. Der Arzt will mit vorwiegend naturwissenschaftlichen Methoden solche Zeichen herausfinden und auswerten, die auf möglichst einfache kausale Weise mit dem zugrundeliegenden Krankheitsprozess verknüpft sind. Ein solches Zeichen, das auch Interventionsmöglichkeiten (»kausale Therapie«) eröffnet, nennt Charles Sanders Peirce (Peirce CP) *Index*. Im vorliegenden Kapitel geht es um Zeichenprozesse in lebenden Systemen (Biosemiotik), die sowohl die naturwissenschaftlich-indexikalische als auch die geistes- und kulturwissenschaftliche Sicht umfassen.

Nicht nur die Semiotik insgesamt ist inhaltlich und begrifflich hochkomplex, sondern auch ihre Anwendung auf die Medizin. Es gibt eine Fülle von dyadischen und triadischen Modellvorstellungen (Nöth 2000). Zu den dualen gehört das Begriffspaar *Signifikant* und *Signifikat* (de Saussure 1916/1968). Der Signifikant ist der Zeichenträger: ein Lautbild, von de Saussure als etwas Mentales verstanden, in Erweiterung aber auch ein physikalisches Krankheitssymptom, eine Tintenanhäufung auf dem Papier. Das dem Signifikanten entsprechende Referenzobjekt heißt »Signifikat«. Wenn Weizsäcker sagt, dass Leib und Seele miteinander umgehen, sich gegenseitig vertreten können (GS 5), so verwendet er ein duales Zeichenmodell: Der Leib als Signifikant und die Seele als Signifikat oder umgekehrt.

Die dyadischen Modelle erweisen sich für die medizinische Semiotik als unzureichend. Deshalb betrachten wir nun das triadische Modell von C. S. Peirce in einer stark vereinfachten Form. Bei Peirce heißt der Zeichenträger (das Zeichen im engeren Sinne) *Repräsentamen,* das sich auf ein *Objekt* bezieht und für den vollständigen Zeichenprozess eines *Interpretanten* bedarf. Jedes der drei Korrelate wird von Peirce nochmals triadisch differenziert. In diesem Buch gehen wir nur auf die Differenzierung des Objekts ein.

Häufig wird Peirces Objekt vergröbernd mit dem umgangssprachlichen Zeichen gleichgesetzt. Deshalb möchte ich am Beispiel der Medizin untersuchen, wie Peirces Trichotomien den umgangssprachlichen Zeichenbegriff zu differenzieren helfen. Er unterscheidet am Objekt

1. Index,
2. Ikon und
3. Symbol.

INDEX

Vom Index war oben schon die Rede; es handelt sich um das klassisch-medizinische, »kausale« Zeichenverständnis, das auf dem naturwissenschaftlichen Modell beruht. Der Index ist Peirce zufolge »mit seinem Objekt physisch verbunden; beide bilden ein organisches Paar, aber der interpretierende Geist hat mit dieser Verbindung nichts zu tun, außer daß er sie bemerkt, nachdem sie hergestellt ist« (CP 2.99). Mithin beinhaltet bereits jede Kausa-litätsbeziehung eine mögliche indexikalische Zeichenrelation, denn jede Wir-kung verweist den Beobachter auf eine Ursache, und jede Ursache auf eine Wirkung. [...] Die Rolle des Interpreten eines genuinen Indexzeichens ist auf ein unreflektiertes automatisiertes Reagieren beschränkt, denn das Indexzei-chen lenkt die Aufmerksamkeit des Interpreten ›vermittels eines blinden Zwangs‹ (CP 2.306) auf das Objekt (CP 8.41)« (Nöth 2000: 185). Den »In-terpreten« sollten wir nicht mit dem einzelnen Kranken oder Arzt gleichset-zen, sondern vielmehr mit dem Krankheitsmodell als allgemeiner Denkfigur (Uexküll 1984), die sich der Arzt im Studium angeeignet hat und die sein Pa-tient mehr oder weniger übernimmt.

Innerhalb des Peirce'schen Vokabulars darf man Indexikalität nicht mit Kausa-lität gleichsetzen, die erst im Interpreten entsteht. Die von Hume und Kant for-mulierte Kritik am Kausaldenken wird in der Medizin oft nicht beherzigt. Pa-tienten und Ärzte meinen oft, Ursachen direkt beobachten und »beseitigen« zu können. Sie vergessen dann, dass Kausalität nicht in den Dingen ist, sondern in unserem Denken, das Nähe und Zusammenhänge zwischen den Dingen kausal versteht. Wie bei der Fußspur im Sand ist die Kausalitätsrichtung umgekehrt, sie verweist auf ein vergangenes Ereignis. Im Gegensatz zum Index beruht die Zeichenverknüpfung beim Ikon nicht auf Kausalität und physischer Nähe.

IKON

Die Zeichenkraft des Ikons beruht auf der Ähnlichkeit (Ikonizität). In der Reihenfolge abnehmender Ikonizität differenziert Peirce das Ikon weiterhin in Bild – Diagramm – Metapher.

Das *Bild* »spricht« durch seine einfachen Qualitäten. So sieht auch der Laie einen Knochenbruch im Röntgenbild, wenn dieser nur groß genug ist. Das *Piktogramm* des Verkehrszeichens 114 ähnelt dem Schlingerkurs des rutschenden Autofahrers. Das *Diagramm* repräsentiert zusätzlich die Intensi-tät einer physiologischen oder psychologischen Größe durch eine abstufende Darstellungsweise, z. B. eine Fieberkurve oder eine Visuelle Analog-Skala zur Schmerzdiagnostik. Für das Arzt-Patienten-Gespräch über Schmerzen sind außerdem *Metaphern* unentbehrlich.

Mit Wittgenstein gesprochen wäre eine Verständigung in der »Privatsprache« des Patienten, der allein »weiß«, wie seine Schmerzen sind, unmöglich, wie er es in dem berühmten Käferargument ausdrückt:

»Angenommen, es hätte Jeder eine Schachtel, darin wäre etwas, was wir »Käfer« nen-nen. Niemand kann je in die Schachtel des Anderen schauen, und Jeder sagt, er wisse nur vom Anblick seines Käfers, was ein Käfer ist. [...] Das Ding in der Schachtel gehört überhaupt nicht zum Sprachspiel; auch nicht einmal als ein Etwas; denn die Schachtel könnte auch leer sein« (Wittgenstein LWS 1: 403 § 293).

Indem Wittgenstein sich gegen die Möglichkeit einer solchen Sprache wendet (Wittgenstein LWS 1: 394 § 258), lehrt er: Der Umgang mit »Schmerz« und anderen privaten Episoden lässt sich nur in intersubjektiven Sprachspielen erlernen. Dies geschieht vorzugsweise in Metaphern. Ihre (schwache) Ikonizität beruht auf der Ähnlichkeit zweier Zeichen, die durch das Wörtchen »wie« zum metaphorischen Gespann (»Joch«) vereint werden. Der eine Ochse des Gespanns ist das für den Patienten relativ bekannte, für den Arzt aber unbekannte Schmerzerlebnis, der andere Ochse ein zum Vergleich herangezogenes, für beide relativ bekanntes Zeichen. Ein Beispiel ist die Metapher des Krieges in der Tumorheilkunde: »Killerzellen« und »Abwehr« werden mobilisiert, um die »bösartigen« Zellen zu »besiegen«.

Susan Sontag (1980) hat untersucht, wie Krankheitsnamen als soziale Metaphern verwendet werden und wie diese Metaphorik auf kranke Menschen zurückwirkt. Von Aristoteles ausgehend definiert sie die Metapher als »saying a thing is or is like something-it-is-not«. Eine Metapher ist also ein Gefährt, das zwei sehr verschiedene Dinge unter einem Joch zusammenfasst: Eine Krankheit »K« als Oberbegriff für bösartige Neubildungen, die man seit Hippokrates (460 vor Christi Geburt) mit dem Flusskrebs zusammenspannt. Man sagt, dass die erweiterten Gefäße auf der Haut brustkrebskranker Frauen ihn an Krebsfüße erinnerten. Diese uralte Metaphorik ist etwas sehr Merkwürdiges: Wie im Falle von Tuberkulose und AIDS beschreibt Sontag die soziale Verwendung der Krebs-Metaphorik. Entscheidend für die Wirkung der Metapher auf kranke und gesunde Menschen ist, dass ein dritter Ochse in die Metapher eingespannt wird, nämlich soziale Realitäten (Minderheiten, Missstände, Feinde), die als Krebs(-geschwür) bezeichnet, also mittelbar mit dem Flusskrebs verglichen werden, unmittelbar jedoch mit der symbolisch hoch aufgeladenen Krebserkrankung, oft in Verbindung z. B. mit historischen Identitätszuschreibungen.

SYMBOL

Es sind v. a. zwei Klassen von Zeichen, die kranke Menschen und ihre Umgebung beschäftigen, nämlich *Symptome* und *Symbole*. Aus semiotischer Sicht ist das Symbol (im Unterschied zum Symptom) willkürlich und konventionell, seine Zeichenwirkung entfaltet es Peirce zufolge durch Gesetzmäßigkeit und Gewohnheit. Konventionalität heißt, dass die Bedeutung des vereinbarten Zeichens grundsätzlich angegeben werden kann. In der Psychoanalyse hingegen steht das Symbol für eine unbewusste Vorstellung, die durch Verdichtung und Verschiebung gleichzeitig zum Ausdruck gebracht und verschleiert wird (▶ 3).

Ärzte, Pflegende und andere Gesundheitsberufe sind nicht nur Zeichendeuter, sondern Übersetzer im Gespräch mit den Patienten. Sie wissen, dass Krankheiten ihre eigene »Pathosemantik« (Theml 2002) haben, die dem Patienten Schritt für Schritt in der Aufklärung erläutert werden muss, wobei einfache Bilder wie das folgende helfen:

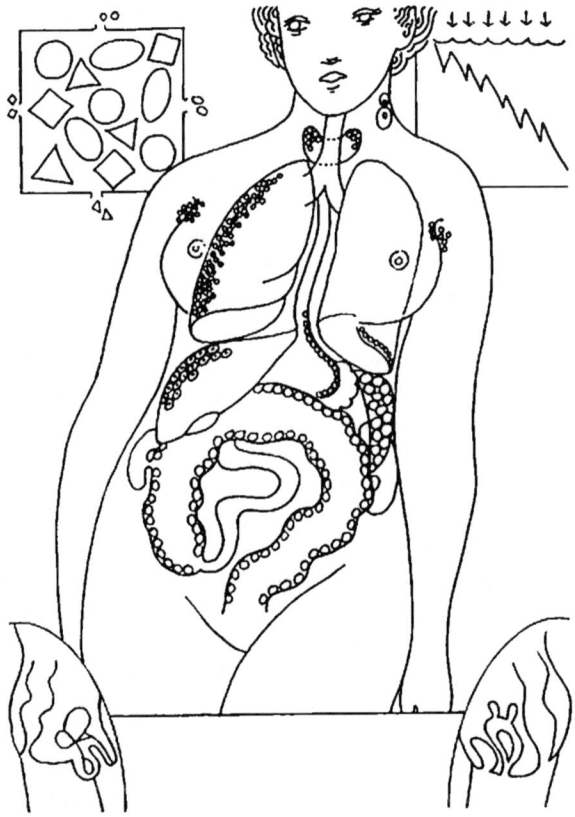

Abb. 2.4: »Pathosemantische« Zeichnung nach Theml (gr. *páthos*: Krankheit, also Bedeutungslehre im Rahmen einer Erkrankung): Im Aufklärungsgespräch werden dem Patienten anhand einer einfachen anatomischen Skizze die ihn/sie betreffenden Veränderungen erläutert. Beim Zeichnen kann der Arzt auf die Fragen, Körperbilder und Vergleiche des Patienten eingehen.

Die großen Geheimnisse des Lebens und seine Transzendenz (▶ 10.8) werden im therapeutischen Gespräch selten so direkt angesprochen wie in einem explizit religiösen Kontext. Die »kleine Münze« der alltäglichen Dinge: Wetter, Essen, Stuhlgang, Beschwerden usw. ist transparent auf das Geheimnis hin. M. a. W.: Das Geheimnis wird selten in abstrakten Begriffen oder religiösen Konzepten thematisiert, eher im Zusammenhang mit alltäglichen Nöten und Hoffnungen. Z. B. können Zukunftspläne und speziell Reisepläne eine symbolische Weise sein, über Sterben und Tod zu reden. Die Gesundheitsberufe bedienen sich einer »Grammatik«, um die symbolische Redeweise kranker Menschen zu verstehen (Weiher 2008).

2.7   Symptom

> **Lernziel 2.7**
>
> Sie verstehen das Symptom als Äußerung des lebendigen Menschen und haben eine Idee von seiner Bedeutung in der therapeutischen Beziehung.

Für die Medizin sind zwei Teilklassen des Index von Bedeutung, nämlich *Symptom* und *klinisches Zeichen*. Vor allem französische Autoren wie Foucault und Barthes betonen den Unterschied zwischen beiden Begriffen, indem sie den subjektiven Charakter des Symptoms und den ärztlich-semiologischen Charakter des Zeichens hervorheben. In diesem Kapitel geht es um das Symptom.

Wortgeschichtlich heißt Symptom »Zufall« (gr. *syn*: mit/*píptein*: fallen). Wie ist das zu verstehen? Schon im antiken Griechenland wurde »Symptom« für Auffälligkeiten einer Krankheit gebraucht.

In seinem zugleich historischen und systematischen Werk »Die Geburt der Klinik« (Foucault 1963/1973) beschreibt Foucault den Übergang vom Spital zur Klinik. Im Spital ist der Kranke Subjekt seiner Krankheit. In der Klinik wird er zum »Fall«, zum Objekt der Wissenschaft. Durch den klinischen Kontext hat sich der Gebrauch des Wortes »Symptom« verändert. Aus dem Symptoma-Zufall ist durch die Entwicklung der klinischen Semiotik das klinische *Zeichen*, das vom Arzt interpretierte Symptom geworden.

Foucault hat die Neuentdeckung der anatomisch-klinischen Korrelation (Verknüpfung zwischen Krankheit und Gewebeveränderung, z. B. in der pathologischen Untersuchung nach dem Tod) betont, also die Feststellung indexikalischer Zeichen nach Peirce (▶ 2.6). Nur Lebewesen haben Symptome: »Eine Klinik der Symptome sucht den lebendigen Leib der Krankheit; die Anatomie kann ihr nur deren Leichnam anbieten« (Foucault 1963/1973: 147). Foucault zitiert Bichat:

> »›Sie können zwanzig Jahre lang vom Morgen bis zum Abend am Bett des Kranken Notizen über die Störungen des Herzens, der Lungen, des Magens machen; all dies wird Sie nur verwirren; die Symptome, die sich an nichts anknüpfen, werden Ihnen eine Folge unzusammenhängender Phänomene darbieten. Öffnen Sie einige Leichen: alsbald werden Sie die Dunkelheit schwinden sehen, welche die bloße Beobachtung nicht vertreiben konnte«. »Die Nacht des Lebendigen«, so fährt Foucault (1963/1973: 161) fort, »weicht vor der Helligkeit des Todes«.

⚠ Der psychoanalytische Symptombegriff ist trotz der medizinisch-empirischen Theoriesprache Freuds ein völlig anderer. Das Symptom wird in der Psychoanalyse (ebenso wie der Traum und die Fehlleistung) als Sinnträger, als Ausdruck und suboptimale Lösung eines unbewussten Konfliktes (▶ 1.9) betrachtet. Damit ist er (im Unterschied zum bloßen Index bzw. »Symptom« in der allgemein-medizinischen Bedeutung ▶ 2.6) offen für eine symbolische Bedeutung.

Beispiel psychogene (▶ 5.8) Aphonie: Ein Dozent bewirbt sich um einen Lehrstuhl und möchte eine Probevorlesung halten. Über weite Strecken ist allerdings sein Husten und Krächzen lauter als der Vortrag. Immer wieder versagt die Stimme völlig. Das Nicht-reden- oder Nicht-singen-Können kann ein Konversionssymptom sein, der körperliche Ausdruck z. B. eines Bindungs-Autonomie-Konfliktes. Wenn die Stimme versagt, ist dies klassisch-medizinisch eine Funktionsstörung, die es zu beheben gilt. In solchen Fällen gibt es jedoch hals-nasen-ohren-ärztlich nichts zu beheben! Wir müssen also nach den unbewussten Aspekten dieses Ver-Sagens fragen, m. a. W. was das Symptom sagen möchte. So kann sich im Verlauf einer Psychoanalyse herausstellen, dass die Sängerin, der Lehrer oder die Predigerin, die bewusstseinsnah Angst vor dem Versagen hat, schon als Kind stark sein musste, nie einen Raum für seine Schwäche hatte. Nun, im Konzertsaal, im Klassenzimmer oder auf der Kanzel wird der Wunsch, in der eigenen Schwachheit angenommen zu werden, realisiert, nämlich im Symptom des Ver-Sagens, in der Aphonie. Das Symptom ist »ein zwanghaftes, automatisches, nichtarbiträres Zeichen, bei dem der Zeichenträger mit seiner Bedeutung durch eine natürliche Verbindung verknüpft ist« (Nöth 2000: 189). Zeichenträger ist der menschliche Leib, dessen Krankheits-Manifestationen in natürlicher (als Kausalität beschreibbarer) Verbindung mit Krankheitsprozessen stehen. Die Natürlichkeit des Symptoms hebt sich von der Künstlichkeit des (logisch-mathematischen) Symbols ab.

⚠ Vorsicht: Der logisch-mathematische Symbolbegriff muss vom psychoanalytischen (▶ 2.8) unterschieden werden.

Im Bereich der Psychopathologie hat Jaspers (1953a) beschrieben, wie der Arzt von Selbstschilderungen seiner Patienten durch Vergegenwärtigung zu Phänomenen kommt (also indem der Arzt das uneinfühlbare, fremde Erleben des Patienten rekonstruiert). Jaspers versucht einerseits der Dialektik von verborgenem Wesen und Erscheinung, andererseits der epistemischen Notlage der Psychiatrie gerecht zu werden, die Symptome wie Halluzination oder Wahn nur teilweise direkt beobachten kann. Im Gegensatz zu Jaspers verwendet Heidegger »Phänomen« als Oberbegriff für Erscheinung, für Sich-nicht-Zeigen und sogar für Schein. Heidegger stellt die Ambivalenz des Phänomens zwischen Sich-Zeigen und »Aussehen wie …« hervor. Mit Heidegger können wir Symptome zum einen als Phänomene auffassen, die für sich bestehen. Wir können aber auch den(selben) Schmerz, dieselben Ängste oder dieselbe Gewichtsabnahme als Erscheinung einer »dahinterliegenden« Entzündung ansehen, die gewissermaßen »das Wesen« dieser Symptome darstellt. Bezugnehmend auf das medizinische Symptom macht Heidegger klar, dass Zeichen auch verhüllen können.

2.8   Vom Zeichen zum Symbol

Lernziel 2.8

Sie wissen, was Symbolisierung in der neurotischen Symptombildung bedeutet und worin der therapeutische Wert des Symbols besteht.

Im Lauf der Entwicklung lernen wir eine psycho-somatische Differenzierung: Wir können Affektzustände »desomatisieren«, wie Max Schur sagte, d. h. einen Körperzustand differenziert als Gefühl spüren und damit »symbolisieren« (Schur 1955). Symbolisierung ermöglicht es auch, Gefühle mehr oder minder gut zu versprachlichen. Wenn ich z. B. Herzklopfen spüre, kann ich fühlen und sagen, dass ich Angst habe, aufgeregt vor Lampenfieber, in froher Erwartung eines Bungeesprungs oder sexuell erregt bin. Bei einem Teil der somatoformen Störungen (Neurosen ▶ 5.6 mit vorwiegend körperlicher Symptomatik) kommt es zu einer Desymbolisierung und Resomatisierung: Es tritt z. B. Durchfall oder Atemnot auf, ohne dass ich den Gefühlsgehalt des Symptoms spüre. Es ist mir dann auch nicht klar, wovor und warum ich »Schiss« habe und was mir »den Atem verschlägt«. Die menschliche Entwicklung wird eher durch die Oszillation zwischen Verkörperung und Entkörperung abgebildet als durch das lineare Reifemodell der Desomatisierung/Symbolisierung (Küchenhoff & Agarwalla 2013).

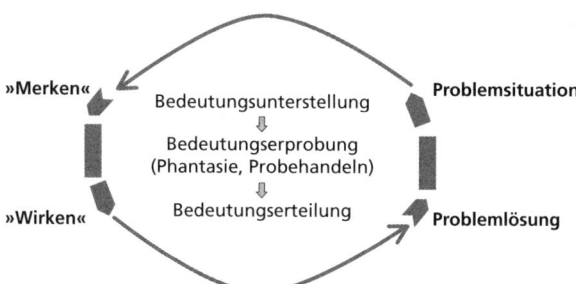

Abb. 2.5: Der Funktionskreis J. v. Uexkülls wird durch die Ergänzung der Bedeutungserteilung zum Situationskreis erweitert.

Bei Jakob von Uexexternal Sohn Thure (1908–2004), einem Pionier der Psychosomatischen Medizin, weitet sich der »Funktionskreis« (▶ 2.3) in den sogenannten »Situationskreis«. Der Unterschied liegt in der »Bedeutungserteilung«. Nach Thure v. Uexküll ist der Mensch ein Wesen, das innerhalb dieses rein biologisch gedachten ›Funktionskreises‹ eine Bedeutung unterstellt, eine Bedeutung erprobt (z. B. in der Imagination und im Träumen) und schließlich eine Bedeutung erteilt. Nach Uexküll verändert diese Bedeutungserteilung den rein auf

Merk- und Wirkorgan beschränkten biologischen Ansatz des Funktionskreises. Uexkülls Situationskreis stellt einen Meilenstein innerhalb der bio-semiotischen Wende in der Humanmedizin dar. Die Engführung auf ein rein kausal-mechanistisches Weltbild wird bei ihm durch die Fähigkeit des Menschen zur »Bedeutungserteilung« aufgebrochen.

Wie ist der Übergang vom Funktions- zum Situationskreis, von Uexküll-Vater zu Uexküll-Sohn, philosophisch zu bewerten? In seiner Anthropologie (Cassirer 1944/1990) diskutiert Ernst Cassirer zunächst, inwieweit das Umwelt-Modell Jakob (irrtümlich schreibt er »Johannes«) von Uexkülls auf den Menschen anwendbar ist. Cassirer geht auf das von Uexküll entworfene Schema der Merk- und Wirkorgane ein und fragt, ob Uexkülls Theoreme sich ebenso auf die menschliche Welt, auf den Menschen schlechthin beziehen können. In der Menschenwelt, so Cassirer, komme allerdings ein weiteres Merkmal hinzu, was das »eigentliche Kennzeichen menschlichen Lebens zu sein scheint«. Nach Cassirer ist der Funktionskreis beim Menschen nicht nur »quantitativ erweitert, er hat sich auch qualitativ gewandelt« (S. 49). Zwischen dem Merknetz und dem Wirknetz ist in der menschlichen Welt noch ein drittes Verbindungsglied gegeben, nämlich das Symbolnetz oder das Symbolsystem. Es geht also nicht nur um das System Mensch als Individuum, sondern auch um die soziale Dimension des Zeichenverstehens (▶ 1.7): »Diese eigentümliche Leistung verwandelt sein gesamtes Dasein. Verglichen mit den anderen Wesen, lebt der Mensch nicht nur in einer reicheren, umfassenderen Wirklichkeit, er lebt sozusagen in einer neuen Dimension der Wirklichkeit«. Für Cassirer ist der Mensch nicht nur das *animal rationale*, sondern auch das *animal symbolicum*. Zwar räumt Cassirer ein, dass es im tierischen Verhalten äußerst komplexe Zeichen und Signalsysteme gebe, diese seien allerdings von der »Symbolsprache des Menschen noch sehr weit entfernt« (S. 57). Weiterhin bemerkt er, dass die

> »berühmten Experimente von Pawlow nur beweisen, dass Tiere sich leicht dazu dressieren lassen, nicht bloß auf direkte Reize, sondern auch auf alle möglichen mittelbaren oder repräsentativen Reize zu reagieren. Eine Glocke beispielsweise kann ein Zeichen für Essen werden, und ein Tier kann trainiert werden, sein Essen nicht anzurühren, solange dieses Zeichen fehlt« (S. 58).

Julia Kristeva (2000) unterscheidet zwischen einer semiotischen (leibnahen, wenig sprachfähigen) und der symbolischen Zeichenebene, die in einem Diskurs und im Erleben eines Individuums koexistieren. Ähnlich formuliert C. G. Jung:

> »Jede Auffassung, welche den symbolischen Ausdruck als Analogie oder abgekürzte Bezeichnung einer bekannten Sache erklärt, ist *semiotisch*. Eine Auffassung, welche den symbolischen Ausdruck als bestmögliche und daher zunächst gar nicht klarer oder charakteristischer darzustellende Formulierung einer relativ unbekannten Sache erklärt, ist *symbolisch*. Eine Auffassung, welche den symbolischen Ausdruck als absichtliche Umschreibung oder Umgestaltung einer bekannten Sache erklärt, ist *allegorisch*« (Jung GW 6: § 895).

Jung unterscheidet Symbole, die von sich aus lebendig sind und wirken, und solche, die vom betrachtenden Bewusstsein, von der »symbolischen Einstellung« abhängen. Lebendige soziale Symbole sind einer größeren Menschengruppe gemeinsam, sie bringen etwas Einfaches, Primitives in gewaltiger und erlösender Weise zum Ausdruck (§ 901). Ähnliches gelte auch für individuelle Symbole. Es bleibe dem »betrachtenden Bewusstsein überlassen, ihnen den Charakter des Symbols zuzuerkennen«.

Das Symbol drückt in kreativer Weise eine Gegensatzspannung aus. Gelingt dies nicht, wird also einer der beiden Pole der Gegensatzspannung unterdrückt, dann handelt es sich nicht um ein befreiendes, die Entwicklung förderndes Symbol, sondern um ein reines Symptom (§ 903), wie wir es aus der psychoanalytischen Konfliktlehre kennen.

> **Beispiel: Bindungs-Autonomie-Konflikt (▶ 1.9)**

Es gibt also eine Entwicklung vom Symptom zum Symbol, vom Leiden unter der Verdrängung eines Grundbedürfnisses zur Akzeptanz vitaler Gegensatzspannungen, vom Leiden unter dem Symptom zu größerer Freiheit, die das Symbol ermöglicht. Jung selbst nennt als Beispiel einer Gegensatzspannung die Dialektik zwischen Sinnlichkeit und Geistigkeit (GW 6: 905).

> ☞ Jung nennt die dynamische, Thesis und Antithesis auf eine neue dialektische Stufe hebende Eigenschaft des Symbols die »transzendente Funktion«, also die Überwindung und energetische Nutzung der Gegensatzspannung.

Durch das seelische »Zusammenfügen« überbrückt (»transzendiert«) das Symbol Gegensätze: Das Symbol »Ehering« steht für die Gegensätze Mann/Frau, endlich/unendlich, alltäglich/feierlich, das Symbol »Kreuz« für die Gegensätze Tod/Leben, Traumatisierung/Erlösung, das »Herz« für den Gegensatz somatisch/psychisch usw. Besonders wichtig: Symbole überbrücken den Gegensatz Anwesenheit/Abwesenheit. Symbole und die symbolische Imagination entstehen im Zwischenraum zwischen zwei Menschen, zwischen Gegenwart und Abwesenheit, zwischen Leben und Tod. In diesem Übergangsbereich (Winnicott 1951/1973) entstehen das kindliche Spiel, Kunst und Kreativität, Religion und Spiritualität.

Die Vitalität des Symbols, die Jung als seine transzendente Funktion bezeichnet, stellt einen bedeutsamen und in seiner Tragweite keineswegs erschlossenen Beitrag zur theoretischen Grundlegung der Medizin dar. Die Spannung zwischen *Symptom* und *Symbol* ist eine zentrale Fragestellung der Medizin-Semiotik, nicht nur in der Psychoanalyse. Im Rahmen der zwischen Patient und Arzt ablaufenden Semiose (Zeichenprozess) werden individuell aktualisierte Symptome zu Handlungs- und Bewältigungszeichen weiterverarbeitet. Die Auffassung des Symbols als ein konventionelles Gewohnheitszeichen, das als arbiträr hingenommen oder durch einfache Algorithmen dekodiert wird, erweist sich als zu eng. Die Anerkennung unbewusster Zusammenhänge, die im Symbol gebunden sind und sich nicht durch Versprachlichung dechiffrieren lassen, sprengt die semiotische Methode. Zwar ist es möglich, Gegensatzpaare zu umschreiben, die symbolisch ausgedrückt werden, das Symbol selbst weist jedoch über die reine Repräsentation hinaus und eröffnet eine neue, »transzendente« Dimension.

Wir haben gesehen, dass der Mensch auf verschiedenen Ebenen ein »animal symbolicum« ist. Gegenüber dem verengten Begriff des Symbols als ein konventionelles Zeichen, wie ihn die Logik verwendet, ist an das antike Verständnis von »sym-ballein« (zusammenfügen) zu erinnern: Die beiden Teile einer zerbrochenen Scherbe oder Münze ermöglichten es Freunden oder ihren Kindern, sich im Zusammenfügen wiederzuerkennen. Der psychoanalytische Symbolbegriff hat eine größere Nähe zur Literaturwissenschaft als zur Logik. Die Logik folgt mit ihrer eindeutigen und auf Konvention beruhenden Zuordnung dem Äquivalenzmodus (▶ 1.8). Das logische Symbol ist ein Platzhalter, für den jederzeit Entitäten aus der Wirklichkeit eingesetzt werden können. Das Symbol im spielerischen Als-ob-Modus (▶ 1.8) eröffnet hingegen eine neue Überschuss-Wirklichkeit (▶ 4).

Wie ist das Symbol von der bereits erwähnten Metapher abzugrenzen, mit der das Symbol die Bildhaftigkeit gemeinsam hat? In jedem Metapherngebrauch ist außer dem Ähnlichkeitsmoment (x ist wie y) auch ein Negationselement enthalten (x ist nicht y): Der Vergleich muss also »hinken«, um kommunikativ wirksam zu sein. Beim Symbol steht die Realität des Zeichens im Vordergrund, das auf eine andere, größere Wirklichkeit verweist. Die sichtbare Ebene des Symbols wird (solange das Symbol lebendig ist) gerade nicht als »nur symbolisch« negiert oder abgewertet. Nach Ermann (2007) geschieht bei somatoformen Störungen, z. B. bei einer psychogenen Lähmung, eine »somatoforme Symbolisierung«, die durch eine psychoanalytische Behandlung in ein sprachliches Symbol transformiert werden kann. Die eingeleibte (»embodied«) Metapher kann einen Zugang zum noch nicht Repräsentierten bilden (Leuzinger-Bohleber & Pfeifer 2013; ▶ 1.8; 5.8; 6.5).

Dies gilt z. B. für Menschen, die unter einem hysterischen Globus leiden (»dissoziative Störung« ▶ 5.8): Wenn sie etwas sagen wollen, hindert sie daran eine störende »Kloß«-Empfindung, sodass sie das Bedürfnis haben, den Fremdkörper auszuspeien. Bisweilen verselbstständigt sich die Globus-Empfindung auch, sodass ihr Bezug auf Kommunikation und Beziehung nicht mehr deutlich wird. Metaphorisch können wir nun sagen, dass der Kloß oder »es« an Stelle der Person spricht. Symbolisierung als Ziel analytischer Therapie heißt zweierlei: 1. den Ausdruckscharakter des Symptoms (Kloß, Lähmung, Taubheit usw.) zu verstehen und 2. eine Kommunikationsgemeinschaft wiederherzustellen, die durch unbewusste Prozesse behindert war. Vorher war die Kommunikation zwischen Arzt und Patient durch den Kloß oder ein anderes Symptom behindert. Der Kloß steht gewissermaßen zwischen Therapeut und Patient und erschwert auch andere Beziehungen des Patienten, seine größere Kommunikationsgemeinschaft.

In Abbildung 2.6 werden die Wege der Symbolbildung zusammengefasst. Im gesunden Seelenleben und in der Kultur insgesamt entstehen Symbole als verdichtete und »lebendige« Bilder aus dem archetypischen Grund des kollektiven Unbewussten. In der Pathologie bilden die Komplexe einen »Umweg«: Auch

Komplexe haben einen archetypischen Kern, der allerdings abgespalten ist und nicht mit anderen seelischen Aspekten kommuniziert. Die »somatoforme Symbolisierung« (Ermann), z. B. über ein Konversionssymptom, ist ein neurotischer Kompromiss zwischen dem Ausdrücken-Wollen und noch nicht Ausdrücken-Können, noch kein »lebendiges Symbol« im Sinne Jungs, aber der Versuch, ein solches hervorzubringen (▶ 6.5).

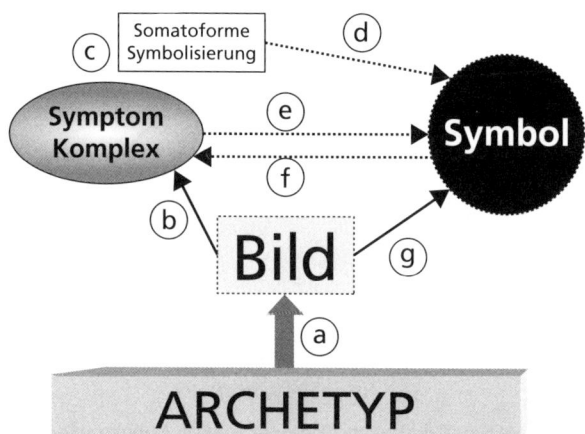

Abb. 2.6: Zusammenhang der Begriffe Archetyp – Bild – Symptom/Komplex – Symbol: Archetypen stellen die Bedingung der Möglichkeit (a) dafür dar, dass innere Bilder entstehen können, z. B. Träume und Fantasien. Ein derartiges Bild kann zum Symbol verdichtet werden, z. B. in Träumen oder in der Kunst. »Bild« ist der narrative und repräsentationale Kontext, von dem sich die Symbole als Kernelemente abheben. Die Symbolisierung, die bildhafte Verdichtung zum Symbol (g) ist eine psychische Fähigkeit des gesunden Menschen. Gelingt diese Symbolisierung nicht, so kommt es zur neurotischen Symptombildung (b), die auf dem Weg des Mentalisierens zum Symbol werden kann (e). Umgekehrt kann ein Symbol zum Klischee und Symptom verflachen (f).

2.9 Verstehen

Lernziel 2.9.

Sie skizzieren die Dichotomie von Erklären und Verstehen und diskutieren deren Nutzen und Schaden für die Psychosomatische Anthropologie.

Hermeneutik charakterisiert die Interpretation eines Textes als fortschreitende Annäherung an dessen Sinn: Ausgangspunkt für das Verständnis von Texten ist das eigene (Vor-)Wissen. Der eigentliche Verstehensprozess besteht aus

- der Bildung oder Anerkennung (Gadamer: »Rehabilitierung«) von Vorurteilen (Vorwegannahmen), in denen Vermutungen über den Sinn eines Textes (oder eines Textabschnittes) vorausentworfen werden;
- der anschließenden Erarbeitung des Textes (bzw. Textabschnittes).

Dieser Prozess führt zur Änderung und Weiterentwicklung des ursprünglichen Vorwissens – die Bereitschaft zur Revidierung der eigenen Vorurteile vorausgesetzt (Offenheit, Empfänglichkeit – siehe Gadamer 1960).

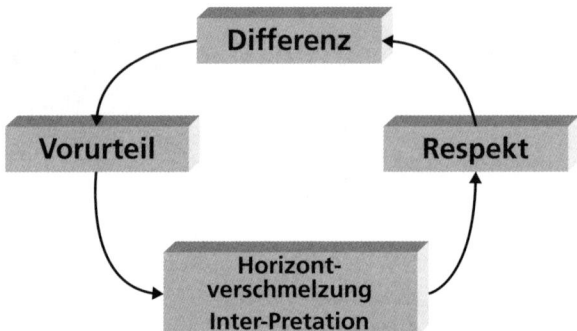

Abb. 2.7: Hermeneutischer Zirkel nach Gadamer (1960): Ebenso wie einem Text nähern wir uns auch einem anderen Menschen an, indem wir auf dessen Anderssein zunächst mit einem Vorurteil reagieren. Die unterschiedlichen Verstehens-Horizonte können partiell verschmolzen werden, sodass gemeinsames Verstehen und Respekt vor der Verschiedenheit möglich werden. Verstehen ist jeweils nur vorläufig, die respektierte Differenz führt zu neuen Vorurteilen und so zum wiederholten Durchlaufen des Hermeneutischen Zirkels.

Wenn die Verschiedenheit zwischen den Teilnehmenden am Verstehensprozess ebenso ernst genommen wird wie das gemeinsame Ziel des Verstehens, dann führt der hermeneutische Zirkel zu einem Fortschritt. Der Zirkel kann jeweils neu durchlaufen, der Verstehensprozess jeweils erneut angestoßen werden. Die inkompatiblen und doch zusammengehörigen Aspekte in Medizin und Psychotherapie fasste Weizsäcker mit dem Begriff »Drehtür-Prinzip« zusammen. Der Arzt befindet sich im Drehtürbereich zwischen der erklärend-naturwissenschaftlichen und der deutend-geisteswissenschaftlichen Seite. Ebenso wenig wie der Benutzer einer Drehtür kann er gleichzeitig auf allen Seiten des zentralen Dreh- und Angelpunktes sein. Und doch weiß er, dass der Mensch nur durch die Zusammenschau der komplementären Aspekte beschrieben werden kann (Weizsäcker GS 9).

Die Dichotomie von Erklären und Verstehen bietet sich als Möglichkeit an, in der Psychosomatischen Anthropologie natur- und geisteswissenschaftliche Methoden zu verknüpfen, um dem Menschen als leiblicher Person und als objektivierbarem Körper gerecht zu werden. Auf den ersten Blick teilt diese in Tabelle 2.2 zusammengefasste Gegenüberstellung die Phänomenbereiche der Wissenschaften in klarer Weise auf.

Tab. 2.2: Erklären und Verstehen

Erklären	Verstehen
Nomothetisch (Gesetze aufstellend und verwendend)	Idiografisch (die Geschichte des Einzelfalls nachzeichnend)
Ursachen/Bedingungen für beobachtbare Naturabläufe	Gründe/Motive für Handlungen
Beschreibung (Protokollsätze)	Hermeneutik (Dolmetscherkunst)
Messung	Erzählung (narrativer Zugang zu Sinnzusammenhängen)
Gütekriterien der quantitativen Forschung	Annäherung an die Wahrheit durch Horizontverschmelzung und hermeneutischen Zirkel
Naturwissenschaft	Geisteswissenschaft
Objektivität: 3. Person-Perspektive	(Inter-)Subjektivität: 1.(/2.) Person-Perspektive

Sie scheint den beiden großen »Reichen«, aus denen sich die Universität zusammensetzt, Freiheit und Existenzberechtigung zu garantieren, mit der wichtigen Konsequenz, dass Kategorienfehler vermieden werden. So gesehen können etwa Neurobiologen und Metaphysiker Dialogpartner werden, ohne in die Naturalismus-Falle (▶ 6.2) zu tappen. Bei näherem Hinsehen erweist sich die dualistische Spaltung der Universität als gigantische Immunisierungs-Strategie. Wer gemeinsames lebensweltliches Verstehen anstrebt, arbeitet in Verstehensgemeinschaften. Dies gilt nicht nur für Geistes-, Sozial- und Kultur-, sondern auch für Naturwissenschaften. Sich um Verstehen und Verständlichmachen zu bemühen, ist auch für das (naturwissenschaftliche) Erklären eine wichtige Voraussetzung. Symptome und andere Indizes sind Zeichen der wahrgenommenen Wirklichkeit, die von den Wissenschaften ausgewertet werden. Die nomothetischen Naturwissenschaften sichern die objektive Index-Interpretation durch Gesetze. Die idiographischen, deutenden »Geistes«-Wissenschaften machen die Anlässe von Einzel-Ereignissen aufgrund subjektiver Erfahrungen verständlich. Ein kommunikativ aufgeschlossener Arzt, der seinem Patienten Laborbefunde erläutert, geht auch auf die Bedeutungsebene der objektiv erhobenen Fakten ein, v. a. durch die Art und Weise, in der er das Beratungsgespräch führt und durch seinen dolmetschenden Umgang mit der Pathosemantik (▶ 2.6).

Welcher Status kommt also der Psychosomatik in der Spannung zwischen Erklären und Verstehen zu? Von den Philosophen, die sich für die Psychoanalyse interessiert haben, rechnen sie viele der Hermeneutik zu (Ricoeur 1965/1969), indem sie Freud für einen als Naturwissenschaftler verkappten Geisteswissenschaftler halten und ihm ein »szientistisches Selbstmissverständnis« unterstellen (Habermas 1968). Andere halten Freud für einen am eigenen Projekt gescheiterten Naturwissenschaftler (Grünbaum 1984) oder sie bezeichnen das Modell unbewusster »Auslöser« als Trick, um kausal erklären und innerhalb eines postulierten unbewussten Bereichs Geschichten erzählen zu können. In der Tat kann die Psychosomatische Anthropologie die Metaphysik nicht von der Sorge des Leib-Seele-Problems befreien! Sie ist auf den Methoden-Dualismus angewiesen. Nicht nur mit den Geisteswissenschaften, sondern auch mit dem lebensweltlichen Verstehen teilt sie das Modell des Hermeneutischen Zirkels. Genauso, wie wir uns mit unseren Vorurteilen einem Text nähern, nähern wir uns dem »Text« oder der Lebensgeschichte eines Patienten.

2.10 These und Fragen 2

These 2: Der Zeichen verstehende Mensch

Der Mensch ist das Bedeutung erteilende Wesen. Auch das Tier reagiert auf Umwelt-Merkmale (Funktionskreis), aber nur der Mensch als »animal symbolicum« (Ernst Cassirer) entwickelt einen inneren Zeit-Raum, in dem er Handeln phantasiert, bewertet, kommuniziert (Situationskreis). Das Zeichen entsteht aus der geteilten Aufmerksamkeit für ein Drittes (joint attention). Im Äquivalenzmodus besteht eine semiotische Gleichung zwischen dem Bezeichnenden und dem Bezeichneten. Das lebendige Symbol bricht diese Identität auf und geht zum Als-ob-Modus über, es wird zum Ausdruck für etwas relativ Unbekanntes oder Abwesendes. Das so verstandene Symbol geht über die Gegensatzspannung hinaus, für die es steht, und eröffnet einen neuen Raum, in dem Entwicklung möglich ist (transzendente Funktion des Symbols). Das Symptom (gefühlsbetonter Komplex) kann als Krankheitszeichen *erklärt* werden. Es kann aber auch als erster Schritt zu einer Symbolisierung *verstanden* werden.

Fragen zu Kapitel 2

a) Ordnen Sie die Begriffe richtig zu (eine Antwort ist richtig):
 ❏ Afferenz – Motorik
 ❏ Efferenz – Motorik
 ❏ Afferenz – Symbolik
 ❏ Efferenz – Merkmal
 ❏ Efferenz – Bedeutungserteilung
b) Welche Antwort ist *richtig* (nur eine der Möglichkeiten)? Ein indexikalisches Zeichen ...
 ❏ heißt so, weil es durch Bedeutungsvereinbarung (konventionelle Indexikalität) zustandekommt.

❏ ist z. B. der Blinker, mit dem ich anzeige, dass mein Auto gleich abbiegen wird.

❏ ist die Interpretation eines Gesichtsausdrucks als situationsentsprechende Emotion.

❏ ist der bestmögliche Ausdruck einer anderweitig noch nicht besser zu bezeichnenden Sache.

❏ wird durch Ähnlichkeit mit dem Bezeichneten (Signifikat) definiert.

c) Wie unterscheidet Helmuth Plessner Pflanzen und Tiere?

d) Erläutern Sie Ernst Cassirers Begriff »animal symbolicum«!

e) Wie unterscheidet man den (bei Tieren beschriebenen) Funktionskreis vom Situationskreis?

f) Wie wird der Symbolbegriff in der Logik verwendet, wie in der Psychoanalyse?

g) Wie wird der Symptombegriff verwendet a) bei Windpocken oder einer anderen infektiösen Hautkrankheit, b) in der Palliativmedizin, c) in der Psychoanalyse?

h) Was versteht man unter »somatoformer Symbolisierung«?

i) Diskutieren Sie die Unterscheidung zwischen Geistes- und Naturwissenschaften, indem Sie die Begriffe »Erklären« und »Verstehen« verwenden.

j) Konflikte können zwischen Menschen (interpersonal) stattfinden oder innerhalb eines Menschen (intrapersonal). Kennen Sie derartige intrapsychische Konflikte, die in der Form von unbewussten Kompromissbildungen zu Neurosen führen können?

3 Der träumende Mensch

📖 Freud GW 17: Kap. 5: Erläuterung an der Traumdeutung

Im Wachbewusstsein steht der Mensch den Träumen als einem fremden, schwer zu verstehenden Denken gegenüber. Traumdenken ist ganz anderes als unser intentionales Denken im Wachzustand. Trotzdem sind auch Träume eine differenzierte Denktätigkeit. Träume sind das Eigene der träumenden Person, wenn auch in vielfältigen Zeichen, die verstanden werden wollen. Sie bleiben als »Strandgut« am Ufer des Wachbewusstseins zurück, wenn sich die »Fluten« von Schlaf und Traum zurückgezogen haben. Mentalisierendes Traumverstehen heißt, dass ich mich in die eigenen Träume als ein intentionales, subjekthaftes Geschehen einfühle.

3.1 Traumdeutung (S. Freud)

Lernziel 3.1

Sie vergewissern sich über Ihre eigene Umgangsweise mit eigenen und fremden Träumen und vergleichen Freuds Traum-Modell mit Ihrem persönlichen Modell.

Ein Jahr vor seinem Tod im Londoner Exil (1939) blickt Freud noch einmal auf das Buch zurück, mit dem er das Jahrhundert begonnen hatte: die Traumdeutung (Freud GW 2/3). In diesem Buch hatte Freud sein ursprünglich neurologisch-physikalistisches Modell des Traumes erstmals in mentalistischer Sprache beschrieben. Die wesentlichen Elemente seiner Traumtheorie sind:

Der Traum

1. ist eine Wunscherfüllung,
2. ist halluzinatorisch,
3. ist eine »Regression«,
4. geht mit weitgehender Lähmung des motorischen Apparats (»M«) einher,

5. ist stärker vom Primär- als vom Sekundärprozess geprägt, insbesondere von der Verschiebung (▶ **3.5**) und
6. hat ähnliche Entstehungsbedingungen wie die Symptome.

Den Zusammenhang zwischen den Elementen »halluzinatorischer Charakter« (2), »Regressionscharakter« (3) und »motorischer Lähmung« (4) hatte Freud in der »Traumdeutung« mit der Metapher des optischen Systems erläutert, das eine Input-Seite hat (Wahrnehmungs-Pol, auf Merkmale gerichtete Afferenz) und eine Output-Seite (Motorik-Pol, Efferenz), die eine Aktion ausführt (z. B. eine Alarmanlage, die aus Bewegungssensor/Kamera und einem blinkenden und heulenden Melder besteht). Zwischen Wahrnehmungs- und Motorikpol denkt sich Freud ein Linsensystem, in dem das ursprüngliche Wahrnehmungs-Bild verändert wird.

Den Begriff »Regression« (lat. *regredi*: zurückgehen) führt er in der räumlichen Bedeutung der Metapher des optischen Apparates ein: Die Motorik-Seite (Muskulatur des Träumers) ist gelähmt, mit gewissen Ausnahmen, die wir inzwischen kennen, z. B. den raschen Augenbewegungen der paradoxen Schlafphasen (Aserinsky & Kleitman 1953). Regression bedeutet also in dieser optischen Modellvorstellung, dass die Funktionsrichtung nicht von der Wahrnehmung zur Motorik geht, sondern umgekehrt. Im sensorisch-bildhaften Traum werden äußere Bewegungen und Handlungen durch halluzinatorische »Vorspiegelungen« ersetzt, die im Inneren des psychischen Apparates entstehen.

Am Ende seines Lebens fasst Freud den Traum auf dem Boden seines Strukturmodells von Ich – Es – Über-Ich (Freud GW 13: 235–290) als Kompromissbildung zwischen dem Ich und dem Es auf. Das Ich ist auf Schlaf und Ruhe bedacht und gleichzeitig den Ansprüchen des aufrührerischen Es ausgesetzt. Träume vom Es her sind Freud zufolge Wünsche und Triebregungen (z. B. nach Bequemlichkeit, Essen, Sexualität), die sich dem Ich aufdrängen, vorbewusst werden und in die Gestaltung des Traumes einfließen. Bei Träumen vom Ich her sei es hingegen »ein vorbewusster Gedankengang mit allen ihm anhängenden Konfliktregungen«, der im Schlaf eine »Verstärkung durch ein unbewusstes Element gefunden hat«.

In beiden Traumtypen verfügt der Träumer über Erinnerungen und einen Symbolvorrat, der sogar in das archaische Gedächtnis der Menschheit hineinreicht (eine Anerkennung von Jungs »kollektivem Unbewussten«, ohne dass Freud diesen Begriff verwenden würde).

Warum ist es überhaupt sinnvoll, sich mit dem Traum und seinen kompromisshaften Entstellungen zu befassen? Ähnlich wie die Symptome deutet Freud auch die Trauminhalte dynamisch, d. h. als Widerspiel verschiedener Kräfte und Wünsche im Träumer. Freud sieht im Traum ein Modell, um die Symptombildung bei Neurosen und Psychosen aufzuhellen. Da wir uns alle im Traum »wie Geisteskranke« benehmen, hilft er uns darüber hinaus beim Verständnis des normalen Seelenlebens: »We are such stuff as dreams are made on; and our little life is rounded by a sleep« (Shakespeare The Tempest 1611).

3.2   Neurobiologie des Träumens

Lernziel 3.2

Sie diskutieren die Hypothese, Traum- und REM-Schlaf seien identisch.

Viele Menschen meinen, nur in wenigen Nächten zu träumen, und sind über-
rascht, wenn sie sich kurz nach Beginn einer Psychoanalyse an zahlreiche
Träume erinnern. Vielleicht wird mich jemand beim Frühstück nach meinen
Träumen fragen, oder ich kann sie in der Analysestunde erzählen. Neben solchen Beziehungsaspekten wird die Traumerinnerungs-Häufigkeit gesteigert
durch: weibliches Geschlecht, Führen eines Traum-Tagebuches und – experimentell – durch Weckung aus dem REM-Schlaf.

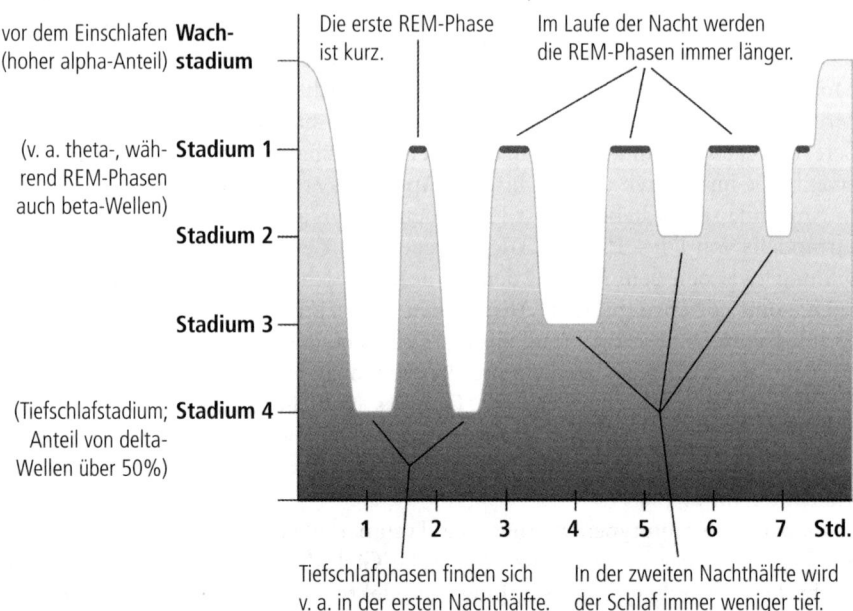

Abb. 3.1: Schlafarchitektur eines gesunden Erwachsenen (Köhler 2001)

Die dem Lustprinzip zugrunde liegende Antriebskraft bezeichneten Freud und
Jung als »Libido« (lat. **libido:** Belieben, Lust, Begierde), als Verlangen nach
Lust jeglicher Art (»Sexualität« in einem weiten Sinn). Neurobiologisch kann
es als SEEKING-System (▶ Tab. 1.2; ▶ 1.2) bezeichnet werden, das durch den
Neurotransmitter Dopamin vermittelt wird und nach objektloser Befriedigung
sucht: Es überprüft die zur Verfügung stehenden Lustquellen und wählt die am

72

nächsten liegende aus. SEEKING »erzeugt die Erregung und Energie, die unser Interesse an der uns umgebenden Welt weckt« (Solms & Turnbull 2004: 130). Dieses Interesse hat einen sensorischen Aspekt (Schnüffeln, Tasten, In-den-Mund-Nehmen usw.) und einen motorischen (Exploration durch Bewegung, z. B. Suche nach Nahrung, Sexualpartnern, neuen Umgebungen usw.). Besonders aktiviert ist SEEKING bei sexueller Erregung und anderen Appetenzzuständen, die durch Bedürfnis-Detektoren im Hypothalamus gesteuert werden (Hunger, Durst usw.). Aus dem Bereich der Aggression können wir die »kalte« Aggression (Beutejagd-Verhalten) und in gewisser Weise das männliche Dominanzverhalten dem SEEKING-System zuordnen (zur »heißen« Aggression ▶ 1.2).

Mit dem SEEKING-System suchen wir aber nicht nach einem bestimmten Ding oder einer bestimmten Person, sondern nach etwas Unbestimmtem. Panksepp nennt SEEKING deshalb einen ziellosen Ansporn (»a goad without a goal«). Jeglicher Auslöser kann SEEKING »anschalten«. Psychoanalytisch gesprochen ist SEEKING objektlos, ein Formalobjekt, eine Suchbewegung, die in gewisser Weise das Objekt schafft. Logisch und verhaltensbiologisch muss man ein System voraussetzen, das dem inneren Milieu beim Erkennen von Objekten hilft, die zu seiner Suchbewegung »passen«. Dieses (Sub-)System nennt Panksepp LUST, das Belohnungs- und Verstärkungssystem. LUST schaltet das Appetenzverhalten aus und das Befriedigungsverhalten an. Das durch Dopamin gesteuerte SEEKING und das durch Endorphine gesteuerte System LUST sind also funktionell reziprok.

Das sekundärprozesshafte Denken beruht auf einer Hemmung primärprozesshaften Denkens, auf der Kontrolle des Lust- durch das Realitätsprinzip (▶ 3.5). Der Sekundärvorgang, die den Menschen auszeichnende rationale und realitätsangepasste Kognition, erfordert einen funktionierenden Frontallappen. Die exekutiven Kontrollfunktionen, die Freud dem »Ich« zuschrieb, können im präfrontalen Cortex lokalisiert werden. Diese Rindengebiete sind viel stärker entwickelt als die entsprechenden Hirnregionen anderer Primaten. Sie reifen am spätesten und reagieren am sensibelsten auf postnatale Einflüsse. Die Bildgebung zeigt dort die höchste Aktivität bei sekundärprozesshafter Kognition (▶ 3.5) und eine entsprechend verringerte bei primärprozesshaften Zuständen (z. B. Traum und Psychose). Klinische Minderdurchblutungs- (z. B. Infarkte) oder Abbauprozesse (z. B. Demenzen) in diesem Bereich führen zu einer Enthemmung durch Versagen der exekutiven Kontrollfunktion des Präfrontallappens.

Als neurologisches Äquivalent für Träume galt zunächst der sogenannte REM-Schlaf, benannt nach den raschen Augenbewegungen (Rapid Eye Movements, Aserinsky & Kleitman 1953), die mit diesem nächtlichen Erregungszustand ebenso verbunden sind wie vermehrte genitale Durchblutung bzw. Erektion bei beiden Geschlechtern. 80–90 % der aus dem REM-Schlaf Geweckten berichten von Träumen. Manche Hirnforscher sehen Träume als rein physiologisches Phänomen an, als eine Art »Neuronengewitter« im Stammhirn, ohne Sinn und Bedeutung. Die Großhirnrinde versuche, aus diesen chaotischen neuronalen Salven einen »Film« zu plotten (Hobson 2001). Bei näherem Hinsehen zeigt sich jedoch, dass weder die Gleichsetzung des REM-Schlafes mit dem

Traum noch die aus dieser Gleichsetzung abgeleiteten neuro-psychologischen Folgerungen zwingend sind, nämlich die Einschränkung des neurobiologischen Traummodells auf den REM-Schlaf. Die Traumforschung hat inzwischen klar gezeigt, dass es auch im Nicht-REM-Schlaf Träume gibt, wenn auch nur in ca. 50 % der Weckungen. Die Träume können als ungehemmte SEEKING-Aktivität interpretiert werden, d. h. als Wunscherfüllung im Sinne Freuds ohne präfrontale Hemmung. SEEKING schläft nie und setzt die Exploration auch dann fort, wenn die zur Fortbewegung notwendige Muskulatur während des Schlafs gelähmt ist.

∽ Solms & Turnbull (2004)

3.3 Der »Königsweg«

Lernziel 3.3

Sie diskutieren Freuds These: »Die Traumdeutung aber ist die Via regia zur Kenntnis des Unbewussten im Seelenleben«, und skizzieren mögliche Konsequenzen für unser Verständnis des menschlichen Denkens.

Der Nacht-Traum ist seit Menschengedenken ein Gegenstand des Tagesbewusstseins und hat schon die antike Philosophie beschäftigt. Auch in mythischen Kontexten spielen Träume eine Rolle. Sie gelten dort als göttliche Botschaften. Für den wissenschaftlich denkenden Menschen sind mythologische Traum-Erklärungen unbefriedigend: »Seit der Verwerfung der mythologischen Hypothese ist der Traum aber erklärungsbedürftig geworden« (Freud GW 2/3: 645). Diese Erklärungsbedürftigkeit teilt der Traum mit Symptomen, Fehlleistungen, Komplexen, die deskriptiv eine Kontinuitätslücke in eigenes und beobachtetes fremdes Verhalten und Erleben reißen, also »sinnlos« erscheinen können.

☞ Es gibt nicht nur den Königsweg zum Unbewussten, sondern auch den »höckerigen und vielfach gewundenen Fußpfad« der Komplexe (Jung GW 8: § 210).

Systematisch (d. h. explanatorisch, erklärend) können derartige Kontinuitätslücken dem Unbewussten zugeordnet werden, das wir im Alltagsbewusstsein selten thematisieren oder sogar unterdrücken. Die auf Descartes zurückgehende Gleichsetzung des Psychischen/des Mentalen mit dem Bewussten ist heute fragwürdig geworden. Das gilt nicht nur aus psychoanalytischer, sondern auch aus neurobiologischer und philosophischer Sicht. Die persönliche Beschäftigung mit den eigenen Träumen und der wissenschaftliche Status der Traumforschung betreffen die Grenze zwischen dem Bewussten und dem Unbewussten, die im Traumdenken durchlässiger ist als im Wachdenken:

> »Wenn wir uns mit einem Minimum von völlig gesichertem Erkenntniszuwachs begnügen wollen, so werden wir sagen, der Traum beweist uns, *dass das Unterdrückte auch beim normalen Menschen fortbesteht und psychischer Leistungen fähig bleibt.* Der Traum ist selbst eine der Äußerungen dieses Unterdrückten; nach der Theorie ist er es in allen Fällen, nach der greifbaren Erfahrung wenigstens in einer großen Anzahl, welche die auffälligen Charaktere des Traumlebens gerade am deutlichsten zur Schau trägt. Das seelisch Unterdrückte, welches im Wachleben durch *die gegensätzliche Erledigung der Widersprüche* am Ausdruck gehindert und von der inneren Wahrnehmung abgeschnitten wurde, findet im Nachtleben und unter der Herrschaft der Kompromißbildungen Mittel und Wege, sich dem Bewusstsein aufzudrängen. *Flectere si nequeo Superos, Acheronta movebo* [Anm. d. Autors: Wenn ich die Höheren nicht beugen kann, werde ich die Abgründe bewegen]. *Die Traumdeutung aber ist die Via regia zur Kenntnis des Unbewußten im Seelenleben*« (Freud GW 2/3: 613).

Verdeutlichen wir das Verhältnis von bewusstem und unbewusstem Seelenleben anhand des folgenden Schemas (modifiziert nach Eagle 1988):

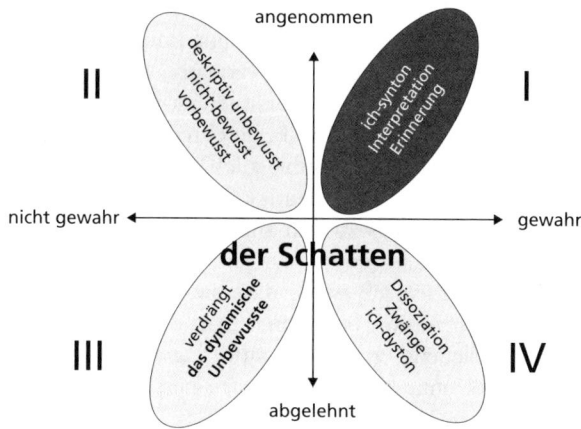

Abb. 3.2: Die zwei Dimensionen des Unbewussten

In diesem Schema gibt es zwei orthogonale Achsen: die x-Achse (gewahr vs. nicht gewahr, zwischen dem, was ich merke und dem, was ich nicht merke, was mir als Information zur Verfügung steht); die y-Achse bildet ab, was ich annehmen kann und was ich ablehne. Es gibt also vier Quadranten, je nachdem, ob ich eine Sache annehmen kann und ich ihrer gewahr bin, oder sie ablehne, sie aber durchaus merke:

Zum I. Quadranten gehören Erinnerungen an Ereignisse des Lebens ebenso wie die Lektüre des Buches, mit der Sie gerade beschäftigt sind: Es handelt sich um Ich-synton mentale Ereignisse, d. h. diese stimmen mit unseren Vorstellungen von uns selbst überein. Dass sie bewusst sind, ist ziemlich unproblematisch. Zum II. Quadranten, den ich als das Nichtbewusste bezeichnen möchte, also das implizite Lernen (z. B.: Niemand wird Schwierigkeiten damit haben, beim Autofahren eine Reihe von Dingen tun zu müssen, die nach der Fahrschule nicht mehr im »Arbeitsspeicher« sind und trotzdem funktionieren, sogar besser als bei angestrengter Überlegung), gehören Inhalte, die Freud deskriptiv unbewusst, vorbewusst oder bewusstseinsfähig nennt (▶ 3.4).

Im III. Quadranten kommen wir zu dem, was Freud das Verdrängte oder das dynamische Unbewusste nennt. Dabei handelt es sich um Inhalte, die mir nicht bewusst sind, und die ich nicht haben will. Ich habe Mühe zu akzeptieren, dass das zu mir gehört, ich wehre mich dagegen, deshalb auch der Begriff der Kraft und der Dynamik: Freud postuliert kritisierende Tendenzen in der Psyche, die das Bewusstwerden des Unbewussten verhindern wollen. Er beschreibt die Zensur, welche durch die Traumarbeit den latenten in den manifesten Traum verwandelt (▶ **Abb.** 3.3), die Erinnerung und schließlich den Traumbericht verhindert bzw. modifiziert. In der Zweiten Topik, dem Struktur- oder Instanzenmodell, spricht er vom Über-Ich (Freud GW 13: 235–290).

Gegen das Mentalisierungskonzept wird häufig eingewandt, es sei oberflächlich und nicht psychoanalytisch, weil es nur das deskriptive Unbewusste (II), nicht das dynamische (III) berücksichtigt. Dazu ist Folgendes zu sagen: Mentalisierung als psychische Aktivität kann heftige Widerstände wecken, weil das Unbewusste am Äquivalenzmodus (▶ 1.8) festhält und Personen wie unbelebte, nicht-intentionale Gegenstände behandelt (Fonagy, p. M.). Mit anderen Worten: Das Unbewusste hat die Tendenz, Personen zu verdinglichen, sie wie Computer oder Maschinen zu behandeln. Z. B. beschreibe ich nur das faktische Verhalten eines anderen Menschen, bemühe mich aber nicht, seine Beweggründe und Absichten sowie mögliche Mehrdeutigkeiten zu verstehen. Dies gilt besonders dann, wenn mein Verhältnis zu ihm angespannt ist.

Zum IV. Quadranten gehören Störungen, etwa Zwangshandlungen und Zwangsgedanken, von denen ich weiß, dass sie zu mir gehören, die ich aber loswerden will. Als Dissoziation bezeichnet man das Bewusstwerden von Teilaspekten seelischen Erlebens, z. B. sich aufdrängende posttraumatische Albträume und Flashbacks ohne die dazugehörige persönliche Geschichte (▶ 5.8; 5.9).

Der »Schatten« ist in Abbildung 3.3 im Bereich des Nicht-Annehmens eingetragen, als Überlappung der Quadranten III und IV. Jung spricht vom Schatten, von der Summe der ungelebten Möglichkeiten, die ich auf andere projiziere. Der Schatten ist teilweise bewusst, teilweise unbewusst. Unabhängig vom Ausmaß des Gewahrseins umfasst der Schatten das, was ich nicht sein will und doch bin.

Wo ist der Traum zu »lokalisieren«? In gewisser Weise gehört er zu mehreren Quadranten. Auch wer meint, »nie« zu träumen, muss das im Schlaf abgeleitete Elektro-Enzephalogramm und die Wahrscheinlichkeit zur Kenntnis nehmen, dass er wohl Träume hatte, auch wenn er sich nicht im Schlaflabor befand und bei einsetzendem REM-Schlaf geweckt wurde (II. Quadrant). Akzeptieren kann das die träumende Person schon, ähnlich wie andere physiologi-

sche Vorgänge. Befindet sie sich gerade in Psychoanalyse oder hat sie einen ver-
ständnisvollen Gesprächspartner am Frühstückstisch, dann kann man über den
Traum reden wie über die Zeitung, d. h. wie über einen offen zugänglichen
Text (I. Quadrant). Einschränkend ist zu sagen, dass ein Teil im III. Quadranten verbleibt, weil es sich um schambesetzte Inhalte handelt oder die von Freud
angenommene »Zensur« ein Bewusstwerden und Erinnern verhindert. Schließlich gibt es auch die fremd erscheinenden oder bedrohlichen Träume im IV.
Quadranten: Zwar wissen die Träumenden (nur zu gut!), dass es die eigenen
sind, aber sie kommen ihnen vor wie schlechte Filme (Intrusionen, Albträume
bei traumatisierten Menschen ▶ 5.9).

Was ist nun damit gemeint, die Traumdeutung sei die Via regia zur Kenntnis
des Unbewussten im Seelenleben?

Der unbewusste Teil des Denkens wird Freud zufolge durch die »Zensur«
am Bewusstwerden gehindert, eine Zensur, die im Schlaf gelockert, jedoch nie
völlig aufgehoben ist. Wie von Freud vorausgesehen, fragten und fragen sich
viele Philosophen, wie unbewusstes Denken zu konzeptualisieren sei, und, noch
radikaler: Wie überhaupt bewusstes Denken vom dynamischen Unbewussten
und vom kognitiven Nicht-Bewussten zu unterscheiden sei. Freud bleibt auch
dort, wo er sich auf mögliche oder bereits vorliegende neurobiologische Befunde bezieht, vorsichtig in der Formulierung seiner *Philosophy of Mind*:

> »Die Auffassung, die sich mir schon jetzt aufdrängt, geht dahin, daß der Traum eine
> Art *Ersatz* ist für jene affektvollen und sinnreichen Gedankengänge, zu denen ich nach
> vollendeter Analyse gelangt bin. Ich kenne den Prozeß noch nicht, welcher aus diesen
> Gedanken den Traum hat entstehen lassen, aber ich sehe ein, daß es Unrecht ist, diesen
> als einen rein körperlichen, psychisch bedeutungslosen Vorgang hinzustellen, der durch
> die isolierte Tätigkeit einzelner, aus dem Schlaf geweckter Hirnzellgruppen entstanden
> ist« (Freud GW 2/3: 653).

Manche frühen Äußerungen des Neuropathologen Freud werden gern im Sinne
eines platten Materialismus aufgefasst. Trotz aller Wertschätzung für die neurobiologische Grundlagenforschung (soweit sie zu seinen Lebzeiten möglich
war), blieb Freud nahe an den klinischen Phänomenen und hielt am eigenen
Status des Psychischen fest. Am Ende seines Lebens betont er die Irreduzibilität
des Mentalen sogar noch stärker:

> »Von dem, was wir unsere Psyche (Seelenleben) nennen, ist uns zweierlei bekannt,
> erstens das körperliche Organ und Schauplatz desselben, das Gehirn (Nervensystem),
> andererseits unsere Bewusstseinsakte, die unmittelbar gegeben sind und uns durch kei-
> nerlei Beschreibung näher gebracht werden können. Alles dazwischen ist uns unbe-
> kannt, eine direkte Beziehung zwischen beiden Endpunkten unseres Wissens ist nicht
> gegeben. Wenn sie bestünde, würde sie höchstens eine genaue Lokalisation der
> Bewusstseinsvorgänge liefern und für deren Verständnis nichts leisten« (Freud GW
> 17: 67).

3.4 Das Unbewusste: Schibboleth der Psychoanalyse

Im biblischen Buch der Richter (Kapitel 11) wird von einer kriegerischen Auseinandersetzung zwischen den Stämmen Gilead und Ephraim berichtet:

> »und die Gileaditer besetzten die Furten des Jordans vor Ephraim. Wenn nun einer von den Flüchtlingen Ephraims sprach: Laß mich hinübergehen!, so sprachen die Männer von Gilead zu ihm: Bist du ein Ephraimiter? Wenn er dann antwortete: ›Nein!‹, ließen sie ihn sprechen: *Schibboleth*. Sprach er aber: *Sibbolet*, weil er's nicht richtig aussprechen konnte, dann ergriffen sie ihn und erschlugen ihn an den Furten des Jordans« (Ri 11, 5–7).

Die Leute von Gilead testen die potentiellen Feinde: »Sag doch mal Schibboleth« (hebr. Weizenähre). Schibboleth ist das Passwort, an dem man erkennen kann, ob einer in der Lage ist, das »Sch« auszusprechen, also zu den eigenen Leuten gehört, während die Ephraimiter aus mundartlichen Gründen das »Sch« nicht aussprechen können und Sibbolet sagen statt Schibboleth, also lispeln. Dass man sprachliche Differenzierungen kriegerisch instrumentalisieren kann, haben wir auf dem Balkan erlebt, als es plötzlich die serbokroatische Sprache nicht mehr gab, sondern nur noch Serbisch und Kroatisch.

Freud redet an solchen Stellen von Schibboleth, wenn es ihm um besonders wichtige Inhalte der Psychoanalyse geht. Streng genommen, sind es mehrere Schibboleths, nämlich die Rolle des Unbewussten, der Traumdeutung und des Ödipuskomplexes. Zwischen diesen drei besteht freilich ein enger Zusammenhang. Schibboleth Nr. 1 besteht darin, dem philosophisch Gebildeten die Idee eines unbewussten Psychischen zuzumuten. Dieses erste Schibboleth findet sich in »Das Ich und das Es« (1923), wo Freud seine berühmte Gliederung des seelischen Apparates in Ich, Es und Über-Ich einführt, sein Strukturmodell des Psychischen oder die II. Topik (nach der I. Topik der Traumdeutung):

> »Wenn ich mir vorstellen könnte, daß alle an der Psychologie Interessierten diese Schrift lesen werden, so wäre ich auch darauf vorbereitet, daß schon an dieser Stelle ein Teil der Leser haltmacht und nicht weiter mitgeht, denn hier ist das erste Schibboleth der Psychoanalyse. Den meisten philosophisch Gebildeten ist die Idee eines Psychischen, das nicht auch bewußt ist, so unfaßbar, daß sie ihnen absurd und durch bloße Logik abweisbar erscheint. Ich glaube, dies kommt nur daher, daß sie die betreffenden Phänomene der Hypnose und des Traumes, welche – vom Pathologischen ganz abgesehen – zu solcher Auffassung zwingen, nie studiert haben. Ihre Bewußtseinspsychologie ist aber auch unfähig, die Probleme des Traumes und der Hypnose zu lösen« (Freud GW 13: 239).

Erklärungsbedürftige Kontinuitätslücken des Psychischen sieht Freud am Anfang seiner psychotherapeutischen Tätigkeit in der *Hypnose*, die allerlei Inhalte zu Tage fördert, die bewusstseinspsychologisch nicht zu erhellen sind. Ähnliches gilt nicht nur für pathologische *Symptome* (▶ 2.7), sondern auch für die Psychopathologie des Alltagslebens, besonders für die »Versprecher« und andere *Fehlleistungen*, die auch umgangssprachlich mit seinem Namen verknüpft sind. Ferner nahm sich Freud des *Witzes* und seiner unbewussten Dynamik an. An oberster Stelle blieb jedoch – über alle Entwicklungen der psychoanalytischen Theorie hinweg – der Traum sein »Königsweg zur Kenntnis des Unbewussten im Seelenleben«. Die Traumlehre (Schibboleth Nr. 2), so sagt er in der nie gehaltenen neuen Folge seiner Vorlesungen,

> »[...] nimmt in der Geschichte der Psychoanalyse eine besondere Stelle ein, bezeichnet einen Wendepunkt; mit ihr hat die Analyse den Schritt von einem psychotherapeutischen Verfahren zu einer Tiefenpsychologie vollzogen. Die Traumlehre ist seither auch das Kennzeichnendste und Eigentümlichste der jungen Wissenschaft geblieben, etwas wozu es kein Gegenstück in unserem sonstigen Wissen gibt, ein Stück Neuland, dem Volksglauben und der Mystik abgewonnen. Die Fremdartigkeit der Behauptungen, die sie aufstellen mußte, hat ihr die Rolle eines Schibboleth verliehen, dessen Anwendung entschied, wer ein Anhänger der Psychoanalyse werden konnte und wem sie endgültig unfaßbar blieb. Mir selbst war sie ein sicherer Anhalt in jenen schweren Zeiten, da die unerkannten Tatbestände der Neurosen mein ungeübtes Urteil zu verwirren pflegten. So oft ich auch an der Richtigkeit meiner schwankenden Erkenntnisse zu zweifeln begann, wenn es mir gelungen war, einen sinnlos verworrenen Traum in einen korrekten und begreiflichen seelischen Vorgang beim Träumer umzusetzen, erneuerte sich meine Zuversicht, auf der richtigen Spur zu sein« (Freud GW 15: 6f).

Und schließlich Schibboleth Nr. 3, wohl das am meisten umstrittene: der Ödipuskomplex und, damit verbunden, die Bedeutung der kindlichen Sexualität. Dieses Schibboleth hat sowohl die Kritiker des angeblichen »Pansexualismus« Freuds auf den Plan gerufen als auch diejenigen, die ganz sicher sein wollen, Freuds Einsichten treu zu bleiben.

Vom Unbewussten ist heute in den Neurowissenschaften und in der kognitiven Psychologie viel die Rede. Auch alltagssprachlich kommt der Begriff häufig vor, »wenn es darum geht, unverstanden gebliebene Phänomene auf psychologische Weise erklärbar zu machen« (Kettner & Mertens 2010: 15). Allerdings ist mit dem inflationären Gebrauch des Wortes »unbewusst« die Gefahr verbunden, das Entscheidende am psychoanalytischen Konzept des Unbewussten zu verfehlen. Um das unterscheidende Alleinstellungsmerkmal (»Schibboleth«) des Unbewussten in der psychoanalytischen Auffassung besser zu erfassen, schauen wir uns im Folgenden das Adjektiv *unbewusst* näher an, in sprachlich-historischer und in systematischer Hinsicht.

Tab. 3.1: Wortfeld »(un-)bewusst«

Räumliche Vorsilben	Negierende Zusammensetzungen
Unterbewusst	unbewusst
Außerbewusst	nicht bewusst
Überbewusst	halbbewusst
Vorbewusst	bewusstlos
Vbw	*Ubw*

Eine erste Annäherung an Freuds Schibboleth des Unbewussten ist schnell voll-zogen und ergibt sich aus der sprachlichen Funktion der Vorsilbe »un«. Es geht um die Negation von »bewusst«, im Unterschied zu ähnlichen Bildungen mit räumlichen Präfixen: »unter-bewusst«, »vor-bewusst«, »außer-bewusst«, »über-bewusst«. Freud selbst verwendet zwar räumliche Metaphern (vorbe-wusst, *vbw*, Topik von gr. *tópos*: Ort), macht jedoch klar, dass damit kein wer-tendes Stockwerk-Denken verbunden ist und dass das Projekt einer zerebralen Lokalisation vorläufig gescheitert ist (GW 10: 273). Er unterscheidet metapho-risch, nicht konkret-räumlich, *Systeme*, die er im ersten Modell des psychischen Apparats (GW 1/2) mit kursiv gesetzten Abkürzungen benennt: *bw, vbw, ubw*. Man sieht gleich, dass diese Abkürzungen von den Adjektiven bewusst, vor-wusst und unbewusst abgeleitet sind. Die Systeme sind jedoch nicht mit den umgangssprachlichen Begriffen deckungsgleich. Die Alltagssprache setzt »be-wusst« und »geistig« gleich. Sie rechnet nicht mit dem Unbewussten als einem Teil (Freud: dem wichtigsten Teil) des menschlichen Geistes. Insofern entfernt sich Freuds Konzept mehrerer psychischer Systeme von der Alltagssprache. Diese Abstraktion macht er durch kursiv gesetzte Abkürzungen deutlich. Auch der Begriff der »Bewusstseinsschwelle«, die Jung in Anlehnung an Pierre Janet gebraucht, ist metaphorisch zu verstehen: Das »Überschreiten« der Schwelle meint den Unterschied bewusst vs. unbewusst.

Wie ist aber die Negation von »bewusst« zu verstehen? Das Wort »un-be-wusst« (unconscious, inconsciente, inconscient usw.) entsteht durch die Zusam-mensetzung des Präfixes »un-« mit »bewusst«. Ein Blick ins Wörterbuch zeigt, was dieses Präfix bedeuten kann:

1. eine Negation
   a) z. B.: ungefrühstückt, unzusammenhängend
   b) Ausschluss des im Grundwort genannten Sachverhaltes und Bildung einer Seite eines klassifizierenden Begriffspaares, z. B. unbelebt, ungerade (Zahl), unorganisch (Stoffe)
2. neben der Negation einen Gegensatz
   a) ohne pejorativen (abwertenden) Nebensinn, z. B. untief, unweit, Unruhe, Unschuld
   b) mit pejorativem Nebensinn, z. B. unehrlich, unfair, ungeschickt, Unbeha-gen
3. etwas Ungünstiges, das in seiner Auswirkung negativ beurteilt wird; z. B. Unfall, Unkraut, Unstern, Unwetter, Unmensch, Unsinn, unwirtlich
4. eine Verstärkung, Intensivierung, z. B. Unmaß, Unmasse, Unmenge, Unsum-me, Unzahl

»Heutiges bewuszt scheint vielfach nur rückbildung aus unbewuszt«, schreiben die Gebrüder Grimm, die eine Fülle von Belegen für die Entwicklung des Be-griffs zusammentragen. Es geht offenbar nicht um eine Negation vom Typ 1b, wodurch eine kontradiktorische Alternative zwischen einem Sachverhalt *b* und seinem Gegenteil *b̄* (nicht-bewusst oder bewusstlos) ausgedrückt wird, sondern um die Kombination von Negation und Gegensatz ohne Wertung vom Typ 2a.

Dieser Typ von Negation ist genauer gesagt eine *Privation* (lat. *privatio*/gr. *stérēsis*: Beraubung). Bei der Privation fehlt etwas, das eigentlich dazu gehört. Wenn wir z. B. sagen, dass wir keine Flügel haben wie Engel oder Vögel, so ist das eine einfache Negation, keine Privation. Anders die Amputation einer Hand oder eines Beines: Diese gehören dazu. Wir vermissen sie schmerzlich und sie fehlen uns ganz anders als die Flügel. So ist es auch mit dem Bewusstsein: Es ist eine generelle Disposition für Eigenschaften von *Personen* (*P*-Prädikat) wie Handeln, Wünschen, Erinnern, also für Intentionalität (▶ 1.8). Wird diese Disposition verneint, dann handelt es sich entweder um Steine oder andere unbelebte Sachen, die grundsätzlich *nicht bewusst sein können,* die damit aber auch im Sinne der Privation kein Bewusstsein verlieren können. Es ist keine sinnvolle Redeweise, von einem »unbewussten Stein« zu sprechen. Hingegen ist ein »bewusstloser« Mensch einer, der im Gegensatz zum Stein jederzeit wieder aufwachen, kann, oder, wenn das nicht geschieht, bei dem die anderen sein Bewusstsein vermissen.

☞ Ein Gegenstand hat nur dann Bewusstsein (ist nur dann ein bewusster im Gegensatz zu einem nicht-bewussten Gegenstand), wenn er a) sich selbst Erfahrungen (Handlungen, Erlebnisse, Bewusstseinszustände) zuschreiben und b) seine Erfahrungen in einen unbegrenzten Begründungszusammenhang stellen kann (Morstein 1977: 329f).

Symptome (▶ 2.7) wie Zwangshandlungen (▶ 4.8) oder neurotische Ängste (▶ 5), aber auch die vielen Fehlleistungen, die uns in der »Psychopathologie des Alltagslebens« passieren, sind aus psychoanalytischer Sicht Erfahrungen, die ein Subjekt sich selbst zuschreiben kann: Die Bedingung (a) ist erfüllt. Hingegen sind die Erklärungen, die der Patient für seine Zwänge und Ängste liefert oder die ich möglicherweise selbst nach einer Fehlleistung liefere, inadäquat und weitgehend unplausibel. Wenn ich z. B. nach einem ›Versprecher‹ zu erklären versuche, warum das falsche Wort doch irgendwie richtig ist, liegt im Sinne Freuds eine *Rationalisierung* vor; die Bedingung (b) wäre nicht erfüllt. Darauf weist die mehr oder minder dubiose Rationalisierung indirekt hin.

Neben diesen Erfahrungen, die das Subjekt sich selbst zuschreiben, aber nicht adäquat begründen kann, nimmt die Psychoanalyse noch Erfahrungen an, die dem Subjekt überhaupt nicht bewusst sind, die es sich selbst also auch nicht zuschreiben kann.

⚠ Vorsicht: Auch Erfahrungen, deren sich das Subjekt nicht bewusst ist, sind für die Psychoanalyse psychische Erfahrungen. Mit anderen Worten: Das Unbewusste ist für Freud nicht das Körperliche, sondern ein Teil des Seelischen, sogar der wesentliche.

Deshalb kann Freud von »unbewussten Absichten«, »unbewussten Gefühlen« usw. sprechen und verbindet mit solchen Annahmen den Anspruch kausaler

Gesetzmäßigkeit im Einzelfall eines bestimmten Patienten. Er schließt auf eine *Psychodynamik*, die nicht zu beobachten ist, die vielmehr eine unbewusste, erschlossene Intentionalität umfasst. Die Art und Weise, wie Freud den Begriff des Unbewussten gebraucht, hilft dabei, das Spezifische seines Schibboleths zu erfassen.

Freud hat in den verschiedenen Phasen seiner Theorieentwicklung verschiedene Modelle des Psychischen entworfen, aber immer an den folgenden »metapsychologischen« Gesichtspunkten festgehalten, die der Bestimmung des Begriffs »unbewusst« dienen:

Tab. 3.2: Freuds Gesichtspunkte des Psychischen

Metapsychologischer Gesichtspunkt	Erklärungswert
dynamisch	Charakterisierung der Kräfte, die Bewusstwerden eines Inhalts verhindern
deskriptiv	Beschreibung der Inhalte hinsichtlich ihrer bewussten Zugänglichkeit
topisch	Unterscheidung verschiedener »Lokalisationen« von Inhalten
systematisch	Unterscheidung von verschiedenen psychischen Systemen
ökonomisch	Bestimmung energetischer »Besetzungen«

Der erste dynamische Gesichtspunkt ist ohne Zweifel der wichtigste und am nächsten am »Schibboleth«: Freud geht davon aus, dass Kräfte der Bewusstwerdung entgegenstehen, die er als Konflikte (▶ 1.9), Abwehr und Zensur charakterisiert. Den deskriptiven Gesichtspunkt teilt die Psychoanalyse mit allen anderen Psychologien, auch mit solchen Bewusstseinspsychologien, die sich mit dem Unbewussten nicht beschäftigen wollen, weil es für sie ein unmöglicher Gegenstand ist. Den topischen Gesichtspunkt führt Freud ein, nachdem er verschiedene Systeme unterschieden hat, denen er hypothetische Lokalisierungen zuschreibt. Entscheidend sind die Grenzen zwischen den Systemen *bw, vbw, ubw*. So charakterisiert er die Systeme *bw* und *vbw* als »bewusstseinsfähig«, die Grenze zum Bewusstsein kann leicht und »ohne besonderen Widerstand« überschritten werden. Hingegen ist die Grenze zwischen ubw und vbw fest und durch die »Grenzkontrollen« von Zensur und Abwehr, insbesondere durch die Verdrängung abgeschottet. Freud geht dabei davon aus, dass das Unbewusste unbewusst ist und bleibt. In Anlehnung an Kants *Ding an sich* meint er, das grundsätzlich unerkennbare Unbewusste sei das eigentliche Psychische, das wir nicht unmittelbar erkennen, sondern nur erschließen können.

In der *Traumdeutung* spricht Freud vom »Nabel des Traumes«, von der »Stelle, an der er dem Unbekannten aufsitzt« (GW 2/3: 530). Was sich am »Nabel« als nicht deutbar, nicht entwirrbar zeigt, ist die Realität des Unbewussten, eine *eigene* psychische Realität, die sowohl von den (vor-)bewussten Phantasien als auch von der äußeren Realität unabhängig ist.

Seit Freud hat sich die psychoanalytische Theorie weiterentwickelt und ausdifferenziert. Die Gesichtspunkte 3 bis 5 (topisch, systematisch, ökonomisch) sind durch die Ergänzung der Triebtheorie um andere psychoanalytische Modelle (z. B. Objektbeziehungstheorie, Selbstpsychologie, mentalisierungsbasierte Psychotherapie) nur mehr von historischer Bedeutung. Allerdings lohnt es sich, neuere Theorieentwicklungen wie die Neuropsychoanalyse kritisch unter Freuds metapsychologischen Gesichtspunkten zu betrachten, also z. B. zu fragen, wie Freuds topischer Gesichtspunkt im Kontext der zerebralen Bildgebung anzuwenden ist. Freud ging auf dem Boden der Triebtheorie von »Kräften« aus, die in den unbewussten Konflikten (▶ 1.9) wirksam werden sowie im Gegensatz zwischen der Bewusstwerdung und der Verdrängung walten (dynamischer Gesichtspunkt).

Am Ende dieses Abschnitts stellt sich das dynamische Unbewusste (und zwar aufgrund der Verdrängung) als das Freud'sche Schibboleth heraus. Heute ist die Dissoziation (▶ 5.8) wichtiger als in Freuds Theoriebildung, vor allem im Hinblick auf die Traumatisierung (▶ 5.9).

Wie können wir heute den zentralen *dynamischen* Gesichtspunkt bezüglich des Unbewussten verstehen?

Eine heutige psychoanalytische Konzeption des dynamischen Unbewussten beschränkt sich nicht mehr auf den Abwehrmechanismus der Verdrängung, sondern berücksichtigt alle wirksamen, in der Therapie inszenierten frühen Beziehungsmuster, die im impliziten Leibgedächtnis gespeichert und deshalb keiner unmittelbaren Verbalisierung zugänglich sind. Das »relationale« (beziehungsbezogene) Unbewusste wird mit der Trennung von der Mutter in einen entwicklungspsychologischen Zusammenhang gebracht. Das Unbewusste erscheint als der noch nicht mentalisierte Teil der Psyche, der aber auf kompensatorische Verbindung und mentale Bezogenheit angelegt sei, auf die Entwicklungsaufgabe, ein implizites Beziehungswissen aufzubauen. So verkörpert das relationale Unbewusste

> »[...] eine entwicklungspsychologische Tendenz im werdenden Selbst, die bei der Geburt verlorene Einheit mit der Mutter wiederherzustellen, dann liegt die weitere Annahme nahe, dass es als unsichtbares Scharnier zwischen Selbst und Welt dafür sorgt, die unvermeidliche Trennungserfahrung nicht regressiv abzuwehren, sondern progressiv zu nutzen« (Altmeyer 2011: 117).

Das explizite, bewusste autobiographische Selbst des Vorschulkindes beruht auf impliziten Beziehungserfahrungen, die als solche nicht verbalisierbar sind, aber in der Verbalisierung mit dem expliziten Gedächtnis verknüpft werden können (BCPSG 2007; Köhler 2014). Auch das relationale Unbewusste kann »dynamisch« genannt werden, weil es störungsanfällig und abhängig von einer fördernden Umwelt bleibt. Psychodynamisch zeigt sich die mangelnde Bereitschaft zum Mentalisieren im Festhalten am Äquivalenzmodus. Mentalisieren hingegen heißt, mit der Realität spielen (Fonagy & Target 2001) zu lernen (im

Wechsel zwischen Äquivalenz- und Als-ob-Modus). Dieser »spielerische« Begriff von psychologischer Realität ist allerdings von dem Freuds zu unterscheiden (Pedersen 2013).

Betrachten wir zusammenfassend noch einmal Abbildung 3.2, die unseren Zugang zum Bewussten und Unbewussten unter Berücksichtigung der Dimensionen »Gewahrsein« und »Annehmen« zusammenfasst. Der I. Quadrant gibt den (kleinen) Bereich wieder, dessen wir gewahr sind und den wir annehmen. Der II. Quadrant umfasst Phänomene, deren wir nicht gewahr sind, die wir aber durchaus annehmen können. Quadrant III umfasst den Kern des dynamischen Unbewussten: Es ist mir verborgen *und* ich kann es nur schwer annehmen. Hingegen bin ich mir der Inhalte des IV. Quadranten zwar gewahr: Zwänge, Dissoziationen (▶ 4.8; 5.8), sie sind aber ich-dyston. Wir können uns derartige Erfahrungen zuschreiben (a), diese jedoch (b) nicht adäquat begründen (vgl. Morsten 1977).

∞ Kettner & Mertens (2010), Wegener (2005)

3.5 Primär- und Sekundärprozess

> **Lernziel 3.5**
>
> Sie kennen (und unterscheiden) die Begriffspaare Primär- vs. Sekundärprozess, bewusst vs. unbewusst, Es vs. Ich/Über-Ich.

Neu an der »Traumdeutung« ist nicht die bloße Deutbarkeit der Träume, sondern die differenzierte Beschreibung eines eigenen Denkstils, dessen wir in der Traumerinnerung (d. h. in der Erinnerung daran, dass ich geträumt und/oder was ich geträumt habe) gewahr werden. Freud nannte dieses archaische Denken des Traumes, aber auch das Denken des kleinen Kindes, der schizophrenen Psychose, in fokussierter Form auch der neurotischen Problematik den »Primärprozess« (PP). Das primärprozesshafte Denken macht sich innerhalb unseres sekundärprozesshaft-logischen Normalbewusstseins (SP) durch irritierende formale Eigenschaften bemerkbar. Mit Primär- und Sekundärprozess unterschied Freud zwei Grammatiken (Modalitäten) des Denkens, an denen er auch in der weiteren Entwicklung seines Theoriegebäudes festhielt.

Freud führt die formale Unterscheidung zwischen Primärprozess (PP) und Sekundärprozess (SP) schon im neurologisch-naturwissenschaftlich konzipierten »Entwurf« (Freud 1895/1950) und dann systematisch in seinem Modell des psychischen Apparates (Freud GW 2/3: I. Topik) ein. Auf dieser

Theoriestufe unterscheidet er zwischen »bewusst« und »unbewusst« mit dem Zwischenbereich des bewusstseinsfähigen »Vorbewussten«. Freud hält an der Formulierung der beiden Grammatiken des Denkens (PP und SP) auch in der II. Topik seines Struktur- bzw. Instanzenmodells von Ich, Es und Über-Ich (Freud GW 13: 235–290) und im »Abriss der Psychoanalyse« (Freud GW 17: 63–138) fest. Freud transformierte sein erstes topisches Modell von Qualitäten (bewusst – unbewusst – vorbewusst) zum zweiten topischen Modell von Strukturen (Ich – Es – Über-Ich). Am Ende seines Lebens führte er beide Topiken zusammen.

Tab. 3.3: Primär- vs. Sekundärprozess

	Primärprozess (PP)	Sekundärprozess (SP)
Mechanismen	Verdichtung Verschiebung Lockere Assoziationen	Eindeutige Zeichen Sprachliche Verweisungs-zusammenhänge Disjunktionen
Denken	Regressiv Kein Tod, keine Negation	»Nein«: Möglichkeit der Negation, des Todes
Logische Verknüpfung	Symmetrisch Generalisierend Konkretistisch-parataktisch Präsenz	Asymmetrisch Abstrakt-kausal Differenzierende Modi/ Tempora: Optativ, Irrealis, Futur etc.
Handeln	Defensive Symbolisierung	Instrumentelle Problem-lösung
Subjekt-Objekt-Bezug	Vorherrschen des Subjekt-bezugs Präsymbolische Empfin-dungen Sensorisch-perzeptive Identität	Sozialverhalten
Grenzen(losigkeit)	Ikarische Phantasien	Zeit, Gesetz, Ordnung
Inhalte	Triebbefriedigung	Moral, Gebote
Lust/Unlust vs. Realität	Lustprinzip	Realitätsprinzip
Mentalisierungsfähigkeit	Unmentalisierte Affekt-zustände und Symptome	Bedeutungserteilung Mentalisierung
Semantik	Affektologisch	Begriffslogisch

Freud hatte in seinem »Entwurf« den PP mit einer Begrifflichkeit der seelischen »Energie« eingeführt. Die aktuelle Neuropsychoanalyse greift diese Fragestellungen wieder auf – mit besseren Forschungsmethoden als sie Freud zur Verfügung standen. Am Ende seines Lebens verdeutlicht er die physikalische Begrifflichkeit in mentaler Sprache, etwa wenn er die im Unbewussten frei bewegliche

Energie mit einem Unteroffizier vergleicht, der einen Verweis seines Vorgesetzten stumm entgegennimmt, die heruntergeschluckte Wut aber alsbald am nächsten einfachen Soldaten auslässt (Freud GW 17: 91; Fußnote).

Freud war in seinem ursprünglichen physikalistischen Modell davon ausgegangen, dass durch mentale Aktivität Triebenergie reduziert wird, entweder durch Entladung oder durch Bindung. Er nahm an, dass Sprache mit Energiebindung einhergeht, und dass die nonverbalen Funktionen mit der primitiveren Komponente des jeweils angenommenen Modelles verknüpft sind: in der ersten Topik (Qualitätsmodell) mit dem Unbewussten, in der zweiten (Strukturmodell) mit dem Es, und in beiden Topiken mit dem PP.

Der PP ist durch die formalen Mechanismen von Verschiebung und Verdichtung charakterisiert sowie durch die lockeren, unlogischen oder »oberflächlichen« (Freud GW 2/3: 603) assoziativen Verknüpfungen. Dies und das Eingeschlossensein in die eigene Wahrnehmungswelt sah Freud in der schizophrenen Psychose und im Traum (bei dem normalerweise die quergestreifte nichtmimische Willkürmuskulatur gelähmt und die Fortbewegung unmöglich ist). In semantischer Hinsicht zeichnet sich der PP durch das affektsymbolische Denken aus, das zu Beginn des Spracherwerbs vorherrscht: Das Kind hat einen geringen Laut- und Wörtervorrat mit weiten, auf gefühlsmäßige Situationen bezogenen Extensionen: »Wau-wau« kann zum ersten, weniger als zehn Wörter umfassenden, Vokabular gehören und alles Mögliche meinen, keineswegs nur »(bellender) Hund«. Erst wenn es allmählich innerhalb des SP zu denken lernt, erfasst es begriffssymbolisch die Intension der Wörter, also die Ballheit des Balls, die Tischheit des Tischs usw. (Zepf & Soldt 2005).

3.6 Träume deuten

Lernziel 3.6

Sie wenden die Differenzierung zwischen dem semiotischen und dem symbolischen, mentalisierenden Zeichenverstehen auf die Traumdeutung an.

Abbildung 3.3 zeigt das gängige, semiotisch-SP-hafte Modell der Traumdeutung. Weil in diesem Modell Trauminhalte als verschlüsselte unbewusste Wünsche gelten, ist Ziel des Umgangs mit dem Traum die Dekodierung der bildhaften Gestalt des Traumes und die verbale Bearbeitung nicht nur des erschlossenen latenten Traumgedankens (L), sondern auch der in der Therapiestunde auftretenden und durch den Traum ausgelösten Einfälle. Der Traum wird wie eine Fremdsprache gesehen, die in die Muttersprache (des Wachzustandes) übersetzt werden soll.

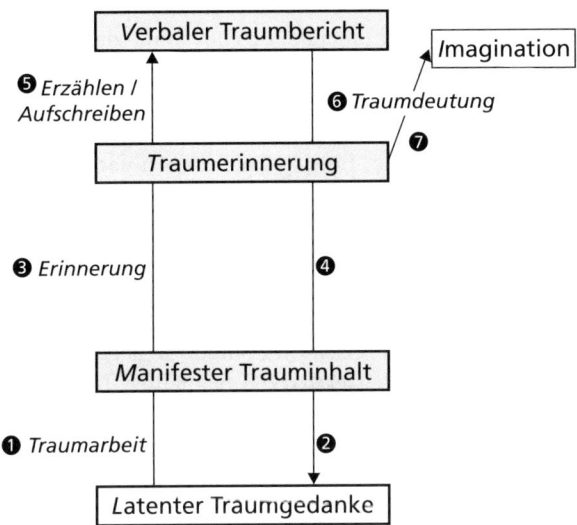

Abb. 3.3: Schema von Traumarbeit und Traumdeutung

Allerdings kann durch die Traumdeutung die ursprüngliche Traumarbeit nicht 1:1 rückgängig gemacht werden. Die Häufigkeit der Erinnerung kann zwar durch ein Traumtagebuch, durch eine psychoanalytische Arbeitsbeziehung oder einen interessierten Frühstückspartner sowie experimentell durch Wecken in der REM-Schlafphase deutlich gesteigert werden, und sie macht ebenso wie Traumarbeit und Versprachlichung den Traum zugänglicher; sie unterliegt jedoch ebenso einer gestaffelten, weitgehend unbewussten Zensur. Die klassische psychoanalytische Traumdeutung bewegt sich also auf dem verbalen Niveau; die einzelnen Schritte und L sind ihr unzugänglich bzw. müssen spekulativ erschlossen werden. Häufig werden in der Diskussion M, T und V (▶ **Abb. 3.3**) verwechselt, indem fälschlich angenommen wird, der in der Analysestunde oder am Frühstückstisch berichtete Traum V sei mit M oder gar T identisch.

Wesentlich revolutionärer als der SP-hafte Rückschluss von V auf M, T und L ist Freuds Hypothese, dass Träume Ausdruck eines vom SP qualitativ verschiedenen PP sind: Diese Hypothese kann als symbolisch-PP-haftes Modell des Traumes bezeichnet werden (Robbins 2004): In diesem Modell wird der Traum nicht als dekodierbare »Fremdsprache« aufgefasst, sondern als Ur-Sprache im sensorisch-perzeptiven und halluzinatorischen Modus, d. h. ohne verbale Verweisungszusammenhänge und ohne kommunikative Funktion. Wenn ich etwa nachts mit einer vermehrten genitalen Durchblutung, mit Schmerzen, Hunger, einem Klang- und Lichterlebnis oder einer sonstigen Leibsensation und einem emotional getönten Bild erwache, bin ich bereits im Wachzustand, allerdings noch nah am präverbalen Traumbild. Sobald ich mich frage: »Was habe ich gerade geträumt?«, reichere ich zwar das inhaltlich unbestimmte Wissen, dass meine Leib-Empfindung ein Traum war, durch einzelne Inhalte an. Durch die Verwandlung in verbale Inhalte distanziere ich mich jedoch gleichzeitig vom PP-haften Traum.

Möglicherweise rührt die Vorliebe mancher Philosophen für luzide Träume (Klarträume, bei denen die träumende Person weiß, dass sie träumt) daher, dass ein PP-haftes, nichtrepräsentationales Denken ohne verbale Kontrolle schwer erträglich ist und von vielen denkenden Menschen auf bedeutungslose neuronale Feuer reduziert werden muss.

Freud erwähnt luzide Träume. Ebenso wie sein Schüler Sandor Ferenczi führt er die »lenkbaren« Träume auf Wunscherfüllungen zurück. Das kreative Hin- und Herwechseln zwischen PP und SP kann als Beispiel für die SP-hafte Verarbeitung PP-hafter Bilder gelten (▶ Tab. 3.3), die sich für gewöhnlich beim morgendlichen Erwachen vollzieht. Das PP-hafte Modell des Traumes entspricht Jungs Symbolverständnis (▶ 2.1). Allerdings ist zu beachten, dass der allgemein-psychoanalytische Symbolbegriff »semiotisch« im Sinne Jungs gemeint ist, also verbale Repräsentation und SP-hafte Übersetzbarkeit beinhaltet. Jung verwendet anstelle der Terminologie von PP vs. SP die Unterscheidung zwischen dem subjektiven, von inneren Motiven bewegten Denken einerseits und dem gerichteten Denken andererseits (Jung GW 5: § 18). Jungs Auffassung des Traumes als eines Bildes der aktuellen bewussten und unbewussten Realität des Träumers und seine Wertschätzung des manifesten Traumes fügen sich gut in ein PP-Modell des Träumens ein. Die jungianische Praxis des Umgangs mit inneren Bildern (Imagination, Tagtraumtechnik, Malen, Analytisches Sandspiel usw.) zeigt einen Weg, PP-haftes Material nicht nur zu versprachlichen, sondern auch bildhaft zu gestalten.

Der psychoanalytische Umgang mit den Träumen ist ein mentalisierender, d. h., Bilder, Gefühle und Bedeutungen werden zusammen gesehen. Der Analytiker antwortet mit den eigenen bewussten und unbewussten Anteilen auf den Traum des Patienten. Ähnlich der Haltung einer frühen Bindungsperson, welche die Mentalisierung des Babys fördert, begibt sich der Analytiker in einen tagtraumähnlichen Zustand der rêverie (Bion 1970/2006), um den Traum-Gebilden seines Analysanden gleichsam entgegenzukommen. Umgekehrt ist die »Fähigkeit zu träumen« eine Voraussetzung dafür, bewusstes und unbewusstes Denken zuzulassen (Ermann 2000).

Die Traumdeutung ist damit ein zentrales Beispiel für ein symbolbezogenes Zeichenverstehen: Anstatt die Symbole des Traumes zu dechiffrieren und in begriffliche Sprache zu »übersetzen« oder theoretisch zu »erklären«, werden sie als psycho-somatische Gebilde gewürdigt, welche auf die gerade beste Weise die bewusst-unbewusste Gesamtsituation der träumenden Person zum Ausdruck bringen. Der Traum ist eine eingeleibte (»embodied«) Metapher. Dadurch ermöglicht er einen Zugang zum noch nicht Repräsentierten und stellt den Transformationsprozess der träumenden Person dar (Leuzinger-Bohleber & Pfeifer 2013; ▶ 1.8; 6.5). Dies gilt z. B. für Träume, die um das Thema der Energie kreisen: Hemmung, Geschwindigkeit, Beschleunigung im Bewegungsentwurf des Traumes zeigen der träumenden Person, wie sie ihr Leben gestaltet: aktiv oder passiv, introvertiert oder extravertiert usw. Auch der psychotherapeutische Prozess spiegelt sich im Traumbild. Der Traum kann helfen, die Dynamik der psychotherapeutischen Behandlung zu verstehen. Dies geschieht durch den gemeinsamen spielerischen Umgang mit den Traumsymbolen – entweder im Medium des Wortes oder (näher am bildhaften Charakter des Traumes) in der Imagination (▶ 3.8).

3.7 Theatermodell des Traumes

Lernziel 3.7

Sie kennen Jungs Unterscheidung zwischen einer Deutung auf der Objekt-
bzw. auf der Subjektstufe und verdeutlichen sie am Beispiel des Traumes.

Freud lässt sich in seiner Beschäftigung mit dem Traum vom Theorem der
Wunscherfüllung leiten. Dem Einwand, dass Angst-Träume und andere emotional negativ getönte Träume keineswegs eine Wunscherfüllung zu sein scheinen,
begegnet er mit dem Hinweis auf den Unterschied zwischen manifestem und la-
tentem Trauminhalt bzw. auf die Traumentstellung. Wunscherfüllung bezieht
sich auf Bedürfnisse, innere oder äußere Objekte, die durch das Bewusstsein
der träumenden Person wahrgenommen werden (W). Freuds klassische Traum-
auffassung lässt sich gut mit dem Theatermodell des Traumes in Einklang bringen:

> »Die ganze Traumschöpfung ist im wesentlichen subjektiv, und der Traum ist jenes
> Theater, wo der Träumer Szene, Spieler, Souffleur, Regisseur, Autor, Publikum und
> Kritiker ist. Diese einfache Wahrheit ist die Grundlage jener Auffassung des Traumsin-
> nes, die ich als Deutung auf der *Subjektstufe* bezeichnet habe. Diese Deutung faßt [...]
> alle Figuren des Traumes als personifizierte Züge der Persönlichkeit des Träumers auf«
> (Jung GW 8: § 509).

Das Theatermodell kann auf den Traum und das kindliche Spiel ebenso angewandt werden wie auf das Psychodrama. Die im Traum inszenierten Interak-
tionsmuster, die das Verhältnis des Träumers zu wichtigen Bezugspersonen prägen, bezeichnen wir als Objektstufe des Traumes. Dies ist die Perspektive, die
Freud in seiner Traumtheorie einnimmt. Durch die Mechanismen der Traumarbeit wird erklärt, warum die Traum-Objekte gegenüber den Bezugspersonen
des Wachzustandes verändert sind, nämlich durch Verdichtung mehrerer Real-
Personen zu einer Traum-Gestalt, durch Verschiebung usw. C. G. Jung zufolge
können die einzelnen auf der Traumbühne auftretenden Personen zusätzlich als
Aspekte des Träumers aufgefasst werden (Subjektstufe); der gesamte Traum ist
Ausdruck des Selbst-Zustandes (Kohut 1977/1979), oder: Alles, was ich
träume, bin ich selbst.

Das Theater-Modell hilft uns, die gängige »Guckkasten«-Vorstellung vom
Traum in einen breiteren Kontext zu stellen. Aus neurobiologischer Sicht wurde
der Traum auf neuronale Ereignisse des Stammhirns reduziert, aus denen die
Großhirnrinde eine halbwegs sinnvolle Handlung herstellt. Es wären also die
Beleuchter und Tonmeister, die mit Licht- und Klangeffekten die Schauspieler
zu Aktionen veranlassen, die vom Autor des Dramas nicht vorgesehen waren.
Der Neuro-Konstruktivismus fasst das Gehirn als Apparat auf, der Sinneseindrücke »innen« abbildet, so dass wir sie wie Kino- oder Theaterzuschauer auf
einer Bühne betrachten können. Das Theatermodell erinnert uns daran, dass

wir jederzeit unsere Zuschauer-Rolle verlassen können, um auf der Bühne unseres Traumes »mitzuspielen«. Im Wachzustand hilft es uns, den Traum nicht nur als neurobiologisches oder psychoanalytisches Studienobjekt aufzufassen, sondern als Einladung zum kreativen symbolischen Handeln. Jakob L. Moreno, der Schöpfer des klassischen Psychodramas, kleidet seinen Zugang zum Theater des Traumes in die folgende Begegnung mit Freud:

> »Ich fange mein Werk dort an, wo das Ihre, Herr Dr. Freud, endet. Sie treffen die Leute in der unnatürlichen Umgebung Ihrer Ordination [österr.: Arztpraxis; Anm. d. Verf.], ich begegne ihnen in ihrer natürlichen Umgebung: auf der Straße und in ihren Wohnungen. Sie analysieren die Träume der Menschen. Ich möchte ihnen Mut zu neuen Träumen geben. Ich bringe den Menschen bei, wie sie Gott spielen können« (zit. in Leutz 1974: 139, vgl. Moreno 1989/1995: 65).

Den Mut, von dem Moreno spricht, bezeichnen wir als Tagträumen (Imagination). Davon soll jetzt die Rede sein.

3.8 Imagination

Lernziel 3.8

Sie haben ein Gespür für innere Bilder als mögliche Ressourcen entwickelt.

Imagination (lat. *imago*: Bild) ist die Fähigkeit, in (inneren) Bildern zu denken, sich etwas vorzustellen. Imagination kann mehr oder weniger intensiv sein. In der Form des *Tagtraumes* geht sie mit einer tiefen psychosomatischen Entspannung und Versenkung (Trance) einher und ähnelt insofern dem durch die Hypnose hergestellten Bewusstheitszustand. Imagination beruht auf den Archetypen als den großen Mustern des kollektiven Unbewussten, die sich individuell konstellieren (▶ **Abb. 2.6**). Der späte Jung sah den Archetyp als ein transzendentales Konzept, als Bedingung der Möglichkeit des Imaginierens (▶ **1.6**). Mit anderen Worten: Wenn ich imaginiere, in inneren Bildern denke, muss ich die Archetypen als Basis voraussetzen.

Imagination benutzt die transzendente Funktion (▶ **2.8**), also die durch das Symbol vermittelte Erzeugung eines Dritten zwischen den Gegensätzen, letztlich als Brücke zwischen Bewusstem und Unbewusstem. Wenn ich imaginiere, gewinne ich also auch einen besseren Zugang zum Unbewussten und kann, ähnlich wie im Nachttraum, bewusste und unbewusste Inhalte verknüpfen.

☞ Imagination ist die Fähigkeit, symbolisch eine Abwesenheit zu gestalten. Ein sicher gebundenes Kind (▶ **1**) kann bei vorübergehender Abwesenheit der Mutter sein Spiel (▶ **4**) fortsetzen, weil es auf die Erfahrung zurückgreifen kann, dass die abwesende Mutter nicht tot oder zerstört ist, sondern wiederkommt (Objektkonstanz). Die Abwesenheit der äußeren Mutter fördert das Bild der inneren Mutter (Objektrepräsentanz).

Der gesunde Erwachsene malt sich eine Begebenheit aus, über die er in einem Roman liest. Das imaginierende Denken liest mit, auch in der Philosophie. Aus diesem Grund ist es oft enttäuschend oder irritierend, die Verfilmung eines Romans zu sehen, den wir gelesen haben: Ein Film ersetzt das innere Bild, das wir uns beim Lesen gemacht haben, durch ein äußeres Bild. Wir sagen dann: »Das Buch war besser als der Film«, meinen aber vor allem: »Meine eigenen inneren Bilder sind mir näher als die fiktiven der Filmemacher«. Ein guter Film lässt deshalb Platz für die inneren Bilder der Kinobesucher, entlässt diese am Kinoausgang in die eigene Imagination.

Der gesunde Mensch hat die Fähigkeit, zwischen inneren Bildern und der äußeren Realität zu unterscheiden. Wer aus dem Kino kommt, lässt die fiktiven Bilder hinter sich. Auch wenn er noch eigenen, durch die Fiktion angestoßenen inneren Bildern nachhängt, so kann er sie doch vom Straßenverkehr und von den neuen Begegnungen mit Menschen, die auf ihn zukommen, unterscheiden. Es gibt zwei mögliche Störungen dieser Fähigkeit zur *Realitätsprüfung,* eine psychotische und eine neurotische:

- Der *Psychosekranke* kann innere Welt und äußere Realität nicht sicher unterscheiden. An die Stelle des Denkens, das Innen und Außen verknüpft, tritt mehr und mehr der Wahn. Z. B. kann er misstrauische Phantasien über andere Menschen nicht mehr kritisch überprüfen. Vielmehr wächst seine Überzeugung, dass er verfolgt wird, dass eine Verschwörung gegen ihn im Gange ist usw. – die inneren Bilder werden im Kontext des Wahns zu Halluzinationen (Trugwahrnehmungen). In der Psychose kann die Abwesenheit der Objekte nur schwer symbolisch gestaltet werden, weil der Unterschied zwischen Anwesenheit und Abwesenheit verschwimmt. Obwohl die psychotischen Bilder überreich sein können, wirken sie skurril und schwer kommunizierbar.
- Wer unter einer *Neurose* (▶ 5.6) leidet, ist hingegen in der Lage, innere und äußere Realität zu unterscheiden. Trotzdem kann die schöpferische Imagination durch eine Weigerung beeinträchtigt sein, die Abwesenheit oder den Verlust des Objekts anzuerkennen und symbolisch zu gestalten. Wenn die Trauer um das abwesende oder verlorene Objekt nicht gelingt, droht eine Inflation äußerer und innerer Bilder, um der Trauerarbeit (▶ 9.3) auszuweichen.

⚠ **Unterschied Imagination/Imaginär:**

Jacques Lacan betrachtet im Gegensatz zum hier verwendeten Sprachgebrauch (Colman 2006) das Imaginäre als universal notwendiges Element der psychischen Entwicklung. Durch das Imaginäre entsteht ein Selbstbild, das die Zerstückelung des Ich verhindert. Das Symbolische besteht für Lacan in der Tradition Freuds eher in der Überwindung der Bilder durch Übersetzung in Sprache.

Die klassische psychoanalytische Traumdeutung (▶ Abb. 3.3) ist eine Antwort auf den verbalen Traumbericht (▶ Abb. 3.3), bei dem es sich bereits um eine sekundäre Ausgestaltung des nächtlichen Traumes handelt. Bleibt der Träumer im Medium des Bildes, indem er zu seinem Nachttraum malt oder Tagträume aufsteigen lässt, so sprechen wir von Imagination (▶ Abb. 3.3).

Imagination (von lat. *imago*: Bild, also: »Ein-bildung«) wird von Freud als »Tagträumerei« bezeichnet (Freud GW 2/3: 53). Sie nimmt Freud zufolge eine Zwischenstellung zwischen dem Nachttraum und dem wachen Denken ein, das nach Schleiermacher in Begriffen und nicht in Bildern vor sich geht. Die »imaging capacity« erwirbt das Kind im Verlauf des 2. Lebensjahres (▶ 10.3).

Freud betrachtete die analytische Traumdeutung im Wesentlichen als (SP-hafte) Versprachlichung der Traumbilder. Die modernen imaginativen Methoden der Psychotherapie versuchen demgegenüber stärker, Begriffe/Worte und Bilder zu verknüpfen, also der träumenden Person Methoden im Wachzustand anzubieten, die dem Traum näher stehen als die SP-hafte Versprachlichung. Es sind verschiedene Techniken beschrieben worden, sich dem Traum nicht nur verbal-analytisch durch Versprachlichung seiner Bildhaftigkeit, sondern imaginativ zu nähern. Wieder in den Traum einzutreten (dream reentry), gilt meist als Zwischenstufe vor einer sich anschließenden verbalen Bearbeitung. Gut ausgearbeitet sind in der Katathym-Imaginativen Psychotherapie die Einstellung des Nachttraumes sowie die Inszenierung der Imagination eines Einzelnen oder der Gruppe. Teile dieser imaginativen Techniken werden auch im Traum-Psychodrama angewandt. Ich fasse die erwähnten Methoden als bildhafte (imaginative) Techniken auf, die im Gegensatz zur Phantasie einen emotional getönten und sinnenhaften Charakter tragen. Die Imagination in der Tagtraumtechnik (z. B. Katathym-Imaginative Psychotherapie) geschieht unter Führung des anwesenden Therapeuten. Bei der aktiven Imagination nach C. G. Jung ist die übende Person hingegen allein; sie tritt in eine Zwiesprache mit Selbstanteilen und wählt selbst ergänzende Formen des Ausdrucks (Malen, Gestalten mit Ton, Trommel- oder sonstige Klangarbeit). Ein historisch bedeutsamer und auch heute noch praktizierter Erfahrungsweg ist die imaginación in den auf Ignatius von Loyola zurückgehenden Spirituellen Exerzitien.

Die Fähigkeit zur Imagination und damit zum Spiel (▶ 4) beruht auf der Fähigkeit, allein zu sein, auch in der Gegenwart eines anderen (Winnicott 1957/ 2002). Ist diese Fähigkeit (noch) nicht gegeben, wird die drohende Einsamkeit durch imaginäre Phantasien vermieden, die jedoch keine tiefen inneren Bilder sind. Allein sein können ist die Frucht von Bindungssicherheit. Ähnlich wie die Sicherheit vermittelnde Mutter ermöglicht die rêverie des Analytikers den Raum, in dem innere Bilder sich entfalten und mitgeteilt werden können. Die mentalisierende rêverie, die (Tag-)Träumerei der Mutter ist es, durch die das Kind Zugang zum eigenen Denken erlangt (Bion 1962/1990). In therapeutischer Hinsicht hat die rêverie des Analytikers dieselbe mütterliche Bedeutung: das Denken des Analysanden in Worten und Bildern zu fördern. Denn »mentalisieren« kann als die Fähigkeit definiert werden, Verhalten imaginativ als mit intentionalen geistigen Zuständen verknüpft wahrzunehmen oder zu interpretieren (Allen et al. 2008/2011: 2).

Die Fähigkeit zur Imagination verdeutlicht auch, was ein Symbol »lebendig« macht: Die Abwesenheit des symbolisch Imaginierten im präsenten Symbol, die Gleichzeitigkeit des »Ist gleich« (Äquivalenzmodus) und des »Ist nicht« (Als-ob-Modus).

Historisches Beispiel: Abendmahlsstreit

Im 16. Jahrhundert stritten westliche Theologen über die Gegenwart Jesu Christi in der Eucharistie (Abendmahl). Manche nannten diese Präsenz »nur symbolisch«, wobei sie einen semiotischen Symbolbegriff verwendeten. Katholische Theologen drückten die Realpräsenz durch die Lehre von der »Transsubstantiation« aus: Demnach bleiben in der Eucharistie die äußeren, zufälligen Eigenschaften von Brot und Wein (Akzidentien) unverändert. Ihr Wesen (Substanz) hingegen wird gewandelt, sodass jetzt unter den äußeren Gestalten von Brot und Wein Jesus Christus präsent ist. Wichtig: Diese symbolische Präsenz funktioniert nicht im reinen Äquivalenzmodus. Vielmehr braucht es die Verschiedenheit in den Akzidentien, also die »Realabsenz« Jesu Christi, welche die symbolische Präsenz erst möglich macht.

∞ Colman (2006)

3.9 Kreativität

Lernziel 3.9

Sie skizzieren eine Anthropologie des schöpferischen Menschen.

Kreativität ist in einem traditionell religiösen Kontext eine Eigenschaft des Schöpfergottes. Aufgrund seines Geschaffenseins kann der Mensch im jüdisch-christlichen Kontext, aber auch in anderen Religionen als Mit-Schöpfer, und seine Kreativität als Teilhabe an der göttlichen Kreativität aufgefasst werden.

Wie aber kann die Kreativität des Menschen ohne theologische Vorannahmen gedacht werden?

Die Geschöpflichkeit von Mensch und Welt ist ein religiöser Gedanke, der in öffentlichen Debatten auftaucht (z. B. »Bewahrung der Schöpfung« in ökologischen Diskussionen oder der Bezug auf die Geschöpflichkeit des Menschen in bioethischen Debatten). Solche Formulierungen werden verstanden und akzeptiert, sie deuten auf die Überkreuzung des religiösen und des postsäkularen Diskurses hin (Reder & Frick 2010).

C. G. Jung bezieht das Geschaffensein des Menschen auf dessen Verhältnis zum Unbewussten. Psychische Entwicklung des Menschen ist deshalb ein Entdeckungsprozess, weil wir die »Entdeckten« sind, durch unsere Eltern und durch das Unbewusste:

> »Ich muss hier von einem psychologischen Standpunkt aus sagen, dass die Erkenntnis oder die Erfahrung, vorweggenommen zu sein, immer auch ein Gefühl für den Sinn oder die Bedeutung des Lebens mit sich bringt. [...] Zum Beispiel: Ein bestimmter Gedankengang entwickelt sich aus einer Traum-Serie. Mir wird klar, dass ich ein Duplikat dessen bin, was mein Unbewusstes von mir vorausgeahnt hat. Und im selben Moment erfüllt mich ein Gefühl von Zielhaftigkeit, so als würde mein Schicksal sich nach einem geheimen Plan vollziehen. Man fragt sich nicht länger: ›Welchen Sinn hat mein Leben?‹, sondern man ist erfüllt vom Sinn selbst« (Jung 1940/2008: 74f).

Jung setzt das Geschaffensein und mein Anerkennen des Geschaffenseins mit dem eigenen Verhältnis zum Unbewussten gleich: dass ich aus dem Unbewussten heraus lebe, nicht in der Illusion, in der Hybris meines bewussten Ich bleibe, sondern mich auf das Unbewusste verlasse, ja sogar: dass ich dem Unbewussten gehorche – all dies setzt er gleich mit dem Geschaffensein und mit dem Verhältnis zum Schöpfer (Frick & Lautenschlager 2008: 78–91). Der Kern dieses Unbewussten ist das Selbst (▶ 10) des Menschen, das ihm immer entzogen bleibt und das er doch ständig neu entdeckt und zu dem er ein Verhältnis gewinnt.

C. G. Jungs kongenialer Schüler Erich Neumann beschäftigt sich eingehend mit dem Angewiesensein des schöpferischen Menschen auf das Unbewusste:

> »Diese Zusammengehörigkeit des Ich mit einem Du und seine Angewiesenheit auf dieses prägt schon die früheste Ich-Entwicklung, in welcher die Mutter als das Du, welches für die kindliche Persönlichkeit Welt, Selbst und menschliche Gemeinschaft in einem ist, die entscheidende Rolle spielt. Die Bedeutung dieser ersten Phase der Entwicklung für den Aufbau der Psyche besteht u. a. darin, dass das Ich durch die Erfahrung seines Verwurzeltseins in einem Du zur Sicherheit seiner eigenen Ich-Selbst-Einheit gelangt, welche das schöpferische Dasein des Kindes und später des Erwachsenen ermöglicht, das in offener Spontaneität nach innen und außen reagiert« (Neumann 1960: § 8).

Die Kreativität Adams, der allen Lebewesen und Dingen Namen gibt, und auch die Vertreibung aus dem Paradies deutet Neumann entwicklungspsychologisch: Jeder neugeborene Mensch ist in seiner Geschöpflichkeit und Gottebenbildlichkeit schöpferisch einmalig und kennt das kindliche Paradies. Das Eintreten des Bewusstseins, so Neumann, sei die Grundproblematik des menschlichen Daseins, deren Symbol die Vertreibung aus dem Paradies ist. Zwar kann der schöpferische Mensch nicht in dieses Paradies zurückkehren, aber er kann sich auf das Selbst ausrichten.

Ähnlich wie im Lukasevangelium (2,19) Maria »Zusammenfügerin« genannt wird, symbállusa, können wir auch den Künstler nennen: symbállōn, Zusammenfüger. Der schöpferische Mensch steht im Vergleich zum Normalmenschen »in einer verstärkten innerpersönlichen Spannung« (Neumann 1956/1995: § 70). Er ist auf das Selbst, auf das Ganze bezogen. Er ist Schöpfer und Geschöpf, bezogen auf die Unendlichkeit Gottes.

> »Deswegen schließt bei ihm die Ich-Erfahrung die Ganzheitserfahrung nicht aus, und Offensein den Partialwelten gegenüber sowie Durchlässigkeit für die ihnen zu Grunde liegende Einheitswirklichkeit, empfangende Überwältigung und formende Gestaltung bilden die Gegensatzspannungen, in denen der schöpferische Mensch lebt« (Neumann 1956/1995: § 70).

Durch die »Wiedervereinigung der Gegensätze« lässt »die Kunst eine neue, zwischen den Partialwelten von Innen und Außen existierende Dritte Welt entstehen«. Nach Neumann (§ 71) ist diese »Ausdruck ihres Willens, eine Analogie zur Einheitswirklichkeit zu schaffen oder auf der höchsten Stufe ein echtes Symbol von ihr erscheinen zu lassen«. »Denn das gerade zwingt den Künstler, die Innenwelt mithilfe von Farbe und Form, Bewegung und Ton, Wort und Stein zu einem »Außen« zu machen, welches ein Neues ist, in dem Außen und Innen eine Einheit bilden«.

Das Kunstwerk und der Künstler, der es aus dem Kontakt mit dem Holz, aus dem Kontakt mit dem Unbewussten schafft, führen zusammen. Aus der Gegensatzspannung der Halbmarken, der symbola, schafft er etwas Drittes. Die transzendente Funktion des Symbols ist das, was der Künstler zuerst ahnt, und was wir im Sinne Jungs als bestmöglichen Ausdruck einer relativ unbekannten Sache nehmen wollen, als lebendiges Symbol, das wir nicht dechiffrieren können, ohne es zu »töten«. Aber wir können um dieses Symbol herumgehen, im konkreten räumlichen Sinn und im übertragenen.

Ähnlich wie Neumann ist auch Moreno von der jüdischen Mystik beeinflusst, von der Vorstellung eines göttlichen »kreativen Funkens« in der Menschheit. Er sieht den Menschen als Mitschöpfer Gottes und Gott als Komödianten auf der Bühne der Welt. Der Mensch ist Mitkreator des ewig einen Stückes »die Erschaffung der Welt« und deshalb nicht in der Vergangenheit, sondern im Hier und Jetzt seines Handelns tätig.

Moreno setzte sich mit derartigen Formulierungen und mit dem Programm des *Godplaying* dem Vorwurf des Pantheismus aus. Manche Psychodramatiker haben deshalb seine Methode und Techniken zu ›säkularisieren‹ versucht. Das ändert nichts daran, dass Morenos Zugang zur Kreativität eine weitere Überkreuzung des religiösen und des postsäkularen Diskurses ist – in der Theorie und vor allem in der spielerischen Praxis des Psychodramas. Das nächste Kapitel wendet sich diesem zentralen, bis in die Kindheit zurückreichenden Erfahrungsbereich des Menschseins zu: dem Spiel.

3.10 These und Fragen 3

These 3: Der träumende Mensch

Der Mensch ist fähig zu bewusster Reflexion, und er wird durch das Unbewusste bestimmt. Freud zufolge ist die Traumdeutung »die Via regia zur Kenntnis des Unbewussten im Seelenleben«. Das Seelische kann als Kontinuum aufgefasst werden, zu dem mehrere bipolare Spannungsfelder gehören, die nicht deckungsgleich sind: bewusst/unbewusst, Wach-/Traumzustand, Sekundär-/Primärprozess. Das Unbewusste als das nicht Wahrgenommene und (noch) nicht Angenommene meldet sich im Traum, in Fehlleistung, Witz, Symptom (Komplex) und im schöpferischen Handeln. Im Traum zeigt und verbirgt es sich in der Spannung zwischen manifestem Trauminhalt und Latenz. Die Traumdeutung kann mit den Traumsymbolen entweder semiotisch-entschlüsselnd oder spielerisch-imaginativ umgehen.

Fragen zu Kapitel 3

a) Was ist mit dem Satz gemeint, die Traumdeutung sei die Via regia zur Kenntnis des Unbewussten im Seelenleben?
b) Wie verwendet Freud den Symbolbegriff in der Traumdeutung, wie Jung?
c) Welche Aussage ist *falsch*? Das Stammhirn ...
   - ☐ bleibt beim Hirntod funktionsfähig.
   - ☐ ist nach A. Hobson der Ort, in dem der REM-Schlaf ausgelöst wird.
   - ☐ ist beim Coma vigile (Apallisches Syndrom) intakt.
   - ☐ lässt somatische Angstäquivalente zustandekommen.
   - ☐ hat ungefähr die Dicke eines Daumens.
d) Wie funktioniert Freud zufolge die Traumarbeit?
e) Ein schon etwas älterer Kommilitone erzählt Ihnen, dass er höchstens alle zwei bis drei Monate einmal träumt. Welche Aussage trifft *nicht* zu?
   - ☐ Diese Aussage ist auf eine niedrige Traumerinnerungs-Häufigkeit zurückzuführen.
   - ☐ Der Kommilitone könnte eine Störung im Hirnstamm haben, z. B. einen kleinen Schlaganfall oder eine Entzündung des Gehirns in diesem Bereich.
   - ☐ Im Schlaflabor wären nach einer Zeit der Gewöhnung häufigere Traumberichte wahrscheinlich.
   - ☐ Es könnte sich um die Wirkung von Traumzensur und Verdrängung handeln.
   - ☐ Möglicherweise erzählt der Kommilitone seiner Frau häufiger Träume am Frühstückstisch.

f) Der psychoanalytischen Theorie zufolge besteht das Psychische aus bewussten und unbewussten Anteilen. Welche der folgenden Aussagen gilt für den Traum?
- ❏ Das Denken ist völlig ausgeschaltet, die Seele taucht in Bilder ein.
- ❏ Meistens wird geträumt, was sich am Folgetag ereignet (präkognitive Träume).
- ❏ Traumatisierte Menschen träumen sehr selten und erinnern sich kaum an Träume.
- ❏ Der manifeste Trauminhalt wird durch die Traumdeutung erschlossen.
- ❏ Die »Zensur« zwischen unbewussten und bewussten Inhalten wird durchlässiger.

g) Was bedeutet Traumdeutung auf der »Objektstufe«/»Subjektstufe«?

h) »Träume sind Schäume«: Welche Argumente gibt es für diese Redensart, welche dagegen?

i) Gegen die Mentalisierungstheorie wird eingewandt, sie vernachlässige das dynamische Unbewusste. Mit welchen psychoanalytischen Argumenten antworten Sie auf diesen Einwand?

j) Seelische Vorgänge können durch fehlendes Gewahrwerden und durch Nicht-Annehmen unbewusst sein bzw. werden. Welche Beispiele kennen Sie für die eine und/oder die andere Variante?

4 Der spielende Mensch

📖 Freud GW 13: Kap. 1: Jenseits des Lustprinzips

4.1 Die Holzspule

> **Lernziel 4.1**
>
> Sie kennen das Beispiel des Holzspulen-Spiels und sind in der Lage, Freuds diesbezügliche Deutung zu diskutieren.

In »Jenseits des Lustprinzips« berichtet Freud über die Episode des Holzspulen-Spiels seines Enkels Ernst:

> »Eines Tages machte ich dann die Beobachtung, die meine Auffassung bestätigte. Das Kind hatte eine Holzspule, die mit einem Bindfaden umwickelt war. Es fiel ihm nie ein, sie z. B. am Boden hinter sich herzuziehen, also Wagen mit ihr zu spielen, sondern es warf die am Faden gehaltene Spule mit großem Geschick über den Rand seines verhängten Bettchens, so daß sie darin verschwand, sagte dazu sein bedeutungsvolles o-o-o-o- und zog dann die Spule am Faden wieder aus dem Bett heraus, begrüßte aber deren Erscheinen jetzt mit einem freudigen ›Da‹. […] Das war also das komplette Spiel, Verschwinden und Wiederkommen, wovon man zumeist nur den ersten Akt zu sehen bekam, und dieser wurde für sich allein unermüdlich als Spiel wiederholt, obwohl die größere Lust unzweifelhaft dem zweiten Akt anhing. Die Deutung des Spieles lag dann nahe. Es war im Zusammenhang mit der großen kulturellen Leistung des Kindes, mit dem von ihm zustande gebrachten Triebverzicht (Verzicht auf Triebbefriedigung), das Fortgehen der Mutter ohne Sträuben zu gestatten. Er entschädigte sich gleichsam dafür, indem es dasselbe Verschwinden und Wiederkommen mit den ihm erreichbaren Gegenständen selbst in Szene setzte« (GW 13: 12f).

Freuds Enkel ist gleichzeitig Akteur und Regisseur seines Spiels. Er sucht, nach der Interpretation Freuds, im Spiel mit der Holzspule die Kontrolle über den Verlust seiner Mutter. Freud diskutiert einen Bemächtigungstrieb und auch »die Befriedigung eines im Leben unterdrückten Racheimpulses«, da das Kind im Spiel die Mutter von selbst wegschickt. Der kleine Ernst gebraucht zwei vorsprachliche Prädikatoren: »o-o-o-o«, um die Sequenz Misslingen → Schmerz → Kummer, und »da«, um die Sequenz Gelingen → Lust → Wohlbehagen zu begleiten (Zepf & Soldt 2005). Beide Sequenzen wiederholt er spielerisch durch Wegschleudern der Garnrolle, die er am Faden wieder herbeiziehen kann, aber auch durch Wegschleudern anderer Gegenstände ohne Faden, die nach dem Wurf im Zimmer »verloren« sind.

In Kapitel 3.8 haben wir über die Fähigkeit zum Alleinsein gesprochen. Im Unterschied zum Alleinsein ist Einsamkeit ein quälender Zustand, der die Angst vor dem definitiven Verlassenwerden wachruft. Im Fremde-Situations-Test (▶ 1.4) ist diese Angst eine mögliche Reaktion auf das Weggehen der Mutter. Aber auch eine andere Spielart lässt sich beobachten: Alleinsein in Gegenwart einer anderen Person, entwicklungspsychologisch und archetypisch in Gegenwart der Mutter, aber auch später in den Beziehungen, in die wir eintreten. In der Gegenwart der Mutter allein zu sein: Damit ist das Paradox gemeint, dass jemand anwesend ist und dass doch kein unmittelbarer Kontakt mit ihm oder ihr besteht. Möglicherweise besteht der Kontakt zum Spielzeug, zu irgendetwas Drittem, zu einer Sache. Die Mutter ist währenddessen im Hintergrund. Wir haben gesehen, wie durch Mentalisieren und durch diese frühe Triangulierung Zeichen entstehen (▶ 2.5). Winnicott spricht auch vom Teilen des Alleinseins nach dem Geschlechtsverkehr, vom spielerischen »Erlernen« der Sexualität in der kindlichen Masturbation, die ja die Fähigkeit, allein zu sein, beinhaltet. Nur wenn er allein ist, kann der Säugling sein eigenes, personales Leben entdecken. Die pathologische Alternative ist ein falsches, auf Reaktionen, auf äußere Reize aufgebautes Leben. Wenn der Säugling allein (nicht einsam) ist, kann er das tun, was man beim Erwachsenen »Entspannen« nennen würde. Gelingt ihm das nicht, so wirkt er unintegriert. Vielleicht tastet er herum, ist in einem Zustand, in dem es keine Orientierung gibt. Diese Unintegriertheit, Nicht-Entspanntheit kennen wir bereits aus der Bindungsforschung, sie wird dort als nicht sicheres Bindungsmuster in den Spielarten ambivalent, vermeidend und desorganisiert konzeptualisiert.

Fragen wir uns, bezugnehmend auf Freuds Enkel Ernst und dessen Holzspulen-Spiel: Wodurch bewältigt das Kind das Verschwinden der Mutter? Zunächst einmal durch die *Wiederholung*. Freud spricht auch vom neurotischen Wiederholungszwang als dem (im Symptom ▶ 2.7 lange vergeblichen) Versuch der Problemlösung. Was ist das Besondere an dieser Wiederholung im Holzspulen-Spiel? Es ist die *Kontrolle* (▶ 8.5), es ist eine Art Bemächtigung. Das Kind genießt dieses Unter-Kontrolle-Haben. Es genießt im Grunde, dass es Herr des Spieles ist. Natürlich können wir hier auch wieder sagen: Es genießt, dass das Spiel schon vorher besteht und dass es in das Spiel hineingezogen wird. Es hat die Regel verstanden: Anwesenheit – Abwesenheit. Und es kann selber diesen Wechsel Anwesenheit – Abwesenheit moderieren, d. h., es erleidet nicht mehr dumpf die Abwesenheit, sondern kann mit der Holzspule die Mutter *symbolisieren*, und somit zu einer Objektkonstanz gelangen. Obwohl die Mutter physisch nicht mehr da ist, wird sie im Spiel gegenwärtig gesetzt.

4.2 Neurobiologie von Spiel und Ausgeschlossensein

> **Lernziel 4.2**
>
> Unter Bezugnahme auf neurosoziologische Studienergebnisse können Sie zwischen sozialem Ausschluss (Einsamkeit) und der Fähigkeit zum Alleinsein differenzieren.

Das Ausgeschlossenwerden vom Spiel zeigt uns den Unterschied zwischen der Einsamkeit, und der Fähigkeit zum Alleinsein. Der PLAY-Zustand des Gehirns ermöglicht es, in einer sicheren und vertrauten Umgebung alle emotionalen Systeme zu erproben. Darin hat er Ähnlichkeiten mit dem REM-Schlaf.

Ausgeschlossensein ist etwas Passives, das ich selbst nicht gestalten kann. Was passiert »in uns«, wenn Menschen vom Spiel anderer ausgeschlossen werden, wenn sie sozial isoliert werden?

Eine auf neurosoziologischem Hintergrund entwickelte Studie von Eisenberger et al. untersuchte im Jahre 2003, welche Hirnareale im Moment des Ausgeschlossen-Werdens aus einer sozialen Gemeinschaft aktiviert werden. Die explizite Hypothese lautete in Anlehnung an eine alte klinisch-psychosomatische Erfahrung, dass die neuronalen Korrelate primär »seelischen Schmerzes« (also Sich-zurückgesetzt-, Sich-ausgeschlossen-Fühlen; Kränkung) mit den mittlerweile in einer Reihe von Studien gesicherten neuronalen Korrelaten eines umschriebenen »körperlichen« (z. B. Hitze-)Schmerzreizes übereinstimmen. Dazu wurden Probanden mittels Videobrille in eine virtuelle Realität versetzt, während sie im Scanner (funktionelles Kernspin; fMRT) lagen. Innerhalb einer per Videobrille eingespielten virtuellen Realität nahmen sie an einem Ballspiel mit anderen (virtuellen) Mitspielern teil, erhielten aber im Verlauf des Spiels zunehmend keine Bälle mehr von diesen zugeworfen, mussten sich also nach und nach aus der Gemeinschaft der Ballspielenden ausgeschlossen fühlen. Während dieses subjektiven Erlebens des Ausgeschlossen-Werdens aus einer sozialen Gemeinschaft zeigte sich in den gleichzeitig durchgeführten fMRT-Aufnahmen eine Aktivierung der drei Hirnregionen dorsaler anteriorer cingulärer Cortex (ACC), anteriore Insel sowie rechter ventraler Präfrontalcortex. Interessant ist dabei, dass die Aktivierung im Präfrontalcortex sowohl negativ mit der Aktivierung des ACC als auch mit dem anschließenden Selbstbericht der Probanden über die Intensität der von ihnen empfunden »Notlage« korreliert. Dies lässt vermuten, dass der rechte ventrale Präfrontalcortex eine Rolle spielt bei der Selbstregulation von Disstress in Situationen sozialer Ausgrenzung. Aus den Beobachtungen der Forscher ließ sich dieser Zusammenhang insofern noch weiter differenzieren, als besagte neuronale Korrelate des »seelischen Schmerzes« auch aktiviert wurden, wenn Ausgrenzung lediglich als visueller Reiz dargeboten, aber nicht selbst erlebt wurde. Die Selbstregulation wurde dabei allerdings nicht in Gang gesetzt. Die Autoren resümieren, dass Schmerz, welcher durch Exklusion entsteht, zumindest streckenweise auf der gleichen neuroanatomischen Grundlage prozessiert wird wie rein physischer Schmerz. Dem ACC könnte man dabei die Funktion eines »neural alarm systems« zuschreiben, welches allerdings nicht so sehr mit der sensorischen, sondern vielmehr mit der affektiven Komponente von Schmerz korrespondiert – der vorrangige Aspekt z. B. bei der Frustration von zwischenmenschlichen Bindungsbedürfnissen. Ein therapeutisches Ziel könnte dementsprechend darin bestehen, ein entsprechend stärkeres bindungs- bzw. beziehungsorientiertes Verhalten einzuleiten, um die Integrationsfähigkeit in Gruppen zu fördern.

Die neuronale Ähnlichkeit zwischen sozialem Ausschluss und Schmerz hat auch die Suche nach zerebralen und biochemischen Korrelaten der Trauer angeregt (▶ 9.2). Umgekehrt ist das PLAY-System (▶ 1.2) des Säuger-Gehirns mit dem Primäraffekt der Freude und mit dem Lachen verbunden, das eine angeborene Reaktionsbereitschaft des Menschen auf Berührung und Spiel darstellt (Panksepp 1998/2005).

Lachen und Weinen stellen uralte subkortikale motorische Muster dar, die bei bestimmten neurologischen Krankheiten wie der Amyotrophen Lateral-Sklerose »enthemmt« werden können, sodass es zu emotional unmotiviertem Lachen oder Weinen kommt. Plessner wählte das Lachen zur philosophischen Bestimmung der exzentrischen Positionalität des Menschen (▶ 2.4). Lachen und Weinen sind affektive Erschütterungen, die uns »übermannen« und die wir uns erst in einem folgenden Schritt zeigen machen: Erst sind wir erschüttert, durch den Affekt überwältigt, dann benennen wir innerlich oder äußerlich das Gefühl und ordnen es in den situativen Kontext ein.

Jakob Moreno, der Schöpfer des Psychodramas, beschäftigte sich in der von ihm entwickelten Methode der *Soziometrie* ausführlich mit den Kriterien, die Gruppen für Ein- und Ausschluss entwickeln. Sozialer Ausschluss berührt uns ganz persönlich, isoliert und individualisiert uns: Das Schlimme am Ausschluss ist, dass ich nicht verstehe, warum ich ausgeschlossen werde.

Erinnern Sie sich selbst ...

Vielleicht wissen Sie noch, mit wie vielen Kindern Sie in einer Schulklasse waren. Sagen wir, es waren 25. Zehn davon waren zum Kindergeburtstag eingeladen, und Sie waren nicht dabei. Das ist dann schlimm, wenn Sie nicht die Kriterien dafür kennen, weshalb Sie nicht eingeladen werden. Wenn Sie wissen, warum Sie nicht eingeladen werden – z. B. alle, die in einem bestimmten Ort wohnen oder aber alle Mädchen werden eingeladen, dann ist es für Sie als Junge einfacher, zu akzeptieren, dass Sie nicht eingeladen sind.

Spannend ist nicht nur, dass sozialer Ausschluss und körperlicher Schmerz ähnliche neuronale Korrelate haben. Vielmehr korreliert auch die individuelle Empfindlichkeit beim mechanischen Schmerz mit der Empfindlichkeit, ausgeschlossen zu werden aus einer sozialen Gemeinschaft. Vorangehende negative psychosoziale Erfahrungen können zu einer höheren Empfindlichkeit gegenüber mechanischen Schmerzreizen führen, abhängig davon, inwieweit die betroffene Person das Ausgeschlossenwerden als sozial negativ empfindet.

4.3   Spielfeinfühligkeit

> **Lernziel 4.3**
>
> Sie können die Situation des spielenden Kindes und die angemessene Reaktion der Bindungsperson als Modell der seelischen Entwicklung darstellen.

Im Bindungskapitel (▶ 1) haben wir über die *Feinfühligkeit* als wichtige Eigenschaften von Bindungspersonen gesprochen. Mütterliche Feinfühligkeit umfasst nach Ainsworth die folgenden vier Merkmale:

1. *Wahrnehmung* der Bedürfnisse und Äußerungen des Kindes
2. Richtige, dem Kind entsprechende *Interpretation* der kindlichen Signale
3. *Promptheit* der mütterlichen Reaktion
4. *Angemessenheit* der mütterlichen Reaktion

Was die *Spielfeinfühligkeit* (Grossmann & Grossmann 2012) angeht, so sollte die erwachsene Person – über die generelle Feinfühligkeit hinaus – beim spielenden Kind unterstützen:

* Neugier
* Exploration (Erkundung)
* Initiative (Herausforderung ohne Einmischung)
* Angemessene Struktur des Spiels

In einer bindungstheoretischen Sicht können wir sagen: Das Kind kann in der Gegenwart der Mutter spielen, weil es Sicherheit empfindet. Wenn die Mutter weggeht, kann es zwar die Tröstung einer fremden Babysitterin annehmen, aber diese Tröstung ist im Normalfall nicht so effektiv wie die Tröstung durch die Mutter, die Entspannung nicht so gut wie durch die Mutter. Es gibt kleine Disstress-Zeichen, indem es z.B. das Spielzeug wegschleudert oder kaputt macht oder ähnliches. Es ist ein deutlicher quantitativer wie qualitativer Unterschied zu sehen zwischen der Bindungsbeziehung und anderen Beziehungen. Aus einer sicheren Bindung entwickeln sich das Mentalisieren und die Spielfähigkeit. Auch das philosophische Denken beruht letztlich auf Bindungssicherheit und der Fähigkeit zu spielen.

»Spielen mit der Realität« gelingt, und zwar nicht nur im Kindesalter, wenn wir zwischen dem Äquivalenz- und dem Als-ob-Modus hin- und herwechseln können. Wer nur im Als-ob-Modus ist, verliert den Kontakt zur Realität; wer nur im Äquivalenz-Modus ist, kann nicht imaginieren. Wir lernen im Übergangsbereich (▶ 4.4) zwischen Subjekt und Objekt, zwischen Realität und Fiktion. Durch das Spiel entdeckt sich das Kind als schöpferisches Wesen (▶ 3.9). In diesem Zwischenbereich sollten wir den kleinen Erfinder oder die kleine Künstlerin nicht fragen: »Hast du dir das ausgedacht oder ist das wirklich so?« (no challenging, Winnicott 1951/1973). Mit dieser Frage, mit diesem »Challenging« würden wir den Zauber des Spiels und den ihm eigenen Ernst zerstören.

Wir können also sagen: Das Spiel ist sowohl erfunden als auch real vorgefunden. Es ist dann auch spielerisch markiert (▶ 1.8). In der Reaktion der Eltern gibt es eine Widerspiegelung der Affekte, die das Kind beim Spiel und auch außerhalb des Spiels hat. Eine Markierung bedeutet, dass diese Widerspiegelung keine photographische ist, sondern versehen ist mit einem harmlosen Foppen, mit einer kleinen Ironie und Übertreibung, die dem Kind auch das Teleologische der Widerspiegelung zeigt. Die spiegelnde Person ist kein Computer, sondern ein lebendiger Mensch, der das Widerspiegeln mit einer persönlichen Note versieht.

Auf der psychodramatischen Bühne können wir in der Arbeit mit Erwachsenen »die Funktionen des Mentalisierens in ihren Handlungsmodus umwandeln« (Krüger 2014). Der Therapeut übersetzt auf der Bühne spielerisch die innere Systemorganisation des Mentalisierens in den äußeren Szenenaufbau und das äußere Doppeln, die innere Realitätsorganisation in das äußere Rollenspiel, in die eigene Rolle und in die Rollen anderer, die innere Kausalitätsorganisation in den äußeren Rollentausch und das Spiegeln und die Finalitätsorganisation des Mentalisierens in den äußeren Szenenwechsel und das Sharing. Während des psychodramatischen Spiels steuert das innere Mentalisieren des Patienten seinen *äußeren* Spielprozess auf der Bühne. Umgekehrt steuert sein *äußerer* Spielprozess auf der Bühne aber auch wieder sein *inneres* Mentalisieren. *Während des psychodramatischen Spiels besteht also ein Regelkreis zwischen dem inneren Mentalisieren des Protagonisten und seinem Spielprozess auf der äußeren Bühne.* Auf diesem Regelkreis basiert die heilende Wirkung des Psychodramas. Fortschritte bei der Konfliktverarbeitung im *äußeren* Spielprozess auf der Bühne lassen die Patientin oder den Patienten den Konflikt auch in seinem *inneren* Prozess des Mentalisierens probatorisch zu Ende »denken«. Dabei ist die psychodramatische Arbeit im Spiel auf der *äußeren* Bühne nur dann hilfreich, wenn sie über den Regelkreis auch das *innere* Mentalisieren des Patienten verändert. Der Therapeut muss deshalb in der praktischen psychodramatischen Arbeit darauf achten, dass bei dem Patienten während seines Spiels auf der Bühne der Verbindungsfaden zwischen seiner *äußeren* Spielproduktion und seinem *inneren* Mentalisieren nicht *reißt*, z. B. durch Dissoziieren beim Nachspielen einer Traumaerfahrung. Denn wenn der Regelkreis zwischen dem inneren und dem äußeren Mentalisieren des Patienten unterbrochen ist, funktioniert er bei seinem psychodramatischen Spiel zwar vielleicht *äußerlich* noch gut, verarbeitet seinen Konflikt aber *innerlich* gar nicht. Die psychodramatische Arbeit ist dann nutzlos.

4.4 Der Übergangsraum

Lernziel 4.4

Sie wissen, dass Winnicott die Übergangsobjekte dem intermediären Raum zwischen dem kindlichen Ich und den Objekten zuordnet und wie er die Wurzeln der Symbolbildung versteht.

Winnicott beschreibt den Übergangs- oder intermediären Raum zwischen dem kindlichen Ich und den Objekten. Es ist der Bereich, in dem die Symbole, die Imagination, die Kreativität, die Kunst, die Musik und die Religion entstehen. Der Übergangsraum entwickelt sich zwischen Subjekt und Objekt, zwischen Kind und Mutter. In-Lusio, Ins-Spiel-Kommen ist lebensnotwendig und lebenslang notwendig für Kreativität, Religion, Musik und Kunst.

☞ »Illusion« ist vom lateinischen *ludus* (Spiel) abgeleitet. *Lūdere* heißt spielen, scherzen, sich vergnügen, davon abgeleitet: *il-lūdere*, hin-spielen, im guten Sinne: etwas schriftlich gleichsam spielend hinwerfen, z. B. mit spielender Leichtigkeit zu Papier bringen, im üblen Sinne, mit jemandem oder etwas sein Spiel treiben, jemanden oder etwas verspotten. In diesem problematischen Sinn kann illusio im Lateinischen »Ironie« bedeuten. Im Spanischen des 17. Jahrhunderts kann *ilusión* das trügerische Spiel des dämonischen bösen Geistes sein, der dem Menschen einen falschen Schein vorgaukelt.

Das spanische Wort *ilusión* ist nicht so abwertend wie der entsprechende deutschsprachige Ausdruck. Wer im Spanischen sagt: »El psicoanálisis me da mucha ilusión« oder ähnliches, der meint damit keine »Illusion« im landläufigen deutschsprachigen Sinn der Realitätsverkennung, sondern Begeisterung. So unterscheidet das Spanische zwischen dem »illusionären« »hacerse ilusiones« oder »ser un iluso« einerseits und einer Tätigkeit, die »ilusionante« ist oder dem Zustand des »estar ilusionado« andererseits.

Auch Freud reflektiert das Verhältnis von Wunsch und Illusion, und er grenzt die Illusion deutlich vom Irrtum und vom Wahn ab (Freud GW 14:

353f). Freud kritisiert den religiösen Glauben nicht in Anbetracht des Objektpols als illusionär – zu dessen Wahrheit will er sich nicht äußern –, sondern wegen der Subjektseite, wegen einer gewissen intellektuellen Unredlichkeit und der verweigerten aufgeklärten Mündigkeit.

Zu den kindlichen *Übergangsobjekten* gehören Gegenstände, die für das Kind eine Bedeutung erlangen. Übergangsobjekte können Spielzeuge sein, und zwar besonders Spielzeuge, die gebraucht sind wie Tücher, Decken, alte Teddybären und dergleichen. Dinge, die auch auf keinen Fall in die Waschmaschine »dürfen«, denn sie haben einen Geruch, den das Kind mit diesen Gegenständen verbindet und auch mit der Mutter. Denn die Übergangsobjekte stehen letztlich für die Mutter. Das Kind braucht z. B. einen bestimmten Gegenstand, um einzuschlafen. Häufig sind das auch Gegenstände, die über Jahre hin aktuell bleiben, an die sie sich vielleicht noch als Erwachsene erinnern und noch wissen, dass sie solche Puppen oder Teddybären oder Schmusedecken hatten. Der Gebrauch des Übergangsobjekts hängt mit dem unmittelbar sinnlichen Bezug auf das Symbol zusammen. Dieses Symbol ist mit der persönlichen Geschichte des Kindes verknüpft. Es ist also ein personalisiertes Objekt, ein personalisiertes Übergangsobjekt, das für die Mutter steht und für alles, was sich aus der primären Bindungsbeziehung entwickelt. Ana María Rizzuto (1979) spricht auch vom Gottesbild als dem Übergangsobjekt, denn möglicherweise haben wir sehr früh Kontakte mit einem Gottesbild, und wir gebrauchen dieses Gottesbild unser ganzes Leben lang. Möglicherweise werfen wir es – ähnlich dem alten Teddybären – auch mal in die Ecke. Wir können es aber genauso immer wieder hervorholen.

Das Übergangsobjekt ist der erste Besitz des Kindes, die Verbindung zwischen der inneren und äußeren Welt. Die Beschäftigung mit ihm ist die Vorstufe und die Voraussetzung des Spielens, und das Spiel wiederum ist der erste Schritt zur Entwicklung dessen, was man das Kreative nennt. Auch die Garnrolle des kleinen Ernst kann als Übergangsobjekt aufgefasst werden. Mit dem Übergangsobjekt erlebt das Kleinkind auch eine initiale Erfahrung der Symbolbildung. Das Kind lernt, dass der Zipfel der Decke nicht die Mutter ist, aber die Mutter »bedeuten« kann. Der Übergangsraum ist und bleibt ein neutrale Erfahrungsfeld, der nicht infrage gestellt, nicht von Erwachsenen daraufh überprüft werden darf, ob das Kind ihn »erfunden« oder »vorgefunden« h no challenging! (Winnicott 1951/1973). Wer sich der inlusio (»Einspielung widersetzt, die Spielregeln missachtet und den Zauberkreis des Spiels und dar den Als-ob-Modus (▶ 1.9) zerstört, ist ein Spielverderber. Philosophisch gesp chen: Im Gegensatz zur feststellenden Ontologie, in der wir messen und obje vieren, um »realistisch« zu sein, hat das Spiel seine eigene Realität, die med Ontologie Hans-Georg Gadamers, in der das Spiel das Subjekt ist und wir Bespielten, diejenigen, die hineingezogen werden in das Spiel, die verwic werden in ein Spiel, welches schon lange vor uns begonnen hat.

4.5   Das Paradox der Arbeit: der Flow

> **Lernziel 4.5**
>
> Sie beschreiben Arbeit mithilfe der Modelle des Flow-Erlebens (Csikszentmihalyi) und des Anforderungs-Kontroll-Verhältnisses (Karasek).

»Erst die Arbeit, dann das Spiel« – die Flow-Psychologie hat diesen Satz in einen neuen Kontext gestellt. Für gutes Arbeiten brauchen wir einen spielerischen Tätigkeitsanreiz, den Mihaly Csikszentmihalyi als das »Flow-Erleben« bezeichnet, die Verschmelzung von Handlung und Gewahrsein. Das ist etwas sehr Spielerisches: Das Kind ist sozusagen verloren im Spiel, d. h. es reflektiert nicht mehr sein Selbst, es denkt nicht darüber nach, ob es jetzt diese oder jene Regel befolgt. Hingegen kann es am Anfang mühsam und überreflektiert zugehen, wenn wir eine Regel lernen. Wenn wir durch prozedurales Lernen erst einmal die Regel verinnerlicht haben, dann sind wir ganz verloren in das Spiel, wie wir das am besten bei Kindern sehen, die stundenlang mit irgendetwas spielen können. Wir haben dann sowohl eine Kontrolle (▶ 4.1), vor allem aber keine Angst mehr vor dem Kontrollverlust.

In der feststellenden Ontologie der *Vorhandenheit* vergewissern wir uns: Ist der beobachtete Gegenstand wirklich da oder ist er weg? In der Ontologie des *Spiels* haben wir diese Angst nicht mehr, weil wir schöpferisch im Spiel verloren sind, sogar spielen können mit der An- und Abwesenheit. Die Zeit wird anders erlebt, am ehesten im Sinn eines beschleunigten Zeiterlebens, es gibt keine Langeweile im Spiel, auch wenn es eine lange Weile dauert. Dies kann man in folgendem Bedingungsgefüge sehen: Für ein Flow-Erleben brauchen wir eine klare Zielvorgabe, und wir brauchen ein Ausgewogensein zwischen den Herausforderungen und den eigenen Fähigkeiten. Es darf also, metaphorisch gesprochen, die Latte weder zu hoch noch zu niedrig gehängt werden. Es muss ein gutes Verhältnis geben zwischen meinen Fähigkeiten (skills) und einem optimal arousal einerseits und den Anforderungen andererseits.

In Abbildung 4.1 sind auf der Y-Achse die Höhe der Anforderungen und auf der X-Achse die Höhe der Fähigkeiten aufgetragen. Es entsteht Langeweile, wenn ein Mensch *unterfordert* ist (d. h. wenn seine Fähigkeiten die an ihn gestellten Anforderungen übersteigen). Je größer diese Diskrepanz wird, umso ausgeprägter wird jemand sich langweilen. Umgekehrt entsteht Angst bei *Überforderung*. Vom Flowerleben sprechen wir dann, wenn sich Anforderungen und Fähigkeiten die Waage halten, wenn also die an mich gestellten Aufgaben den Rahmen meiner Möglichkeiten auf adäquate Weise ausschöpfen.

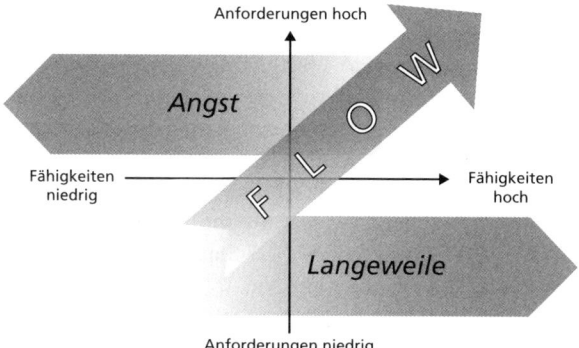

Abb. 4.1: Flowmodell (Csikszentmihalyi et al. 2007)

Ergänzend zu den Faktoren des oben gezeichneten Modells kommt ein sozialer Faktor hinzu: das Bedürfnis, ein klares und unmittelbares Feedback zu bekommen. Das Entscheidende an dieser Wertschätzung ist keine Lobhudelei, sondern vielmehr, dass meine Arbeit ernstgenommen wird.

Schauen wir noch ein anderes Modell an, das Anforderungs-Kontroll-Modell nach Karasek (▶ **Abb. 4.2**).

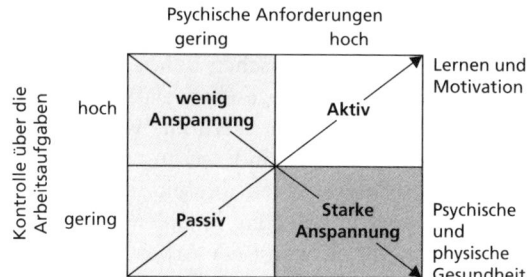

Abb. 4.2: Anforderungs-Kontroll-Modell nach Karasek

Dieses Modell ist durch viele empirische Studien belegt und hebt den Kontrollverlust als zentralen Stressor (▶ 5.7) hervor. »Stressig« ist demnach nicht die hohe Ereignisdichte, sondern der erlebte oder befürchtete Kontrollverlust. Ergänzend kann das *Modell beruflicher Gratifikationskrisen* herangezogen werden. Das Missverhältnis I (*imbalance*) zwischen beruflicher Anstrengung/Verausgabung E (*effort*) und Anerkennung R (*reward*) steigt mit der Zunahme E:R. Das ERI-Modell überprüft, wie die dem Arbeitsvertrag zugrundeliegende soziale Reziprozität zwischen Arbeitgeber und Arbeitnehmer faktisch umgesetzt wird. Gratifikationskrisen entstehen: 1. bei fehlender Arbeitsplatzalternative, 2. bei für die Arbeitnehmer ungünstigen und kaum Sicherheit gewährleistenden Arbeitsverträgen, 3. bei ungünstigen Bewältigungsstrategien (z. B. Verausgabung, Selbstüberschätzung). Das Anforderungs-Kontroll- und das Gratifikationskrisen-Modell ermöglichen die Voraussage eines erhöhten Krankheitsrisikos, z. B. für Erkrankungen der Herzkranzgefäße, des Herzens und der Blutgefäße insgesamt und für Depressionen (Siegrist & Dragano 2008). Freud verwendet »Arbeit« nicht im Sinn kapitalistischer Produktivität, sondern im Sinne des Gestaltens, Bewältigens, Sinnverleihens, z. B. in den Begriffen Traumarbeit, Trauerarbeit, durcharbeiten usw. Arbeiten ist für Freud mit dem Mentalisieren verbunden: Weder mich selbst noch die anderen behandle ich wie Roboter, wie Maschinen, sondern als denkende, fühlende, wollende Wesen. In ähnlicher Weise spricht Weizsäcker von der Schmerzarbeit (GS 5: 27–47; ▶ 7). Schauen wir uns einige Störungen des Arbeitens an, die zugleich Störungen des Mentalisierens sind.

4.6 Arbeitsstörungen

Lernziel 4.6

Sie wissen, was eine Arbeitsstörung ist, und können exemplarisch die depressive, phobische, zwanghafte und narzisstische Arbeitsstörung beschreiben.

Nicht immer besteht ein Optimum zwischen hohen Anforderungen und hohen Fähigkeiten. In Kapitel 4.5 haben wir gesehen, dass sich das Risiko für Herz-Kreislauf- und psychische Erkrankungen erhöht, wenn die Balance zwischen Kontrolle und Arbeitspensum durcheinandergerät.

Es gibt jedoch auch Arbeitsstörungen diesseits der Grenze zur Pathologie, die sich z. B. im Aufschieben von Arbeiten, in Ablenkungen und vielfältigen Begründungen dafür zeigen, noch nicht mit der Arbeit anzufangen. Diese Arbeitsstörungen haben also noch keinen Krankheitscharakter.

⚠ **Pathologien, die im Zusammenhang mit arbeitsplatzbedingten Störungen stehen:**

- Herz-Kreislauf-Erkrankungen (▶ 4.5)
- Depressionen (▶ 4.5; 9)
- Psychosen: Unfähigkeit, die äußere Realität als solche wahrzunehmen und zu gestalten; Vermischung mit der inneren Welt, z. B. durch Wahn und Halluzination
- Sucht (▶ 7.4)

Ebenfalls an der Grenze zur Pathologie steht das sogenannte Burnout-Syndrom. Es ist keine exakte psychopathologische Diagnose, aber durchaus ein Türöffner für belastete, v. a. depressive Menschen, die sich mit diesem Stichwort zum Arzt oder Psychotherapeuten »trauen«. Anfangs wurde Burnout bei hoch motivierten, idealistischen Mitarbeitern in Teams beobachtet, die innerlich »aussteigen«. Sie gehen in die innere Kündigung hinein, sie tun zwar noch ihre Arbeit im Sinne von Dienst nach Vorschrift, verlieren dabei aber jeglichen Idealismus und sind schließlich nicht mehr in der Lage, ihre Arbeit zu tun (Freudenberger 1974). Charakteristisch ist die Trias *Effektivitätsmangel, Sarkasmus bzw. Dienst nach Vorschrift* und *Erschöpfung*. Das Burnout-Problem betrifft also, ähnlich wie im Modell der Gratifikationskrisen (▶ 4.5) besprochen, die Teamdynamik, also die soziale Dynamik des Arbeitsprozesses, insbesondere das Feedback. Wir haben vorhin gehört, im Idealfall, im Flow, gibt es ein unmittelbares, ein klares auf die Leistung bezogenes Feedback, also eine Anerkennung. Wenn diese Anerkennung vor allem durch die Vorgesetzten, aber auch durch die Kollegen lange ausbleibt und nicht klar und unmittelbar ist, trägt dies zum Burnout bei. Burnout ist nicht nur ein Problem von Individuen, sondern bezieht sich auch auf das Team, die Arbeitsorganisation, die Rahmenbedingungen, den Stellenplan, die Bezahlung, das Verhältnis von Privatleben zu Arbeit usw. Diese soziale Komponente müssen wir im Auge behalten, wenn wir im Folgenden Arbeitsstörungen auf der individuellen Ebene unterscheiden:

a) Die phobische Arbeitsstörung
Phobische Menschen brauchen mehr oder minder ständig ein »steuerndes Objekt« (König 1998), d. h. einen Menschen, der in der Nähe ist, während sie arbeiten. Sie müssen diese Person nicht unbedingt um Rat und Hilfe bitten, es reicht meist, dass diese gefragt werden könnte. Die phobische Arbeitsstörung kann als Relikt der Suche nach Bindungssicherheit verstanden werden. Sie kann sich darin zeigen, nicht allein arbeiten zu können, sondern nur in Bibliotheken oder in einer festen Umgebung. Intellektuell gesehen scheut die phobische Person das »Sapere aude«, das aufgeklärte, selbstständige Denken. Die Notwendigkeit, Bekanntes und Vertrautes zu nutzen, übertreibt der Phobiker, indem er um jedes Risiko einen Bogen macht.

b) Die depressive Arbeitsstörung
Die depressive Persönlichkeit nimmt ihre Aufgaben »wie Berge« wahr. Das heißt, es fällt ihr schwer, die Aufgabe in einem Denkprozess, der das Wahrgenommene entsprechend verarbeitet, gestaltend zu strukturieren, was die Durchführung erleichtern würde. In einer Bibliothek könnte ein Depressiver etwa denken: »Eigentlich müsste ich alle Bücher hier lesen.« Diese Strenge gegen sich selbst wirkt sich jedoch bezüglich des Ergebnisses ungünstig aus. In den sogenannten helfenden Berufen sind Depressive überrepräsentiert, weil sie vorwiegend geben, sich selbst hingeben und darüber die eigenen Bedürfnisse vernachlässigen (Helfersyndrom und Burnout-Gefahr; Schmidbauer 2002). Im Arbeitsprozess sind sie möglicherweise jahrelang effektiv und angepasst. Letztlich leidet jedoch ihre Kreativität und Schaffenskraft, weil sie nicht für sich arbeiten können.

c) Die narzisstische Arbeitsstörung

Die narzisstische Persönlichkeit ist im Gegensatz zur depressiven durch eine hohe, übertriebene Bewertung des eigenen Selbst und durch eine Abwertung der Objekte (Bezugspersonen) charakterisiert. In der Medizin sind Ausdrücke wie »Menschenmaterial« und »Krankengut« bei diesem Persönlichkeitstyp häufig zu finden. Der narzisstisch strukturierte Mensch kann im Arbeitsprozess Ausgezeichnetes leisten. Misserfolge allerdings, die sich aus seinen interpersonellen Problemen ergeben, können seine Arbeitsfähigkeit entscheidend beeinträchtigen. Zu beachten ist, dass es neben dem »aufgeblasenen« (offensiven) Narzissmus auch das überstarke Bedürfnis nach Bestätigung aufgrund eines brüchigen Selbstwert-Erlebens gibt. Entweder es handelt sich dabei um die von den offensiven narzisstischen Menschen zu unterscheidende Gruppe »defensiver« (selbstentfremdeter, bedürftiger, dünnhäutiger) Narzissten oder aber um die abgewehrte schwache Seite der Grandiosität (▶ 10). Beide Pole können sich in Arbeitsstörungen manifestieren: Der offensiv-grandiose, dickfellige Narzisst möchte nichts »unterhalb« des Nobelpreis-Niveaus abliefern, der defensiv-verzagte Narzisst braucht bestätigende Zufuhr, bevor er eine Leistung erbringt. Beide können bereits an der Leere der ersten Seite scheitern, weil sie verzagt sind oder die phantasierte Kränkung durch ein mittelmäßiges Ergebnis vermeiden wollen.

d) Die zwanghafte Arbeitsstörung

Die zwanghafte Persönlichkeit befürchtet, dass in ihrer Umwelt unkontrollierbare Konflikte ausbrechen, die im Chaos enden. Der Zwanghafte versucht, Ordnung in seiner Umgebung herzustellen. In Bezug auf seine Arbeit strebt er nach Systematik, Ordnung und Vollständigkeit. Doch kommt er oft selbst nicht zum Arbeiten, weil er das innere Chaos im Außen, sprich bei anderen bekämpft, z. B. indem er ihnen bei der Abfassung einer Masterarbeit behilflich ist, mit der eigenen aber nicht anfängt. Wir kommen auf den Zwang in Kapitel 4.8 zurück.

Kehren wir am Schluss dieses Paragraphen noch einmal zur gelingenden Arbeit zurück. Die kreative Arbeit des Erwachsenen wurzelt biographisch in der Funktionslust des kindlichen Spiels, in der Freude am Machen, im Gestaltkreis von Wahrnehmen und Bewegen (▶ 1.3), in der Gestaltung der Welt. Zur Kreativität und Funktionslust muss die Lust an der Synthese hinzukommen, die handwerkliche Freude darüber, dass es (wieder) passt, dass die Dinge zusammengeführt werden. Dieser Lust- und Befriedigungsaspekt muss mit dem Verpflichtungscharakter der Erwachsenenarbeit Hand in Hand gehen, soll es nicht zu Gratifikationskrisen (▶ 4.5) und zur entfremdeten Arbeit kommen.

Die Arbeitsstörung kann *Symptom* (▶ 2.7) eines zugrundeliegenden unbewussten Konfliktes (▶ 1.9) sein. Darin liegt gleichzeitig eine Chance, nämlich über die Bewältigung der Arbeitsstörung auch die innerseelischen Konflikte besser zu lösen.

Die Arbeit kann dann um ihrer selbst willen getan werden.

ᗧᗧ Hohage (2000), König (1998)

4.7 Schauspieler, Rolle, Person, Subjekt

Lernziel 4.7

Ausgehend von der Anthropologie des Schauspielers nehmen Sie zu den Konzepten Rolle, Person und Subjekt Stellung.

Subjekt, Individuum und Person werden in der Umgangssprache meist nicht unterschieden. Eine Hilfe kann der Begriff »Rolle« sein, den wir im alltäglichen Sprachgebrauch als etwas Fremdes, Übernommenes, vielleicht sogar als Gefährdung der Subjektivität ansehen, z. B. durch gesellschaftliche oder gruppenbezogene »Rollenerwartungen«. Was aber ist eine Rolle?

Ein Schauspieler stellt Menschen dar, *verkörpert einen anderen* (Plessner GS 7: 399–418). Damit zeigt er uns, dass auch wir uns auf den verschiedenen Bühnen unseres Lebens darstellen *und* er zeigt uns die Differenz zwischen der gespielten Rolle (Persona ▶ 8.7) und der durch die Rolle dargestellten, »hinter« der Rolle stehenden Person. Er zeigt uns die *Einheit* des Menschen *und* seine dreifache Nicht-Identität:

> »Positional liegt ein Dreifaches vor: das Lebendige ist Körper, im Körper (als Innenleben oder Seele) und außer dem Körper als Blickpunkt, von dem aus es beides ist. Ein Individuum, welches positional derart dreifach charakterisiert ist, heißt *Person*. Es ist das Subjekt seines Erlebens, seiner Wahrnehmungen und seiner Aktionen, seiner Initiative. Es weiß und es will. Seine Existenz ist wahrhaft auf Nichts gestellt« (Plessner GS 4: 365).

Zusätzlich zu der Leib-Körper-Differenz, die der Mensch mit den Tieren teilt, kann er in Distanz zu dieser zweiten Positionalitätsstufe gehen, diese auf einer dritten Stufe »exzentrisch« beobachten, reflektieren und darstellen. Genau dies ist es, was der Schauspieler inszeniert.

Das wird erst dadurch möglich, dass die Maske des kultischen Spiels (▶ 4.9) gefallen und der Schauspieler als *Person* auf die Bühne getreten ist. Die Maske ist nun nicht mehr aus Holz, sondern der eigene Körper des Schauspielers: »Mit dem Fortfall der künstlichen Maske wird der Leib selbst zum Kunstmittel« (Plessner GS 7: 408). Der Bildentwurf (▶ 3.8), den früher die kultische Tradition bereitstellte, ist nun die Leistung des Schauspielers.

Das Schauspiel ist ein »anthropologisches Experiment« (Plessner GS 7: 415): Plessner sieht in der Rollenübernahme durch den Schauspieler paradigmatisch die menschliche Konfiguration angelegt, die Verschränkung von Leibsein und Körperhaben. Der Schauspieler bringt die exzentrische Positionalität (▶ 2.4) auf die Bühne und reflektiert sie für sich und gemeinsam mit den Zuschauern. Der *Schauspieler* zeigt und hilft uns, das *Spiel* zu *schauen*, in dem wir sind. Die Rolle/Maske ist das Zeigen des leiblichen Ausdrucks. Im Spielen der Rolle sei der Schauspieler »Verhältnis seiner selbst zu sich selbst« und »Person seiner Rolle«. Er zeigt also den Zuschauern das gesellschaftliche Sich-einer-Rolle-ver-

111

pflichtet-Wissen und die Möglichkeit, diese Rollen-Verpflichtung zu inszenieren, spielend zu gestalten und zu reflektieren. Der Schauspieler verwandelt die menschliche Leib-Körper-Verschränkung in ein Mittel symbolischer Darstellung. Er ist dadurch in der Distanz zu seiner Mitte zugleich bei sich selbst und in ein Werkzeug des bedeutungshaften Verweisens auf etwas Anderes transformiert. Im Prinzip der rollenhaften Verkörperung wird somit die Eigenart menschlichen Seins erst darstellbar (ebd.: 409). Auf dem imaginativen Weg des Schauspiels wird die menschliche Situation vorgestellt und damit durchsichtig, reflektierbar, distanzierbar. Der Schauspieler (und mit ihm der Zuschauer)

> »[...] ist gebrochene Ursprünglichkeit, die nicht über sich selbst verfügt. Er fällt nicht mit dem zusammen, was er ist: dieser Körper, dieses Temperament, diese Begabung, dieser Charakter, insofern als er sie, sich von ihnen distanzierend, als dieses ihm gegebene Sein erkennt. Sie sind ihm zugefallen und ihrer Zufälligkeit bleibt er sich bewußt, ob er nun ihrer Herr wird oder nicht. Das, was er hat, hat er zu sein – oder nicht zu sein. In diesem Sich-selber-präsent-Sein liegt der Bruch, die ›Stelle‹ möglichen Sich-von-sich-Unterschiedens, die dem Menschen im Zwang zur Wahl und als Macht des Könnens seine besondere Weise des Daseins, die wir die exzentrische genannt haben, anweist. Sie ist ein Vorzug und eine Schwäche in einem. Sie exponiert ihn und setzt ihn damit besonderer Gefährdung aus, der er in den Korrekturen und Kompensationen der Kultur auf besonderen Wegen zu begegnen sucht« (Plessner GS 7: 516f).

Das uns vertraute professionell-artistische Schauspiel ist ein Kind der bürgerlichen Literatur. Ursprünglich kommt das Theater aus dem kultischen Spiel, »dessen Autor und Aktor der Gott ist« (Plessner GW 7: 405; ▶ 4.9). Morenos Psychodrama wurzelt im spontanen Theater (Stegreiftheater) und ist die *Einladung zu einer Begegnung* auf der Bühne, nicht nur für professionelle Schauspieler. Indem Moreno an das kultische und an das kindliche Spiel anknüpft, verbindet er das artistische Theater als anthropologisches Experiment mit dem Alltag.

Jakob Moreno ging vom *Aktionshunger* in der frühen psychischen Entwicklung aus, d. h. von dem Wunsch, zu handeln, der uns beseelt, von der Exploration des Kindes, der seinem Begreifen, seinem Ausgreifen nach den Gegenständen zugrunde liegt. »Role playing is prior to the emergence of the self. Roles do not emerge from the self, but the self may emerge from roles« (Moreno 1946). Moreno geht also von der Priorität der Rolle aus: Wir finden uns als Rollenträger in einem Spiel wieder, das wir möglicherweise nicht selbst begonnen haben. Ich handle und erst sekundär entwickele ich daraus ein Selbst. Moreno unterscheidet in der psychodramatischen Sitzung drei Phasen, die zugleich für die Anthropologie des Spiels allgemein sehr wichtig sind und auch für das geistige Arbeiten:

1. Die Anwärmphase: Um einen »Kaltstart« zu vermeiden, schlägt Moreno verschiedene »Warming-up«-Techniken vor, v. a. Bewegung der Mitspielenden im Raum. Eine diesbezüglich spannende Formulierung Morenos in Bezug auf die Pathologie lautet: » *Warming up to the symptom*«. Wir wollen normalerweise Symptome loswerden, wir behandeln sie in allen möglichen Therapien. Moreno hingegen schlägt vor: Versuch doch erst einmal, dein Symptom möglichst gut zu spielen! Was braucht es denn

dazu, um zu leiden? Er lädt den Leidenden dazu ein, möglichst gut zu leiden. Das mag wie eine paradoxe Intervention erscheinen, die aber keineswegs zynisch gemeint ist, sondern vielmehr dem Symptomträger ein Gefühl von Kontrolle geben will, dadurch, dass er selber das Symptom hervorbringt. So ist »Warming up to the symptom« in diesem Sinne zu verstehen: Versuch, deine Störung möglichst gut auf die Bühne zu bringen, möglichst gut darzustellen. Das ist der erste Schritt dazu, dass du auch von dieser Symptomrolle lassen kannst, dich verändern kannst, diese Symptomrolle modifizieren kannst und dass du dann auch ein Selbst findest.

2. Die Spielphase: Nach der Anwärmung findet sich ein Protagonist, der etwas aus dem eigenen Leben darstellt. Es geht da nicht um ein künstlerisches Darstellen, sondern um ein Sich-Bewegen im Raum mithilfe der Anderen.

3. Die Integrationsphase: Hier wird von allen etwas beigetragen, v. a. im *Sharing*, um sich dem Protagonisten zuzuwenden, der viel von sich gezeigt hat, und ihn hineinzunehmen in die Gemeinschaft aller Spielenden, seine Scham (▶ 6.7) spielerisch-konstruktiv aufzugreifen, indem seine »Nacktheit« als exponierter Spieler »bedeckt« wird. Das Psychodrama ist eine Form, um die Ontologie des Spieles in einer Solidarität zwischen allen, zwischen den sogenannten Kranken und Gesunden, zwischen den sogenannten Lehrenden und den sogenannten Lernenden, eine Einheit zu erreichen. Das Sharing ist gewissermaßen der Shabbat des Spiels, die Wiederherstellung der Schöpfungsordnung, wo alle Mitspielende sind.

Für Moreno ist also der Begriff der *Rolle* zentral und grundlegend. Wir lernen und spielen von Anfang an Rollen und daraus entwickelt sich unser *Selbst* (▶ 10). Der *Rollentausch* als die zentrale Technik des Psychodramas hilft dem Protagonisten, durch Einnehmen von Haltung, Gebärde, Affektivität und verbalem Ausdruck des Antagonisten, die andere Seite der Wirklichkeit zu spüren, die Seite des Anderen.

Beispiel für einen therapeutischen Rollentausch

Ein Vater berichtet über eine heftige Auseinandersetzung mit seinem 12-jährigen Sohn, den er im Fahrradgeschäft als derart unverschämt-fordernd und anmaßend erlebt, dass der geplante Fahrradkauf ›platzt‹ und zwischen Vater und Sohn schon tagelang »Funkstille« herrscht. In der Therapiesitzung mit dem Vater lade ich diesen ein, die Rolle seines Sohnes zu spielen. Plötzlich erinnert er sich, wie er – etwa im jetzigen Alter seines Sohnes – dem eigenen Vater gegenüber stand und sich von diesem gedemütigt fühlte.

Durch den Rollentausch gewann der Vater nicht nur Zugang zum Erleben des Sohnes, sondern auch zum eigenen Erleben als Vater *und* Sohn – beides nicht nur auf der Verhaltensebene, sondern mentalisierend auch im Hinblick auf Motive, Intentionen, innere Bilder. In der psychodramatischen Rolle und besonders im Rollentausch begegnen sich das innere (durch Verhalten und Affekt zunächst maskierte) Mentalisieren und das äußere, gespielte Handeln (Krüger 2014). Allerdings dürfen wir die *von außen* wahrgenommenen Rollen nicht mit dem inneren Mentalisieren gleichsetzen. Das würde den Blick auf die »innere Bühne« des Mentalisierens eher verstellen und könnte dazu führen, das Psychodrama zu einem übenden Rollenspiel zu machen. Auf diese Weise würden zwar »Rollendefizite« eines Patienten aufgefüllt und er könnte sein Rollen-Repertoire verbreitern. Auf dieser äußeren Rollenspiel-Bühne käme allerdings der mentalisierende »innere Regisseur« des Protagonisten nicht zum Zuge (Krüger 2014).

Die Rolle, das Spiel, der Gegensatz zwischen öffentlichen und privaten Rollen wird oft als unvereinbar mit der Subjektivität gesehen. Von Plessner und Moreno lässt sich lernen, dass in der Gefährdung des Schauspielers zugleich eine Chance liegt: die Chance der exzentrischen Positionalität.

Subjektivität ist gefährdet durch identifizierendes Denken, durch technische Manipulation, durch eine Wissenschaft, die »objektiv« sein möchte und für die Reflexion des Subjekts keinen Platz mehr lässt. Was aber ist Subjektivität?

> »Subjektivität meint die Einmaligkeit, die Singularität eines Einzelnen, nicht aber dessen Einzelheit. Subjekt ist ein Individuum nur hinsichtlich seiner Einmaligkeit, nicht seiner Einzelheit« (Wendel 2003).

Saskia Wendel zufolge ist das Ich als Person nicht nur Einzelnes, Individuum, sondern ein besonderes Einzelnes neben anderen Individuen:

1. Eine Relation des Ich zum Anderen seiner selbst
2. Ein Vermögen des Ich, sich gegenüber dem Anderen zu öffnen
3. Personalität als die Besonderheit des Ich gegenüber anderen Individuen

Wendel nennt das Subjekt inkarniert, verleiblicht. Die präreflexive Vertrautheit des entstehenden Subjekts braucht als Bedingung die Zwischenleiblichkeit, die *intercorporéité* nach Maurice Merleau-Ponty (▶ 6.5). Bevor wir uns dessen bewusst sind, denken, fühlen, empfinden wir mit dem anderen. Bewusstsein, sagt der russische Psychologe Vygotsky, entwickelt sich in der Interaktion »von außen nach innen«, also im Gestaltkreis von Wahrnehmen und Bewegen. Mentalisierung und Personwerdung sind parallele Prozesse, die verleiblicht (embodied) sind. Dass der Mensch am Du zum Ich wird, wie Martin Buber sagt, beruht auf dem primären Bezogensein der Zwischenleiblichkeit.

4.8   Zwang

> **Lernziel 4.8**
>
> Sie können den klinischen Begriff der Zwangsneurose definieren und Zwangshandlungen (compulsions) von Zwangsgedanken (obsessions) unterscheiden.

Zwang ist zunächst einmal die Fähigkeit, wichtige Dinge wie Kontrollbedürfnis, Ordentlichkeit und Sparsamkeit zu perfektionieren. In übersteigerter Form wird daraus jedoch eine einseitige Persönlichkeit oder sogar eine Neurose (▶ 5.6). Bei der Zwanghaftigkeit geht es um die Wiederholung, um die Gewissenhaftigkeit, um die Sparsamkeit. Das sind alles Charakterzüge, die man mit Solidität in Verbindung bringt und die z. B. beim wissenschaftlichen Arbeiten sehr wichtig sind, um gute Fußnoten zu machen. In manchen Situationen des Lebens braucht es also eine gewisse Pedanterie und Zwanghaftigkeit. Destruktiv wird es allerdings, wenn der Zwanghafte es schafft, das Spielerische aus der Arbeit zu verbannen.

Zwanghafte Menschen gibt es grob gesagt in zwei Varianten. Es gibt die ordentlichen und die chaotischen Zwängler. Bei den ordentlichen gibt es die berühmten Bleistifte, die ganz genau gespitzt und wie die Orgelpfeifen sortiert daliegen, die Stapel, die ganz genau angeordnet und nach einem ausgeklügelten Klassifikationssystem hergerichtet sind. Es gibt aber auch die chaotischen Zwängler, die überhaupt keinen Anfang setzen können, weil sie mit ihren eigenen Maßstäben nicht zu Rande kommen.

Der Begriff *Zwang* wurde in der Psychopathologie maßgeblich von Freud geprägt. In anderen Sprachen gibt es Freuds Begriff der »Zwangsneurose« nicht oder die Übersetzung wirkt ein wenig künstlich (z. B. im Französischen: »névrose de contrainte«). In anderen Sprachen spricht man entweder von »obsessions« oder von »compulsions«, was Freud unter dem einheitlichen Begriff der Zwangsneurose zusammenfasst.

☞ Zwangsgedanken (obsession): ›Besessenheit‹ von einem Gedanken. Ich muss mir immer wieder dasselbe vorsagen. Ich muss z. B. zählen, oder ich habe bestimmte Worte, die ich sagen muss, oder auch vermeiden muss, zum Beispiel obszöne Worte, die mir immer wieder einfallen, jedoch muss ich alles Mögliche tun, um sie nicht zu sagen.
Zwangshandlung (compulsion): »Besessenheit« von einer Handlung. Ich muss etwas immer wieder und sozusagen gegen meinen eigenen Willen tun, z. B. Wasch- oder Kontrollzwang.

Zwänge und Ängste (▶ 5) können bei einer Person im Wechsel vorkommen. Der Zwang bannt die Angst, und umgekehrt: Kann der Zwang nicht ausgeführt werden, erzeugt das Angst, die erst wieder von einem neuen Zwang »besänftigt« werden kann. So können sich Zwänge und Ängste gegenseitig verstärken, was zu einer enormen Lebenseinschränkung führen kann. Die zwangskranke Person leidet unter den eigenen Zwangshandlungen oder Zwangsgedanken, kann sich jedoch nicht von ihnen lösen. Weil die Zwänge sich verselbstständigt haben, muss der Psychotherapeut den Zwangspatienten zu einem konsequenten Umgang mit den Zwängen anleiten, um diesen pathologischen Kreislauf zu durchbrechen. In vielen Fällen bereitet ein derartiger verhaltenstherapeutischer Einstieg ein einsichtsorientiertes (psychodynamisch orientiertes) Arbeiten vor, in dem die Zwänge verstanden (mentalisiert) werden.

4.9   Heiliges Spiel

Lernziel 4.9

Sie kennen Kriterien für die Unterscheidung zwischen Ritual und Zwang und beschreiben mögliche Einstellungen zum kultischen Spiel.

Der Begriff der Rolle stammt aus dem Theater, genauer gesagt aus dem kultischen Spiel. Platon zufolge hat der Mensch eine zentrale Rolle im Spiel seines Lebens, nämlich Gottes Spielzeug zu sein (Nomoi 803c).

Ein auf den ersten Blick ungewohnter Gedanke! In der Liturgie haben wir ein hervorragendes Beispiel dafür, wie wir in ein Spiel hineingezogen werden, das wir nicht dominieren. Keiner dominiert dieses liturgische Spiel, auch nicht der sogenannte Liturg, der am Altar steht. Er ist kein Schauspieler, sondern ein Mitspielender, Gespielter. Er denkt sich vielleicht etwas aus, bereitet eine Predigt vor oder hat sich alles noch einmal durchgelesen, bevor die Liturgie beginnt. Aber sobald er dasteht, ergeht es ihm wie allen anderen Teilnehmenden auch: Er ist Teil eines Spieles, das lange vor ihm schon begonnen hat und in das er hineingezogen wird. Er kommt in ein Regelwerk hinein, in ein Spiel, in dem er Mithandelnder ist, Mitspieler, Empfänger und Geber, vor allem aber Eingeladener zu einem Subjekt, das mit den Worten von Gadamer gesprochen, das Spiel selbst ist.

Er wird Teil eines rituellen, liturgischen Spiels (im Unterschied zum Zwang ▶ 4.8). Beide, Ritual und Zwang, haben die Eigenschaft, dass sie aus der Wiederholung leben. Der Zwang lebt vor allem aus dem Müssen, das Ritual und insbesondere das liturgische Spiel lebt aus dem Dürfen, der Einladung. Selbstverständlich kann auch das liturgische Ritual in einen Zwang kippen.

Wenden wir Gadamers Ontologie des Spielens auf die Liturgie an: Alles Spielen ist ein *Gespieltwerden*, der Reiz des Spieles, die Faszination, die es ausübt, ist, dass das Spiel über den Spielenden Herr wird. Wir können nun dieses Spiel, dieses Hineingezogen-Werden, ganz besonders bei den Kindern beobachten, und zwar dann, wenn wir nicht objektivierend feststellend und hinterfragend mit diesem kindlichen Spiel umgehen, sondern staunend, in der Haltung des »no challenging«.

Im Rahmen des unaufhörlichen kosmischen Spiels, zu dem wir eingeladen sind, solange wir leben, treffen wir uns zu einzelnen, wiederhol- und veränderbaren Spielen oder aber wir verweigern als Spielverderber das Mitspiel. Wenn wir als Erwachsene das Spielen mit der Realität (Fonagy & Target 2001) als »kindisch« abwerten, werden wir zu Spielverderbern. Als Spielverderber verletzen wir die gemeinsame Welt des Als-ob-Modus mehr denn als Falschspieler (Huizinga 1949/1962). Das Spiel hingegen nimmt die anderen und die Realität in eigener Weise ernst (Ernstheiterkeit, Rahner 1952; Proyer & Rodden 2013).

Im Als-ob-Modus hat das Kind ein hintergründiges Wissen vom illusionären Charakter seines Spiels, was es keineswegs daran hindert, ganz im Spiel aufzugehen. Der Mensch erfährt sich darin als schöpferisches Wesen (▶ 3.9), dass er ganz bei der Sache sein und Mitspieler des spielenden Gottes werden kann (Moreno: »Godplaying«). Spieleinfühlsame Eltern schützen das Spiel ihres Kindes. Sie sind keine Spielverderber, sondern respektieren sein Spielen im Übergangsbereich. Wie aber steht es mit dem spielenden Erwachsenen, mit seinem Glauben und seinen Zweifeln? Ist er Zauberer, Bezauberter oder beides? In archaischen Kulten können auch diejenigen Mitspieler vor der Maske zu Tode erschrecken, welche wissen, wer sie trägt und wer sie hergestellt hat (Huizinga 1949/1962).

Ist die moderne Religionskritik demgegenüber eine Spielverderberin, indem sie Glauben und Zweifel auseinander reißt, selbst nur zweifelt und den Spieler nicht respektiert?

4.10 These und Fragen 4

These 4: Der spielende Mensch

Der Mensch ist von Anfang an nicht nur der Feststellende und Festgestellte, sondern auch der Spielende und Gespielte. Zur Ontologie des Spielens (im Unterschied zum Feststellen und Beeinflussen) gehört dieser eigentümliche Realitätsbezug des Spielenden zwischen Aktivität und Passivität. Das spielende Kind lernt es, zwischen dem Äquivalenzmodus (Gleichsetzung der äußeren und der spielerischen Realität) und dem Als-ob-Modus (das Spiel als eigene, von der äußeren Realität unterschiedene kreative Gestaltung) hin

117

und her zu wechseln. Es lernt, sich die äußeren Dinge und die eigenen oder fremden mentalen Zustände vorzustellen. Arbeit und Spiel sind keine sich ausschließenden Gegensätze. Vielmehr braucht der gesunde Erwachsene in seiner Arbeit einen spielerischen, schöpferischen Umgang mit der Realität.

Fragen zu Kapitel 4

a) Welche Bedeutung hat die Bindung für das Spiel?

b) Was bedeuten die Begriffe »Übergangsbereich« und »Übergangsobjekt« nach D. W. Winnicott?

c) Bitte prüfen Sie die folgenden Aussagen (nur eine ist richtig). Mentalisieren ...
   ❑ ist die angeborene Fähigkeit, sich selbst und die Anderen als intentionale Agenten zu begreifen.
   ❑ erreicht das 2-jährige Kind in seinen »Als-ob«-Spielen.
   ❑ erfolgt im psychischen Äquivalenzmodus.
   ❑ wird allmählich in den ersten fünf Lebensjahren erworben.
   ❑ wird durch das Verhalten Zweijähriger im »false-belief«-Versuch nachgewiesen.

d) Was heißt »erfüllende Tätigkeit« (»flow«), z. B. in Arbeit, Spiel und Sport?

e) Welche Arbeitsstörungen kennen Sie?

f) Wie interpretiert Freud das Holzspulen-Spiel seines Enkels in Bezug auf das Fortgehen der Mutter?

g) Welche Aussage über Arbeitsstörungen (AS) ist richtig?
   ❑ Die phobische AS entsteht durch das Fehlen eines steuernden Objekts.
   ❑ Die zwanghafte AS besteht im unwiderstehlichen Bedürfnis, der Beste zu sein.
   ❑ Die hysterische AS lässt die Betroffenen vor lauter Perfektionismus nicht vom Fleck kommen.
   ❑ Die depressive AS entsteht durch Nachlässigkeit im Abfassen von Texten.
   ❑ Die narzisstische AS besteht in verstärkten Über-Ich-Forderungen.

h) Was versteht man unter einer Rolle?

i) Wie unterscheiden sich Einsamkeit und die Fähigkeit zum Alleinsein?

j) Welche Aspekte gehören *nicht* zum Flow-Konzept?
   ❑ Balanciertes Verhältnis von hohen Anforderungen und hohen Fähigkeiten
   ❑ Heterotelische Aktivität
   ❑ Konzentration
   ❑ Kontrolle über die Aktivität
   ❑ Unmittelbare und angemessene Rückmeldung

5 Der sich ängstigende Mensch

📖 Kierkegaard GW 11–12: Kap. 5

Angst veranlasst den Menschen, Bindungs-Sicherheit aufzusuchen oder vor einer Gefahr zu fliehen. Angst kann überwältigend sein oder zum eigentlichen Leben führen. Nur der Mensch kann sich der bodenlosen Angst stellen, die mit dem Kern unserer Existenz gegeben ist.

5.1 Kierkegaard: Sich ängstigen lernen

> **Lernziel 5.1**
>
> Sie diskutieren Kierkegaards These, dass es sich lohnt, das Ängstigen zu lernen.

»In Grimms Märchen gibt es eine Erzählung von einem jungen Burschen, der auf Abenteuer ausgig, um das Gruseln zu lernen. Wir wollen jenen Abenteurer seinen Weg gehen lassen, ohne uns darum zu bekümmern, ob er auf seinem Weg das Entsetzliche traf. Dagegen will ich sagen, daß dies ein Abenteuer ist, das jeder Mensch zu bestehen hat: Sich ängstigen lernen, damit man nicht verloren ist, entweder weil man sich niemals geängstigt hat, oder weil man in der Angst versunken ist; wer aber sich recht ängstigen lernte, der hat das Höchste gelernt. Wäre der Mensch ein Tier oder ein Engel, würde er sich nicht ängstigen können. Da er eine Synthese ist, kann er sich ängstigen, und je tiefer er sich ängstigt, umso größer der Mensch, doch nicht in dem Sinne, in dem die Menschen die Angst gewöhnlich verstehen, nämlich als Angst vor etwas Äußerlichem, vor dem, was außerhalb des Menschen liegt, sondern so, daß er selbst die Angst hervorbringt.«

Der Mensch ist Kierkegaard zufolge eine Synthese des Seelischen und des Leiblichen. Die Synthesis, das Dritte, nennt er den Geist, in dem der Mensch auf Unendliches bezogen ist, seine Grenzen überschreiten (transzendieren) kann und doch an diese gebunden bleibt. Die Geistigkeit des Menschen ist sowohl die Voraussetzung des Sich-ängstigen-Könnens als auch die Begleiterscheinung des Setzens der Synthese:

»Solchermaßen ist die Angst der Schwindel der Freiheit, der aufsteigt, wenn der Geist die Synthese setzen will, und die Freiheit nun niederschaut in ihre eigne Möglichkeit, und sodann die Endlichkeit packt, sich daran zu halten« (Kierkegaard GW 10–12: 60f).

Wenn wir uns fragen, wo Kierkegaard die eben beschriebene und dem Menschen eigene Angst ansiedelt, so sind wir geneigt zu sagen: in der Höhe, auf einem Turm oder Berg, dort wo wir Höhenangst empfinden und der Alpenverein möglicherweise Trittsicherheit, alpine Erfahrung und Schwindelfreiheit verlangt. Im Flachland stellen sich diese Probleme in der Tat nicht. Durch äußere horizontale und vertikale Koordinaten, durch die unbewusst verarbeiteten sensorischen Inputs der Tiefensensibilität, des visuellen und des Gleichgewichtssystems im Innenohr »wissen« wir, wo wir stehen und uns bewegen. In großer Höhe können diese sensorischen Inputs differieren: Horizontale Linien brechen weg, der Blick in den Abgrund kann nicht sofort mit den anderen Sinnessystemen synchronisiert werden. Wir registrieren das Auseinanderklaffen zwischen unterschiedlichen sensorischen Inputs als flaues Gefühl, Knieschlottern, Herzklopfen, Zittern usw., also als Angst. Wir können die Systeme wieder kalibrieren, indem wir einen sicheren Standpunkt einnehmen und eine horizontale Linie fixieren (Habituation). Dann verschwinden Angst und sonstige Missempfindungen – falls es nicht zu einer sekundären Neurotisierung kommt, lerntheoretisch zu einer Konditionierung: Wiederholte Verknüpfung bestimmter Stimuli (z. B. solche, die zu einer Bergtour gehören) mit nicht-habituierter Höhenangst: Es reicht dann bereits ein entsprechendes Schild des Alpenvereins, um Höhenangst auszulösen. In operanter Hinsicht können entsprechende Reaktionen der Mitwanderer das Problem verstärken. In psychodynamischer Hinsicht spricht man dann vom sekundären Krankheitsgewinn. So entsteht Furcht vor Höhe – Akrophobie.

Abgesehen von der beschriebenen Akrophobie, die mit einer Vermeidung von Türmen und einschlägigen Berggegenden einhergeht, ist die Höhenangst (»Schwindel« im Volksmund) kein neurotisches Phänomen, sondern ein physiologischer Einstellungsprozess in einer exponierten Situation mit differierenden sensorischen Inputs.

Kierkegaard charakterisiert mit dem »Schwindel der Freiheit« die Angst vor dem Nichts, vor dem weiten Feld des Unbekannten. Angstauslösend sind also weder eine bestimmte schwindelerregende Bergsituation noch die Glaubenszweifel und Sündenangst, die Kierkegaard an seinem Vater erlebte, auch nicht die sexuellen Skrupel, die den Philosophen im Zusammenhang mit seiner Verlobung plagten. Derartige biographische Momente mögen seinen existentialistischen Denkstil mitprägen, der Grundentwurf jedoch lässt sich hierauf nicht reduzieren.

Der auf Kierkegaard aufbauende existential-ontologische Entwurf Heideggers zeigt das folgende Fundierungsverhältnis: Die Angst ist eine Grundbefindlichkeit, sie ist existential-ontologisch ursprünglicher als die beruhigende Vertrautheit der Alltäglichkeit und als die ontische Angst: »Physiologische Auslösung von Angst wird nur möglich, weil das Dasein im Grunde seines Seins sich ängstet« (Heidegger GA 2 § 40: 252). Das »Wovor« der Angst ist das In-der-Welt-Sein als solches. Das »Wovor« ist kein innerweltlich Seiendes. Das Bedrohliche kommt nicht aus einer bestimmten Gegend, nicht aus einer Richtung. Das Bedrohliche »ist schon da« – und doch nirgends, »es ist so nah dass es beengt und einem den Atem verschlägt« – und doch »nirgends« (GA 2

§ 40: 248). Das »Wovor« der Angst ist keine bestimmte Möglichkeit des Daseins, sondern das »In-der-Welt-Sein« selbst (§ 40: 188).

In Fortführung der Gedanken Kierkegaards stellt Heidegger das Alltägliche infrage: Die Angst enthüllt dem Dasein die Unheimlichkeit (s. Gewissen, Gewissensruf, GA 2 § 57: 376). »Das Nichts, davor die Angst bringt, enthüllt die Nichtigkeit, die das Dasein in seinem *Grunde* bestimmt, der selbst ist als Geworfenheit in den Tod« (GA 2 § 62: 409). Die Angst ist demnach nicht der pathologische Spezialfall, sondern der ermöglichende Grund der Sicherheit. Wer also Angst hat, ins Bodenlose zu fallen, der vermeidet den fundierenden Abgrund der Angst, jener wahren Angst, die es zu lernen gilt.

Worin liegt der Unterschied zwischen der Ängstlichkeit als einer Stimmung unter anderen, die auch pathologische Ausmaße annehmen kann, und der Angst, die es zu »lernen« gilt? Die einzelnen (ontischen) Ängste können als »verdecktes Leiden am Unzuhausesein«, als »entstellte Wiederkehr der eigentlichen Angst« verstanden werden.

5.2 Schwindel (V. v. Weizsäcker)

> **Lernziel 5.2**
>
> Ausgehend vom »Höhenschwindel« diskutieren Sie die Bedeutung des Innenohrs für die Aufrechterhaltung des Gleichgewichts.

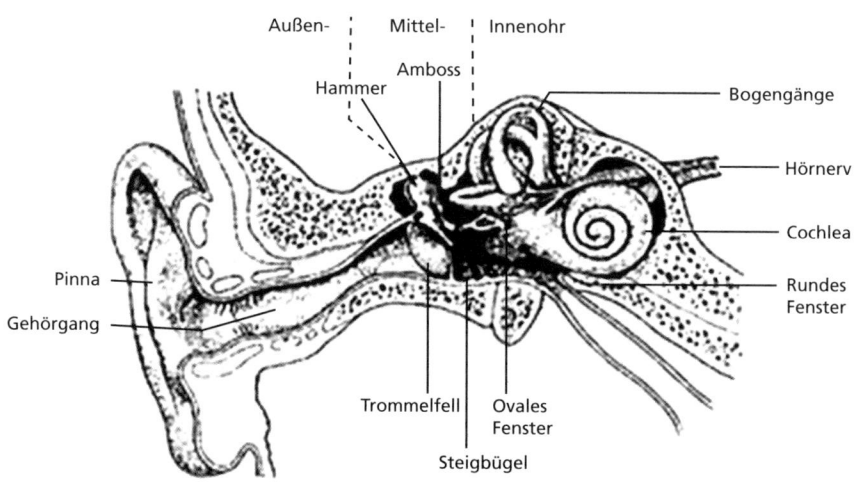

Abb. 5.1: Das Innenohr

121

Wenn wir als kleiner Gnom eine Reise durch den Gehörgang in das Innere des knöchernen Schädels machen, dann gelangen wir jenseits des Trommelfells in der Tiefe des Felsenbeins zu winzigen Strukturen, die wir brauchen, um zu hören (Cochlea/Schnecke) und um fortlaufend unsere Lage im Raum wahrzunehmen. In der Tiefe beider Ohren findet der Gnom spiegelbildlich die gleichen, durch den harten Knochen geschützten Kanalsysteme. Die drei Bogengänge bilden jeweils ein Koordinatensystem in drei Ebenen des Raumes. Wenn wir den Kopf bewegen, bewegen sich die Flüssigkeiten und in ihnen feinste Steinchen in den Bogengängen. Die Auslenkung von Härchen in diesen inneren Räumen wird in elektrische Impulse umgewandelt, die letztlich im Gehirn als Information über die Lage, Bewegung und Beschleunigung des Kopfes im Raum ankommen. In der Geometrie können wir die Lage eines Punktes oder seine Bewegung durch drei Koordinaten bestimmen, die in einem festen Nullpunkt entspringen. Das Gleichgewichtsorgan (Labyrinth) hingegen ist ein *bewegliches Koordinatensystem*:

> »Was hier also die Natur vollzieht, ist die genaue Umkehrung dessen, was der menschliche Geist in der Geometrie vollzieht. Während die Geometrie so tut, als ob ein fester Raum da wäre, in welchem ein Punkt sich von Ort zu Ort bewegt, läßt die Natur in der Sinneswahrnehmung des Labyrinths ein Raumsystem sich bewegen, wodurch dann alle Dinge im wahrgenommenen Raum *ruhend* werden« (Weizsäcker 1919: 66).

Wir besitzen als mit den Labyrinthen bewegliche *innere Räume* mit feinen Sinnesorganen, die fortlaufend die Bewegungen unseres Kopfes registrieren und gleichzeitig den *äußeren Raum* ruhig wahrnehmen lassen, es sei denn, durch krankhafte Störungen des Gleichgewichtssinns oder durch Rausch und andere toxische Einflüsse wäre die Funktion des Labyrinths beeinträchtigt. Voraussetzung für die Aufrechterhaltung eines funktionierenden Gleichgewichtssinnes ist weiterhin, dass auch die anderen für die Wahrnehmung der Raumlage zuständigen Sinnesorgane Informationen liefern, die sich mit den Labyrinth-Inputs vereinbaren lassen, v. a. die Tiefensensibilität der Füße und Beine für die Wahrnehmung des Bodens und die Augen. Ist die Funktionsweise des Labyrinths durch Krankheit oder Einfluss chemischer Substanzen beeinträchtigt oder sind die verschiedenen im Gehirn registrierten Lageinformationen zu widersprüchlich, dann tritt die Missempfindung des *Schwindels* auf. Ist die Reizung des Innenohrs noch nicht so stark, dass sie Schwindel hervorruft, dann erleben wir sie lustvoll: Beim Schwimmen, beim leichten Rausch, beim schnellen Fahren. Viele Menschen bezahlen viel Geld dafür, sich durch schwindelerregende Achterbahnen in den Zustand der Angstlust (thrill) versetzen zu lassen.

Wenn ich aus Riesenrad, Achterbahn oder Karussell wieder ausgestiegen bin, wieder festen Boden unter den Füßen habe, dann weiß ich, wo oben und unten, wo rechts und wo links ist. An jedem Punkt dieser Erde weiß ich das. Beim Tauchen unter Wasser weiß ich, wo oben und wo unten ist. Ich bewege mich gewissermaßen mit eingebautem Kompass oder eingebautem Navigator.

Allerdings stimmen diese Vergleiche nur zum Teil; denn Kompass und Navigator *wissen* nicht, wo sie sind. Wir hingegen bewegen uns aus unserer eigenen Mitte heraus und legen fest, wo oben und unten, rechts und links, vorne und hinten ist. Wir tragen den absoluten Nullpunkt des Raumes in uns (Stein

1917), und damit bezieht sich der Raum auf uns, er ist relativ. Mit dem Erlernen der Konzepte »rechts« und »links« müssen wir auch lernen, unsere Erste-Person-Perspektive als Kriterium für die Orientierung im Raum zu nutzen. Kommt uns eine Person entgegen, dann ist für sie rechts, wo für uns links ist. Wie können wir uns auf *einen* Raum einigen?

Beide müssen »ihre Relativität opfern«, sagt Weizsäcker, damit ein »gemeinsames Raumhaus« entsteht, in dem sie »geometrisch zu zweien wohnen können« und miteinander ein drittes beobachten können. Entwicklungspsychologisch ist dies die Voraussetzung für Joint Attention (▶ 2.5).

Die Missempfindung »Schwindel« ist die Krise unseres Gleichgewichtssinns, die sich in unangenehmen Sensationen wie Gangunsicherheit, Schwanken, Dreh- und Liftempfindungen manifestiert: Der feste Boden, der ruhige Raum werden unsicher.

⚠ Das deutsche Wort »Schwindel« umfasst sowohl die beschriebenen Störungen der Raumempfindung (lat./engl. *vertigo*, frz. *vertige*) als auch das diffuse Unwohlsein (engl. *dizziness*, frz. *malaise*). *Schwindel(n)* heißt im medizinischen und im juristischen Sinne, dass etwas nicht stimmt, zwei Dinge nicht zusammenpassen.

»Angst kann man vergleichen mit Schwindel. Der, dessen Auge es widerfährt, in eine gähnende Tiefe niederzuschauen, er wird schwindlig. Aber was ist der Grund? Es ist ebensosehr sein Auge wie der Abgrund; denn falls er nicht herniedergestarrt hätte. Solchermaßen ist die Angst der Schwindel der Freiheit, der aufsteigt, wenn der Geist die Synthesis setzen will, und die Freiheit nun niederschaut in ihre eigne Möglichkeit, und sodann die Endlichkeit packt, sich daran zu halten. In diesem Schwindel sinkt die Freiheit zusammen« (Kierkegaard GW 11–12: 60f).

Kierkegaard nennt die Angst den »Schwindel der Freiheit«. Genauer gesagt, vergleicht er sie mit der Höhenintoleranz. Jeder Bergsteiger kennt Warnschilder mit Ermahnungen wie: »Trittsicherheit und Schwindelfreiheit erforderlich!«. Worin besteht die Höhenintoleranz auf Bergen oder hohen Gebäuden und wie ist sie einzuschätzen?

Visuelle Höhenintoleranz beginnt im Leben eines Menschen meist bei der Besteigung eines Turmes, gefolgt vom Ersteigen einer Leiter, einer Bergwanderungen oder dem Blick von hohen Gebäuden. Unter Höhenintoleranz leiden 28 % der Allgemeinbevölkerung (weiblich: 32 %; männlich: 25 %). In mehr als 50 % kommt es zu einer Ausweitung des Spektrums der auslösenden Reize und zur Entwicklung eines Vermeidungsverhaltens und zu einer Einschränkung körperlicher und sportlicher Aktivitäten. Nur 11 % der Betroffenen suchen wegen ihrer Beschwerden einen Arzt auf. Unter Höhenintoleranz Leidende unterscheiden sich von Nicht-Betroffenen in folgenden Merkmalen (Kugler et al. 2013):

• Sie führen weniger Blickbewegungen und Kopfbewegungen aus.

- Der Blick im Raum (Auge-Kopf-Koordination) ist eingeschränkt zugunsten der Fixation von weit entfernten Objekten am Horizont.
- Die Exploration der Tiefe (Blick nach unten) wird vermieden.
- Die spontane Ganggeschwindigkeit und die Schrittgröße sind reduziert.

Wie kann man innerhalb der Höhenangst die Akrophobie (neurotische Furcht vor ausgesetzten Gebäuden oder Bergen) von der (nicht-neurotischen) Höhenintoleranz unterscheiden? Einige Kriterien wurden bereits genannt: Generalsierung der ursprünglich umschriebenen auslösenden Stimuli, Vermeidung, Lebenseinschränkung. (Mehr zum Neurosenverständnis ▶ 5.6.) Höhenintoleranz entsteht durch die Unvereinbarkeit (Mismatch) von Informationen verschiedener Sinnesorgane (Labyrinth, Auge, Tiefensensibilität) zur Lage im Raum. Vermeidung und Einschränkung sind defensive Bewältigungsversuche, die in eine Neurose münden können. Welcher Umgang mit der Höhenintoleranz ist empfehlenswert? Als physiologisches Zeichen (▶ 2) deutet der Höhenschwindel auf die Notwendigkeit hin, die für den Gleichgewichtssinn kooperierenden Sinnessysteme neu einzustellen. Dieses »Resetting« kann erfolgen durch:

- Haltungsstabilisierung durch Sitzen, Liegen, Anlehnen, Festhalten usw.
- Förderung der visuellen Exploration: Bevorzugung naher stationärer Kontraste; diese nahen stationären Kontraste sollten beim Blick in die Tiefe im peripheren Gesichtsfeld bleiben.

Wie kann die Entstehung von Angststörungen neurobiologisch erklärt werden? Vereinfacht gesprochen lassen sich (1) ein schneller und (2) ein langsamer Angst-Weg unterscheiden: (1) Durch die im Schläfenlappen liegende Amygdala werden (unter Umgehung von Rindengebieten und damit auch ohne bewusste Wahrnehmung) subkortikale Gebiete aktiviert. Dort werden Symptome ausgelöst, die einer Panikattacke entsprechen: Blutdruckanstieg, Pulsbeschleunigung, Totstell- und Fluchtreflex usw. (2) Über den ebenfalls im Schläfenlappen liegenden Hippokampus und andere Kerngebiete werden eine wahrgenommene Situation oder ein innerer Stimulus an verschiedene Rindengebiete weitergeleitet und dort mit anderen Inputs sowie mit Gedächtnisspuren abgeglichen. Dieser Abgleich kann zur Bestätigung des Alarmzustandes oder zur Entwarnung führen. Wird eine harmlose Situation fälschlich als bedrohlich bewertet, so kann eine Neurose (▶ 5.6) entstehen.
Im Zusammenhang mit dem Bindungssystem (▶ 1.2) haben wir bereits das PANIC-Cluster (Panksepp 1998/2005) kennengelernt, das sich auf der Verhaltensebene in den Verzweiflungs- und Hilferufen nach der Bindungsfigur äußert: Piepen, Jaulen, Weinen, Schreien (distress-vocalisations: DVs, ▶ Tab. 5.2).
Distress-vocalisations erzeugen durch ihre unangenehme Frequenz einen Stress-Zustand bei der Bindungsperson. Die gesunde Reaktion ist die Zuwendung gegenüber dem rufenden Kind, z. B. durch »Stillen«, das Mutter

und Kind beruhigt. Neben Ernährung und Pflegehandlungen kommt es besonders auf den Hautkontakt an. Die uneinfühlsame oder gar traumatisierende Reaktion besteht darin, auf die DVs mit Ablehnung, Vernachlässigung oder Gewalt zu reagieren. Diesen alarmierenden Verlassenheits-Zuständen kleiner Kinder entsprechen beim Erwachsenen passive Rückzugsstrategien, insbesondere die Dissoziation (▶ 5.8).

Das Disstress-System FEAR zeichnet sich demgegenüber durch einen aktiven Umgang mit der Gefahr aus, nicht nur äußerlich-motorisch (Flucht und Vermeidung), sondern auch anatomisch: Mandelkern (Amygdala) als »Feuermelder« im Schläfenlappen, mit zahlreichen Vernetzungen zum Hirnstamm und zur Großhirnrinde und biochemisch (Aktivierung der Achse Hypothalamus – Hypophysen – Nebennierenrinde, Ausschüttung von Kortisol und Endorphinen zur inneren »Beruhigung« des PANIC-Systems). Sowohl das PANIC- als auch das FEAR-System sind neuronale Korrelate der menschlichen Angst und der Angst-Bewältigung (Coping).

Tab. 5.1: Die Bedeutung der Systeme PANIC und FEAR für Angstentstehung und Coping (modifiziert nach Sachsse 2003)

Disstress-System	PANIC	FEAR
Neuroanatomische Korrelate	Periaquäduktales Grau PAG, laterales Septum, Gyrus Cinguli	Locus coeruleus, Amygdala, Gyrus praefrontalis
Stoffwechseläquivalente	Glutamat Oxytozin, Opioide	Noradrenalin, Kortisol
Autonomisches Nervensystem	Parasympathicus (Trophotropie, Hypometabolismus)	Sympathicus (Ergotropie, Hypermetabolismus)
Übergeordnete Systeme	Bindung, Herdenverhalten, Soziale Unterstützung	Erinnerung, Bewertung und Beantwortung der Gefahr
Verhalten	Distress-vocalisations, Totstellreflex (Freeze), Dissoziation	Kampf, Flucht, Kognition, Lernen
Psychopathologie	Panikattacke	Phobische Vermeidung
	Traumatisierung (Versagendes Angst-Coping)	

5.3   Die Affekte als modulares Zeichensystem

Lernziel 5.3

Sie wenden die Zeichentheorie von C. S. Peirce auf das affektive Ausdrucksgeschehen an.

Die Affekte können mit Rainer Krause (1998) als ein Zeichensystem verstanden werden. Dieses setzt sich aus mehreren Modulen zusammen, die nach dem Grad des Zeichenverstehens und des Mentalisierens geordnet werden können. Diese Systematik trägt einerseits den empirischen Studien zum Affektausdruck Rechnung und berücksichtigt andererseits die psychoanalytische Tiefendimension. Das Affektsystem kann als eine Art »Interface« zwischen der Umwelt und verschiedenen Subsystemen des Organismus beschrieben werden, die als Module oder Komponenten bezeichnet werden:

Module des Affektsystems nach Krause sind:

1. Motorisch-expressiv (Gesichtsmuskulatur und Stimme)
2. Physiologisch (autonomes Nervensystem, Hormone)
3. Motivational (Handlungsbereitschaft in Willkürmotorik, zusätzlich zu 1)
4. Wahrnehmung der körperlichen Korrelate
5. Benennung und Erklärung der Wahrnehmungen
6. Wahrnehmung der situativen Bedeutung

Insgesamt spricht man bei den Modulen 1 bis 6 vom »Affektsystem«. Unter *Affekt im engeren Sinn* werden die Module 1 bis 3 verstanden (körperliche Reaktionen ohne bewusste Repräsentanz und Erleben). Neuroanatomisch entspricht dies dem limbischen System ohne Beteiligung höherer (kognitiver) Areale. *Gefühl* umfasst zusätzlich zu den Modulen 1 bis 3 die Module 4 bis 6. Unter Gefühl wird das bewusste Wahrnehmen/Erleben der situativen Bedeutungsstruktur und der autonomen Vorgänge verstanden. Bei den Modulen 4 bis 6 kommen hinzu: sprachliche Differenzierung und situative Zuordnung zum Selbst oder zum Objekt. Es geht also um Selbst- und Fremd-(Objekt-)Einfühlung. Auf dieser Stufe wird Intersubjektivität (»Zweifühlung« ▶ 7.3) möglich.

Nach den physiologisch-expressiven Komponenten (Module 1 und 2) lassen sich die Primäraffekte Freude, Überraschung, Furcht, Wut, Ekel/Verachtung, Trauer (im Sinn von Traurigkeit/sadness) unterscheiden. Diese sind durch visuell eindeutige Signale repräsentiert und dienen der Beziehungsregulierung (*it-emotions*). Davon können die selbstreflexiven *me-emotions* unterschieden werden, z. B. Schuld und Scham, die in erster Linie der inneren Steuerung des Denkens und Handelns dienen. Weil es aber bei Schuld und Scham auch um die interpersonale Grenze geht, haben auch diese selbstreflexiven Emotionen eine (sekundär) beziehungsregulierende Wertigkeit.

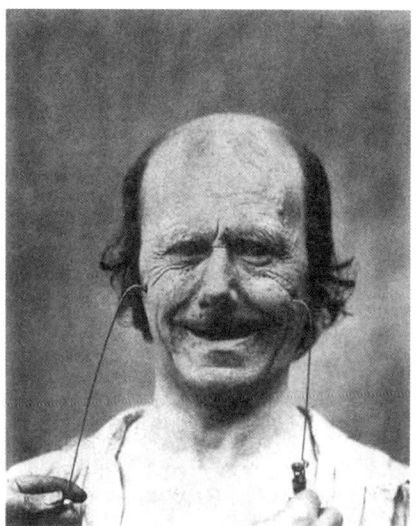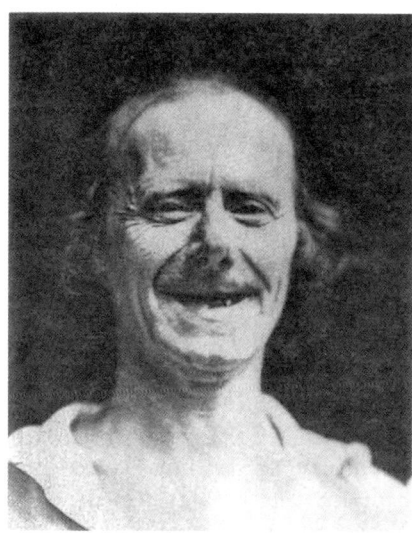

Abb. 5.2: Durch Reizung der großen Jochbeinmuskeln erzeugtes »falsches« Lächeln (A) vs. »natürliches« Duchenne-Lächeln nach Hören eines Witzes (B), wobei es zur zusätzlichen Innervation der Augenringmuskel kommt (Duchenne de Boulogne 1862/1990).

Der mimische Ausdruck kann gut am Lächeln gezeigt werden. Während Lachen und Weinen eruptiv und überwältigend ganze Muskelgruppen in Bewegung bringen, bewahrt der Mensch im Lächeln »seine Distanz zu sich und zur Welt und vermag sie, mit ihr spielend, zu zeigen.

Lachend und weinend ist der Mensch das Opfer seines Geistes, lächelnd gibt er ihm Ausdruck« (Plessner GS 7: 432). Die klassischen Versuche Duchennes wurden bereits von Darwin zitiert, später vergessen und in der aktuellen Forschung wieder entdeckt (Ekman 2003). Das echte Duchenne-Lächeln als Zeigen des Bindungs-Affekts der Freude kann nicht »gemacht« werden, wohl aber imitiert. Schon Neugeborene sind zu imitierendem Lächeln in der Lage. In Krisensituationen wie dem Fremde-Situations-Test (▶ 1.3) lassen sich Diskrepanzen zwischen der lächelnden Kontaktaufnahme zur fremden Person einerseits und Belastungszeichen in der Gesichts- und übrigen Muskulatur andererseits beobachten. Beim Erwachsenen wirken derartige Diskrepanzen als unbewusste *Indizes*, z. B. wenn aversive Affekte wie Ekel und Verachtung durch ein maskenhaftes Lächeln vom Typ A überblendet werden.

Im Folgenden soll in Anlehnung an Rainer Krause eine Systematik entwickelt werden, die Affekte als Beziehungsgeschehen zwischen Subjekt und Objekt auffasst.

127

5.4 Propositionale Struktur der Affekte

Lernziel 5.4

Sie klassifizieren die Primäraffekte durch die jeweilige Interaktion von Subjekt und Objekt.

Es gibt in der Geschichte der Anthropologie eine Fülle von Ansätzen, um Listen verschiedener Gefühle zu erstellen und nach mentalen oder verhaltensbezogenen Kriterien zu klassifizieren. Meistens wird eine Liste von etwa fünf bis zehn Basis-Emotionen von komplexen Emotionen (z. B. die reflexiven Gefühle Scham ▶ 6.7 und Schuld ▶ 8.4) unterschieden. Unter dem Gesichtspunkt des verhaltensbiologischen und transkulturellen Vergleichs hat sich die Analyse der mimischen Muskulatur (Darwin 1872/1998) als fruchtbare Ausdrucks-Analyse erwiesen. In stammesgeschichtlicher Hinsicht sind die Affekte uraltes Erbe des Reptilien- und des alten Säugergehirns, das beim Menschen neokortikal überbaut ist. Gleichzeitig bleiben jedoch die phylogenetisch ererbten neuronalen Netzwerke beim Menschen wirksam (Panksepp 1998/2005).

Tab. 5.2: Propositionale Struktur der Affekte nach Krause

Affekt	Freude	Überraschung	Furcht Angst	Wut Ärger	Ekel	Trauer
Form	ⓢ O	ⓢ ! O	← S O	S O →	O S↗	S ← O
Wunsch	bleib	Unwissenheit, Schutzbedürfnis demonstrieren	Ich weg von dir	Du weg von mir	Du hinaus aus mir	Du zurück zu mir
Ort	überall		Optisches Feld, Handlungsmacht bei: Objekt / Subjekt		Im Körper	Erinnerung
Wertigkeit +/–	+	+/–	–	–	–	+
Organismus	satt, geborgen	Unterbrechung der Aktivitäten	fluchtbereit starr	kampfbereit	übel	sehnsüchtig

Bei den Affekt-Modulen 1 und 2 (▶ 5.3) handelt es sich Krause zufolge um indexikalische Zeichen (▶ 2), die einen spezifischen Sachverhalt im Zeichengeber selbst anzeigen. Diese Indexikalität ist größtenteils unbewusst, kann aber durch Mikroanalysen von Videoaufnahmen demonstriert werden. Anders ausgedrückt: Die Zeichengeber moderieren nicht, was sie ausdrücken. Nur durch Hinzunahme eines Dritten (Triangulierung durch Medium, einen Experten, Selbstreflexion, Spiegel) erschließt sich dem Subjekt die Bedeutung des Zeichens. Die unbewusste Indexikalität ist vor-kognitiv. Sie kann noch nicht reflektiert werden, aber sie ermöglicht die korrekte Entschlüsselung der ausgesandten Signale. Dyadisch gesehen haben wir es beim Signifikanten des Affektsystems mit einem subjektgebundenen indexikalischen Zeichen zu tun, das wechselnde Zustände des Zeichengebers (Signifikat) anzeigt. Schon Heidegger hat darauf hingewiesen, dass der Richtungswechsel im Straßenverkehr »neuerdings« (bezogen auf das Erscheinungsjahr von Sein und Zeit: 1927) durch Betätigung eines metallenen Winkers angezeigt wurde, der als Zeigzeug das Herausstrecken eines Armes vertrat, allmählich durch einen Blinker ergänzt und schließlich ganz durch diesen ersetzt wurde. Ähnlich wie der Blinker anzeigt, dass ich gleich abbiegen will, zeigt das Wutgesicht, dass ich gleich schreien, schlagen, beißen werde, und das Angstgesicht, dass ich gleich fliehen oder erstarren und mich unterwerfen werde. Das mimische Modul ist also noch keine Handlung, sondern zeigt einen Zustandswechsel (change of current concern) der Person an, die ein mimisches Signal aussendet. Diese »sagt« also ohne Worte: »Ich gehe gleich auf dich los!« oder: »Ich mag dich und möchte dich umarmen!« In der Tatsache, dass die angekündigten Aktionen nicht ausgeführt werden müssen und trotzdem in der Interaktion wirksam sind, liegt ihr evolutionärer Vorteil. Primäraffekte können als Ankündigung von Interaktionen charakterisiert werden. Ihre formale Struktur besteht aus Subjekt, Objekt und gewünschter Interaktion. Zur kognitiven Formulierung der propositionalen Struktur von Affekten müssen Subjekt S, Objekt O und Interaktion jeweils in Bezug auf den Ort, an dem sich die Interaktion abspielt, beschrieben werden. Tabelle 5.2 ist diesen Parametern entsprechend aufgebaut. Freude ist der zum Bindungssystem (▶ 1) gehörige Affekt, Trauer signalisiert umgekehrt den Wunsch nach Wiederherstellung der Bindung (▶ 9, PANIC-System ▶ Tab. 1.2). Furcht/Angst entspricht dem FEAR-, Wut/Ärger dem RAGE-System.

Bereits Kleinkinder verfügen über die unbewusste Indexikalität, die spezifisch erkannt wird und wirkt, indem die Pflegeperson auf sie reagiert. Krause teilt die bereits vom Kleinkind benutzten Signalkonfigurationen in drei Gruppen ein:

1. Informationsverarbeitung
2. Bindung
3. Unterbrechung

Zu (1) rechnet er Interesse und Überraschung, zu (2) Trauer und Freude, zu (3) Wut, Angst und Ekel. Kinder können sich die differenzierteren Module der Erwachsenen zunutze machen und durch sie in die affektiv-sprachliche Kommunikationsgemeinschaft eintreten. Dazu gehört eine gewisse Distanz von der Überflutung durch übermächtige Affektzustände, um deren sprachlich vermittelte Bedeutungsstruktur erkennen und in der Situation aufgreifen zu können. Diese Fähigkeit zum Mentalisieren (▶ 1.7) kann versagen oder verloren gehen, z. B. bei somatoformen Störungen (▶ 5.5; 5.8).

5.5   Von Affekten zu Gefühlen

Lernziel 5.5

Sie wenden das bindungsorientierte Modell des Mentalisierens auf die Verwandlung von Affekten in Gefühle an.

Affekte, körperlich gespürte Stimmungen, sind diffuser und schwerer zu benennen als Gefühle. Der Leibphänomenologe Hermann Schmitz (1998a) betont den raumhaften Atmosphären-Charakter von Stimmungen. Ich betrete einen Raum und nehme wahr, dass dort die »dicke Luft« eines Machtkampfes herrscht oder aber ausgelassene Partystimmung. Auch Niedergedrücktheit oder Angst/Enge teilen sich raumhaft mit. All diese atmosphärischen Stimmungen »ergießen« sich Schmitz zufolge in den Raum und werden am eigenen Leib spürbar, durch das Eintauchen oder auch durch das Nicht-eintauchen-Wollen.

In **Tabelle 5.2** wird Angst/Furcht durch die Fluchttendenz des Subjekts gegenüber dem übermächtigen Objekt charakterisiert: »Ich (S) weg von dir (O)«. Der organismische Zustand von P ist dabei fluchtbereit, starr und eng. In leibphänomenologischer Hinsicht stellt dies einen Konflikt zwischen der leiblichen Einengung einerseits und dem Fluchtimpuls andererseits dar, nach Schmitz ein »gehindertes ›Weg!‹«. Die Enge ist sowohl außen: O nimmt den Raum ein, versperrt den Weg, als auch innen (Fuchs & Micali 2013).

Affekte in ihrer »rohen«, noch nicht mentalisierten Form kann der Säugling nur mithilfe der Bindungsperson verarbeiten. Wilfried Ruprecht Bion zufolge braucht das kleine Kind die Mutter als bedeutungsstiftendes Gefäß (Container). Beim Stillvorgang, so Bion, projiziert das Baby einen unerträglichen Affekt auf die Mutter und nimmt ihn (gleichsam mit der Milch) als erträgliches Gefühl wieder auf. Akzeptiert die Mutter hingegen nicht die Projektion und die Aufgabe des Containments, dann nimmt der Säugling eine namenlose, bedeutungslose, unausdenkliche und unerträgliche Angst (»nameless dread«) in sich auf (Bion 1962/2003).

Im Kontext der frühen Bindungsbeziehung haben wir bereits gesehen (▶ 1.7), dass die feinfühlige Spiegelung nicht vollständig kongruent sein darf. Vielmehr führt das markierte Spiegeln die Subjekt-Objekt-Differenzierung ein. Dies lässt sich gut am Wut-Affekt zeigen. Die propositionale Struktur lautet: »Du (Objekt) weg von mir (S)« (▶ **Tab. 5.2**). In dieser Interaktion ist S dominant und nur darauf aus, O »aus dem Weg zu räumen« wie eine Sache. Die Fähigkeit zu mentalisieren sinkt im selben Maß, in dem die Wut zunimmt. Es regiert der Äquivalenzmodus, indem die eigene Subjektivität mit der Objektivität gleichgesetzt wird, anstatt O eine eigene Subjektivität und eine eigene Perspektive zuzubilligen. Der Perspektivwechsel ist also ebenso erschwert wie die Imagination fremder Situationen und Gefühlszustände. Die Wahrnehmung der interpersonellen Situation ist extrem vergröbert, zugespitzt auf die holzschnittartige Alternative zwischen Kampf (wenn S stärker ist als O) oder Flucht (wenn S schwächer ist als O). Die Einengung der Interaktion auf den Macht- und Dominanzkampf macht es schwer, mentalisierend zwischen äußerer Bedrohung einerseits und den Gefühlen andererseits, den eigenen und jenen von O, zu differenzieren (Josephs & McLeod 2014).

⚠ »Repräsentationalismus«

Die Transformation von Affekten in Gefühle sollte nicht so verstanden werden, als wäre Zeichenverstehen (▸ 2) ein mentaler, von der Zwischenleiblichkeit (▸ 6.5) losgelöster Schritt. Zwar gibt es in der menschlichen Entwicklung, in der zwischenmenschlichen Kommunikation und insbesondere in der Psychotherapie qualitative Sprünge. Wenn »der Groschen fällt«, ist das auch emotional als Erleichterung, Befreiung, Erfolg spürbar. Von großer Bedeutung ist es jedoch, die einzelnen Module des Affektsystems als ein Kontinuum zu sehen, was auch die Möglichkeit von Fortschritt (Progression) oder Rückschritt (Regression) beinhaltet. Wenn in diesem Buch psychoanalytisch und bindungstheoretisch von Repräsentanzen (▸ 1.8) gesprochen wird, dann nicht einseitig im kognitiven Sinn, sondern auch emotional und in einem ganzheitlichen Sinn »psychosomatisch«, »embodied« (▸ 6.5; Leuzinger-Bohleber 2014).

5.6   Was ist eine Neurose?

Lernziel 5.6

Sie führen den Neurosebegriff a) lerntheoretisch (verhaltensorientiert) und b) psychodynamisch (psychoanalytisch orientiert) ein.

In Kapitel 2 haben wir vom Symptom als dem für die Psychosomatische Anthropologie wichtigsten Zeichen gesprochen. Auffällig ist nun, dass gewisse Krankheitssymptome nicht verschwinden (lerntheoretisch: gelöscht werden), sondern sich wiederholen und warnend darauf hinweisen, dass der mehr oder minder verborgene Krankheitsprozess noch besteht oder sogar fortschreitet, insbesondere wenn die Symptome sich verschlimmern. Wenn im Vordergrund einer Störung des Verhaltens oder Erlebens nicht ein Krankheitsprozess X steht, sondern das Leiden an verselbstständigten Symptomen, also an Aufrechterhaltungs-Schlaufen und Wiederholungszwang, spricht man von einer Neurose. Dieser 1776 von Cullen geprägte Begriff (ursprünglich: »nicht entzündliche Nervenerkrankung«) wird heute in Psychoanalyse und Verhaltenstherapie sowie in der Umgangssprache verwendet. Andere ziehen es vor, von »Störung« zu reden, um ursächliche (ätiologische) und therapeutische Implikationen zu vermeiden.

Der russische Nobelpreisträger für Physiologie Iwan Petrowitsch Pawlow erarbeitete im Tierversuch das Modell der »klassischen« Konditionierung. Dabei unterschied er zwischen unkonditionierten (auch natürlich genannten) und konditionierten Reflexen (die durch Lernen erworben werden). Mit Pawlows Namen ist der Hund eines Experimentes verbunden, bei dem die Speichelsekretion (Salivation) als unkonditionierte Reaktion (UCR) auf den unkonditionierten Stimulus (UCS) des Nahrungsanblicks: zu einem konditionierten Reaktionsmuster variiert wird. Koppelte Pawlow den UCS Nahrung mehrfach mit einem Klingelton als konditioniertem Stimulus (CS), so »lernte« der Hund schließlich, auf das Klingeln ohne den UCS Nahrung mit Speichelfluss zu reagieren. Wir können die Neurose mithin als ein pathologisches Zeichenerkennen auffassen, z. B. durch »Erlernen« eines Angst auslösenden Stimulus.

Trotz aller Kritik an Pawlows Kausalannahmen ist das Modell der klassischen Konditionierung außerordentlich hilfreich beim Verstehen neurotischer Krankheiten beim Menschen, z. B. von Phobien, bei denen »harmlose« Situationen zu CS werden. In lerntheoretischer Hinsicht entstehen Ängste durch klassische Konditionierung. Dem entspricht das neuronale FEAR-Netzwerk mit der Amygdala als zentralem Fühl- und Stellglied. Ängste werden »verlernt« (gelöscht), wenn sie nicht durch wiederholte gleichzeitige Darbietung von CS und UCS oder durch operante Konditionierung einer Verstärkung (psychoanalytisch: sekundärer Krankheitsgewinn) unterliegen.

Dieses Modell betrifft die linke Hälfte des Kanfer-Schemas in Tabelle 5.3, nämlich die Sequenz → Stimulus – Organismus-Variable – Reaktion (S-O-R).

Die positive und die negative Verstärkung erhöhen die Häufigkeit und Intensität eines Verhaltens R im Fall der negativen Verstärkung also durch Beseitigung eines unangenehmen Ereignisses.

Aus diesem Modell ergeben sich therapeutische Möglichkeiten der Stimuluskontrolle, etwa indem durch Erlernen eines Entspannungsverfahrens und durch gestufte Stimulusdarbietung die Konditionierung »verlernt« wird. Auch viele andere Neurosen, z. B. funktionelle Störungen der glatten Magen-Darm-Muskulatur, können so verstanden und behandelt werden.

Das Symptom, die Reaktion R, kann nicht nur durch klassische Konditionierung erklärt werden, sondern auch durch operante (Lernen durch Erfolg, rechter Schenkel des Kanfer-Schemas), also Reaktion – Consequence – Kontingenz (R-C-K):

132

Tab. 5.3: Synopse der lerntheoretischen (Kanfer-Schema) und der psychodynamischen Symptom-Theorien

	Ausgangsbe-dingungen: Warum? Woher?	Individuelles Terrain: Wie?	Störung: Welche Symptome?	Folgen: Für wen? Mit wem?	Regelhaftig-keit der Fol-gen: Wozu?
Verhaltens-therapie (Kanfer-Schema)	Stimulus	Organismus-Variable Kognitionen Einstellun-gen	Reaktion	Consequen-ces C+ C–	Kontingenz
Psycho-analyse	Auslösung unbewusster Konflikt Entwick-lungsdefizit	Organisches Entgegen-kommen	Symptomatik	Krankheits-gewinn Rolle, Strafe, Vergünsti-gungen	Finalität der Symptome (Jung)
Beispiel Panikattacke	Eigen-aktivität	Herzklopfen Attribution	Zyklische Angstkaska-de	Zuwendung Arztkontakt	»Erlernen« der Angst (2.1)
Parallele zum Nacht-traum	Tagesrest Latenter Traum-gedanke	Zerebrale Generierung im Schlaf	Manifester Traum	Traumerzäh-lung, -deu-tung	Stil der Traumerin-nerung

Tab. 5.4: Die vier Formen des operanten Konditionierens

	Aufbau von R	Abbau von R
Darbietung einer Konsequenz	C+ Positive Verstärkung	C– Bestrafung
Beseitigung einer Konsequenz	¢– Negative Verstärkung	¢+ Löschung; Extinktion

Die Darbietung einer positiven Konsequenz (C+: Zuwendung beim Leiden unter einem Symptom, Anerkennung, Achtung, Nahrung, Geld usw.) führt dazu, dass ein (Problem-)Verhalten R wahrscheinlicher wird (positive Verstärkung). Als negative Verstärkung bezeichnet man die Entfernung einer negativen Kon-sequenz (C–: Lärm, grelles Licht, Hitze oder Kälte, Stromschlag, Isolation). Am Zustandekommen neurotischer Leiden ist häufig sowohl klassische als auch operante Konditionierung beteiligt. Letztere kann vielfach erklären, warum ein Symptom nicht verschwindet (gelöscht wird), sondern sich wiederholt. Unter »Kontingenz« versteht man die Regelhaftigkeit der R-C-Sequenz (Verstärker-plan): Die Verstärkung kann kontinuierlich oder intermittierend sein – letztere gilt als besonders löschungsresistent.

In Tabelle 5.3 sind Begriffe aus der psychoanalytischen Krankheitslehre so eingetragen, dass ein Vergleich mit dem lerntheoretischen Neurosenmodell möglich ist. Auf der Seite der Ausgangsbedingungen sind hier Entwicklungsdefizite zu nennen, in der Sprache der Bindungstheorie: auf mangelnder Sicherung beruhende innere Arbeitsmodelle, die mit einer unvollständigen Mentalisierungsfähigkeit einhergehen. Menschen, die es nicht gelernt haben, archaische Affekte (Ekel, Angst, Wut usw.) zu modulieren, nehmen unter Stress keine diskreten Gefühle wahr, sondern überwältigende chaotische Zustände mit körperlichen Begleiterscheinungen (Schwitzen, Erregung, Harn- oder Stuhldrang, ...), die sie nicht als eigenen emotionalen Zustand reflektieren können (▶ 5.5). Neben Entwicklungsdefiziten hält die Psychoanalyse unbewusste Konflikte (▶ 1.9) für krankheitsverursachend (pathogen).

Auf der rechten Seite von Tabelle 5.3 ist der »Krankheitsgewinn« dargestellt entsprechend den »Konsequenzen« der Lerntheorie. Unter dem »primären Krankheitsgewinn« versteht man die Fähigkeit, überhaupt Symptome zu entwickeln. Der primäre Krankheitsgewinn ist eine wichtige Ich-Leistung. Psychoanalytisch gesehen, können dadurch unbewusste Konflikte zwar nur »pseudogelöst« werden, aber immerhin werden sie im Symptom dargestellt, sie klopfen gleichsam an und rufen sich in Erinnerung, um in reiferer, gesünderer Form bewältigt zu werden. Neurotische Konflikte unterliegen einem Wiederholungszwang, sie folgen starren Spielregeln, die im therapeutischen Spiel (▶ 4) angenommen und verändert werden können. Beim sekundären Krankheitsgewinn geht es um die jeweiligen Vor- bzw. Nachteile, die sich aus den Symptomen bzw. der Krankheit und der Krankenrolle ergeben (z. B.: »Ich darf im Bett bleiben«).

Es gibt in Psychotherapie und Medizin Fälle, in denen die Symptomatik trotz sachgerechter Behandlung nicht nur bestehen bleibt, sondern sich sogar verschlimmert. Dies kann aus einem Selbstbestrafungs-Bedürfnis, aus Neid gegenüber dem Arzt oder auch aus Gründen der Selbstwert-Stabilisierung geschehen (wenn der Kranke die eigene Identität aus dem Leiden herleitet). Wenn jemand aus unbewussten Motiven am Kranksein festhält, wird ein solches Verhalten seit Freud auch als »negative therapeutische Reaktion« betrachtet. Im Kern geht es dem Patienten darum, am Gesetztsein (an der Positivität) seiner gewohnten Identität festzuhalten, die er durch die therapeutische Wandlung, durch die Negativität des Neuen infrage gestellt sieht (▶ 10.4).

Der Sinn der Angst liegt aus psychoanalytischer Sicht nicht im Symptom selbst. Die Phobie ist vielmehr eine Verschiebung »auf ein kleineres Übel«: Damit ist gemeint, dass es neben dem bewussten Furchtobjekt (Angst vor Schlangen, U-Bahnen, Auftritten in der Öffentlichkeit usw.) ein unbewusstes Furchtobjekt gibt, um das es der psychoanalytischen Auffassung zufolge »eigentlich« geht, häufig nämlich um eine Angst, die sich auf wichtige Beziehungspersonen und auf die eigenen Wünsche bezieht. Verschiebung heißt also, dass das Furchtobjekt Platzhalter für einen anderen Inhalt ist. Weiterhin erweist sich die Furcht im Sinne des FEAR-Systems als evolutionär günstig, weil das Furchtobjekt durch Flucht vermieden werden kann. Auf diese Weise entsteht kein diffuser Angstzustand, ein Überflutetwerden durch die Angst, was oft von den Betroffenen als Angst vor der Angst beschrieben wird. Vielmehr wird Angst (im Sinne der von Kierkegaard getroffenen Unterscheidung) zur Furcht, indem ein Furchtobjekt fokussiert wird und dann auch vermieden werden kann. Es ist also eine

Ich-Leistung, auch ein Anzeichen für eine gewisse Ich-Reife, wenn sich eine solche Phobie ausprägen kann.

Die Auslösesituation im psychodynamischen Sinne entspricht dem lerntheoretischen Stimulus S. Sie ist aber ein Oberflächenphänomen, nicht die Ursache, die zu einer Angst führt. Vielmehr bringt die Auslösesituation eine pathogene (krankheitsverursachende) Konfliktspannung zum Dekompensieren. Dabei geht es um eine Konfliktspannung, die nicht unbedingt inhaltlich etwas mit der Angst zu tun haben muss. Freud verstand die Angst zunächst rein somatisch als fehlgeleitete, nicht zur normalen Abfuhr gebrachte sexuelle Spannung. Er ging später zu einer Signaltheorie der Angst über, die besagt, dass die Verdrängung auf ein Angstsignal hin einsetzt. Neurobiologisch kommt der Amygdala die Funktion des inneren »Feuermelders« zu (▶ 5.2). In Freuds später Angsttheorie ist es das Ich als »Angststätte«, welches das Angstsignal als »Feuermelder« – nunmehr psychologisch verstanden! – spürt und Verdrängungsprozesse in Gang setzt. Die Signalangst ist die Spitze des Eisbergs. Durch Vermeidung, Verdrängung, Lebenseinschränkung mache ich einen Bogen um diese Spitze, indirekt aber auch um all das, was »unter der Wasseroberfläche« liegt.

Zusammenfassend können wir aus psychoanalytischer Sicht vier Angstformen unterscheiden (Ermann et al. 2014):

- Realistische Angst/Realangst: Es kommt mir tatsächlich ein Löwe auf der Straße entgegen, dann tue ich gut daran, mich zu schützen und vielleicht wegzulaufen oder die Polizei anzurufen.
- Die fixierte realistische Angst vor überwältigenden Situationen nennt man traumatische Angst (▶ 5.9). Das ist eine reale Angst, die ich nicht mehr loswerde, die ich nicht mehr verlernen kann.
- Die neurotische Angst ist irrational, meistens unbewusst, z. B. ist es die Angst vor dem Alleinsein, Verlassenwerden, oder vor Trennung auch dann, wenn die Trennung real (noch) gar nicht ansteht. Die neurotische Trennungsangst signalisiert, dass ich Schritte in Richtung Individuation machen muss, um mich zu entwickeln. Insbesondere Phantasien im Zusammenhang mit Eigenständigkeit, Trennung und sexuellem Begehren können konflikthaft erlebt werden.
- Last but not least kann ich Angst vor der Angst bekommen, was mich daran hindert, mich zu entwickeln, mich zu entfalten.

ᴏᴏ Vogel (2007)

135

5.7 Eustress und Disstress

Lernziel 5.7

Sie können zwischen gesundheits- und leistungsförderlichem sowie gesundheitsschädlichem Stress unterscheiden und Einflussfaktoren für die positive oder negative Wirkung von Stress benennen.

Der Begründer der Stressforschung, Hans Selye (1907–1982), beschrieb Stress als »unspezifische Reaktion des Organismus auf jegliche Anforderungen« (1936). Damit ist noch nicht gesagt, ob und wann Stress positive oder eben auch negative Auswirkungen auf einen Organismus haben kann. In den Folgejahrzehnten hat die Stressforschung einen enormen Aufschwung und eine massive Ausweitung erfahren. Forscher, aber auch Kliniker unterscheiden heutzutage zwischen dem »Stressor«, der »Stresswahrnehmung« und der »Stressantwort« (Dhabhar & McEwen 2001). Als Stressoren werden sämtliche Vorgänge bezeichnet, welche die Homöostase des Organismus stören, und zwar nachdem sie vom Organismus wahrgenommen und anhand seiner bisherigen Erfahrungen als freudig oder bedrohlich bewertet worden sind (Reber 2014). Die Wahrnehmung eines Stressors erfolgt dabei i. d. R. sowohl auf einer bewussten als auch auf einer (neurobiologisch) unbewussten Ebene. Darauf folgt die Reaktion des Organismus, die sog. Stressreaktion. Auch diese kann sich eher bewusst (»Gehetzt-Sein, Sich-unter-Druck-Fühlen«), als auch mehr unbewusst-körperlich, z. B. als Spannungsgefühl in der Brust oder Druck in der Magengegend, … äußern.

Die zentralen biologischen Systeme, die der Stressreaktion zugrunde liegen, bestehen aus zwei grundlegenden Achsen:

- Sympathisches Nervensystem (SNS) und
- Hypothalamus-Hypophysen-Nebennierenrinden (oder auch HPA von engl. hypothalamo-pituitary-adrenal)-Achse.

Diese beiden biologischen Stresssysteme passen den menschlichen Organismus durch die Freisetzung von bestimmten Neurotransmittern und Stresshormonen an die jeweils veränderte Situation an. Dadurch kann der Organismus adäquat auf die jeweils äußerlich veränderte Situation reagieren und diese idealerweise bewältigen. Im Englischen wird diese Stressreaktion als »fight or flight« bezeichnet – im Gegensatz zur überwiegend parasympathisch gesteuerten Entspannungsreaktion (»rest and digest«).

Die Essenz der verschiedenen bis heute gültigen Stresskonzepte besagt, dass im Rahmen einer Stressreaktion ein Einfluss aus der Umwelt vom betreffenden Lebewesen wahrgenommen, bewertet und durch eine Reaktion beantwortet werden muss. Stress ist dabei nicht an sich gut oder schlecht, sondern beschreibt zunächst nur eine Wechselwirkung zwischen Umwelteinfluss und der Reaktion eines biologischen Organismus. Ob ein Stressor sich positiv oder negativ auf die Gesundheit eines betroffenen Menschen auswirkt, hängt dabei von verschiedenen Faktoren und Einflüssen ab (Details bei Reber 2013).

Im Rahmen einer akuten Anstrengung (akuter Stress) ist die Stressreaktion des Körpers oft lebensnotwendig und sichert in vielerlei Situationen die erfolgreiche Bewältigung einer Anforderung, evtl. sogar das Überleben. Wiederholte akute Stressbelastungen fördern eher die langfristige Entwicklung und Leistungsfähigkeit eines Organismus, verglichen mit ausbleibenden Stressbelastungen, solange sie für das Individuum bewältigbar bleiben.

Chronischer Stress kann mittelfristig häufiger negative Konsequenzen auf die Gesundheit haben als akuter Stress. Chronischer Stress ist vor allem dadurch gekennzeichnet, dass die Entspannungsphase, wie sie typischerweise nach einer akuten Anstrengung (Stressbelastung) wieder eintritt, nicht mehr oder nicht mehr ausreichend erreicht wird. Stress wirkt also vor allem dann negativ auf die Gesundheit, wenn auf die Anstrengungen einer Belastungssituation keine Erholung folgt. Dies kann sich z. B. in einem ausbleibenden Blutdruckabfall während des Schlafes (»Nachtsenke«) äußern.

Die biologischen Stresssysteme sind bei chronischem Stress daueraktiviert – wie bei einem Bergsteiger, der ständig in der Bergwand hängt, immer die Furcht verspürt, herunterzufallen, wenn er nicht aufpasst. Chronischer Stress i. S. von langfristig anhaltenden Anforderungen kann zur Gesunderhaltung aber durchaus auch beitragen (= Eustress), wenn die Belastung zwar anspruchsvoll, aber bewältigbar bleibt. Ganz wichtig ist hier das Moment Kontrollerfahrung versus Kontrollverlust: Hat ein Mensch das Gefühl, trotz grenzwertiger Belastung 1. noch die Kontrolle über seine Arbeits- oder Lebenssituation zu haben, und versucht er 2. aktiv die Bewältigung einer auch längerfristigen Beanspruchung, kann man ggfs. von sog. Eustress sprechen. In der Arbeit wird dies manchmal auch Flow (▶ 4.5) genannt – Menschen vergessen quasi das Zeiterleben, sind ganz mit ihrer Aufgabe beschäftigt. Flow gehört zweifellos zum Eustress – dennoch legen erste Untersuchungen verständlicherweise nahe, dass auch bei Eustress Phasen der Entspannung wichtig sind, um eine zwischenzeitliche längere Aktivierung der Stressachsen bei erhöhter, wenn auch positiv wahrgenommener Beanspruchung zu unterbrechen.

Gesundheitsschädlicher chronischer Stress entsteht oft in Situationen, in denen der einzelne Mensch einen Kontrollverlust erfährt. Das Gefühl, ausgeliefert zu sein, nur reagieren zu können, geht in vielen empirischen Untersuchungen mit schädlichen Auswirkungen einer chronischen Beanspruchungssituation einher (= Disstress). Besonders stressempfindlich sind nicht selten Menschen, die schon in Kindheit und Jugend negative Lebenserfahrungen, z. B. bei Trennungserlebnissen, gemacht haben, also früh Kontrollverlust und Ausgeliefertsein erlebt haben. Erfahrungsgemäß gibt es große individuelle Unterschiede von Lebewesen auf von außen betrachtet identische Stressoren: Manche Menschen erleben Anforderungen und Belastungen als Eustress, die bei anderen als Disstress erlebt werden und diese auch krank machen können. Hier spielt Resilienz, also Widerstandsfähigkeit (engl. »to bend without breaking«), eine wichtige Rolle. Diese ist z.T. vom Stressor und vom individuellen Bewältigungsverhalten (z.B. aktiv versus passiv) abhängig. Auch genetische Grundlagen spielen hier vermutlich eine wichtige Rolle, die aber noch nicht zufriedenstellend erforscht sind.

Weitere wichtige, wissenschaftlich fest abgesicherte Faktoren, die negative Auswirkungen von chronischem Stress abdämpfen können, sind gute zwischenmenschliche Beziehungen und regelmäßiger Ausdauersport. Eine eindrucksvolle wissenschaftliche Untersuchung zeigt z.B., dass bei ca. 300 000 Menschen, die über 7,5 Jahre beobachtet wurden, gute zwischenmenschliche Beziehungen die Sterblichkeit positiver beeinflussten als wenn Menschen mit dem Rauchen aufhörten (bei zuvor bis zu 15 Zig./Tag) (Holt-Lunstad et al. 2010).

5.8   Dissoziation

> **Lernziel 5.8**
>
> Sie können den Begriff »Dissoziation« definieren und ihn der Traumastörung sowie somatoformen Störungen zuordnen.

Als »dissoziativ« bezeichnen wir Zustände, in denen der Kontakt zum »Alltagsbewusstsein« verloren geht, d.h. die Betroffenen sprechen in dieser Situation oft davon, dass ein »anderer etwas erlebt habe«, aber nicht sie selbst. Die dissoziierte Person kann gleichsam ›abwesend‹ in der Gegenwart anderer und dann mit Worten schwer erreichbar sein.

Die Bindungsforschung zeigt, dass Symptome von Dissoziation im Jugend- und frühen Erwachsenenalter mit der frühen Bindungsdesorganisation der Kinder und dem psychischen Rückzug der Mutter (»unavailability«) in Zusammenhang stehen. Die frühe Bindungsbeziehung scheint also eine wichtige Rolle dafür zu spielen, ob eine Person später dissoziative Symptome entwickelt (Grossmann & Grossmann 2012).

Dissoziation kann einerseits als Zusammenbruch von Abwehr und Coping (▶ 7.8) aufgefasst werden. Andererseits stellt sie auch einen vorläufigen und primitiven Bewältigungsversuch dar, gewissermaßen einen Notzustand. Neuropsychologisch gesehen geht Dissoziation mit fehlerhafter Erinnerung einher: Es ist nicht mir passiert, sondern einem anderen. Oder: Ich bin selbst schuld an den sexuellen Übergriffen (traumatisches Schuldgefühl: Introjektion des Täter-Schuldgefühls, ▶ 8.8).

Der Begriff »Dissoziative Störungen« wird auch für somatoforme Störungen vom konversiven Typ (Internationale Klassifikation der Krankheiten F44) gebraucht. Beispielsweise kann eine »funktionelle« (pseudo-neurologische) Lähmung von den Betroffenen nicht als Teil des eigenen Erlebens, sondern nur als isoliertes Symptom wahrgenommen werden. Das allgemeine Kennzeichen der dissoziativen Störungen (Verlust der normalen Integration der Erinnerung an die Vergangenheit, des Identitätsbewusstseins, der Wahrnehmung) wird hier auf die Empfindung und Kontrolle von Körperbewegungen bezogen. Dissoziative Störungen sind also Störungen des Gestaltkreises, der Einheit von Wahrnehmen und Bewegen (▶ 1.3). Der historische Name für dissoziative Störungen lautet »Hysterie« (von gr. *hystéra*: Gebärmutter). »Konversion« (Umwandlung) eines psychischen Konfliktes in ein somatisches Symptom, wechselnde Beschwerden, Neigung zur Dramatisierung und (dissoziative) Ohnmachtsanfälle wurden von den alten Ärzten in der Gebärmutter der Frau lokalisiert. Die Psychoanalyse griff diese Bezeichnung zur Charakterisierung der *somatoformen Symbolisierung* (▶ 2.7) auf. Damit ist gemeint, dass ein unbewusster Konflikt (▶ 1.9) im Symptom dargestellt wird. Z. B. kann eine somatoforme Lähmung einen Bindungs-Autonomie-Konflikt zum Ausdruck bringen (»Ich möchte mich trennen, fortgehen, kann mich aber nicht richtig bewegen.«).

⚠ Von somatoformen Störungen vom dissoziativen/konversiven Typ müssen Somatisierungsstörungen (▶ 2.8) unterschieden werden. Diese beruhen auf einer mangelnden Mentalisierung von Affekten (▶ 5.5) und betreffen die glatte, nicht willkürlich steuerbare Muskulatur, z. B. das Magen-Darm-System und die Muskulatur der Atemwege. Hingegen sind für die dissoziativen/konversiven Störungen Ausfälle der quergestreiften (Willkür-)Muskulatur und der Sinnesorgane charakteristisch, z. B. die psychogene Blindheit). Der Begriff »psychogen« wird oft als (kontradiktorisches) Gegenteil von »organisch bedingt« missverstanden. Die Erfahrung der psychosomatischen Medizin zeigt jedoch, dass in ein und derselben Krankheitsentwicklung verschiedene organische und psychische Faktoren zusammenwirken können, z. B. beim chronischen Rückenschmerz mechanische, entzündliche, degenerative, psycho-soziale und posttraumatische.

Dissoziationen können mehr oder weniger tief gehen und die Selbst-Identität (▶ 10) bedrohen. Zusammenfassend können wir Dissoziation als gefährdete oder zerbrechende Einheitlichkeit des psychischen Erlebens auffassen, sei es als (defizitäres) Symptom somatoformer oder traumatischer Störungen, sei es als Bewältigungsversuch: Ein überforderndes Erlebnis wird so lange vom narrativen Gedächtnis ferngehalten und eingekapselt, bis seine Erinnerung und Bewältigung möglich ist.

Während Freud seinen Zugang zum Unbewussten stärker auf die Verdrängung (Unbewusstwerden nicht bewusstseinsfähiger Inhalte) gründete als auf die Dissoziation, war die Spaltbarkeit (Dissoziabilität) für Jung eine zentrale Eigenschaft der Psyche. Allgemein wird heute die Bedeutung der Dissoziation im Zusammenhang mit dem Trauma stärker betont als in früheren Epochen der psychoanalytischen Theorieentwicklung.

5.9   Trauma

> **Lernziel 5.9**
>
> Sie verstehen Traumafolgestörungen als individuelle Reaktionen auf extrem belastende Ereignisse.

Ähnlich wie der Begriff »Stress« wird auch »Trauma« in der Umgangssprache oft in unscharfer Form gebraucht. Umso wichtiger ist es, für die Anthropologie einen möglichst klaren Begriff von *Trauma/traumatisch* zu gewinnen.

☞ Unter einem Trauma verstehen wir eine außergewöhnliche Belastung (Disstress ▶ 5.7), welche die Bewältigungsmöglichkeiten (▶ 7.8) der betroffenen Person übersteigt.

Trauma (gr. *titrōskō*: ich verwunde) ist also im heutigen Verständnis ein binomischer Ausdruck, zu dem 1. objektiv eine über das alltägliche Maß hinausgehende Belastung und 2. auf der Seite der betroffenen Subjekte eine besondere Verletzlichkeit des betroffenen Individuums gehört, wie sie z. B. bei Kindern häufig gegeben ist. Klinisch zeigt sich beides in den *Traumafolgestörungen*. Traumatisierten Menschen steht nur ein Teil der Erinnerungen zur Verfügung, z. B. ein schreckliches Ereignis, das ihnen bildhaft-szenisch vor Augen steht, ohne die dazugehörige verbale Erinnerung und narrative Verknüpfung.

Der Begriff des Traumas kann heute aus neurobiologischer, phänomenologischer und psychodynamischer Sicht präziser gefasst werden als zur Zeit Freuds. Im 19. Jahrhundert stritt man über mögliche psychische Folgen von Eisenbahnunfällen. Der Begriff des Traumas wurde aus der Unfallheilkunde auf das Psychische übertragen und z. B. für den sexuellen Missbrauch von Kindern verwendet. Es fehlten jedoch psychopathologische und neurobiologische Kriterien, um Traumatisierungen von sonstigen Belastungen abzugrenzen. Die heute mögliche klinische, verstehend-psychologische, neurobiologische und begriffliche Präzision ist auch im Interesse der Traumaopfer, die Gerechtigkeit, Solidarität und angemessene Hilfe verdienen. Das Beispiel der *Posttraumatischen Belastungs-störung* macht deutlich, dass Traumafolgen lange nachwirken können, auch dann, wenn der Zusammenhang mit der auslösenden Belastung den Betroffenen unklar ist.

Diagnose der Posttraumatischen Belastungsstörung (PTBS) (modifiziert nach Frommberger et al. 2014)

- **Trauma**
  objektiv: Lebensgefahr; subjektiv: Angst, Hilflosigkeit, Entsetzen
- **Wiedererleben/Intrusion**
  wiederholtes Erleben des Traumas in sich aufdrängenden Erinnerungen; Albträume, Flashbacks (Nachhallerinnerungen), psychische Belastung, körperliche Reaktionen bei Konfrontationen
- **Dissoziation** (▶ 5.8)
  andauerndes Gefühl von Betäubtsein und emotionaler Stumpfheit, »abwesend« in Gegenwart anderer, im Extremfall dissoziativer Stupor
- **Vermeidungsverhalten**
  Abflachung der emotionalen Reagibilität, Entfremdung, Erinnerung unvollständig, Gleichgültigkeit gegenüber anderen Menschen, Teilnahmslosigkeit der Umgebung gegenüber, Freudlosigkeit sowie Vermeidung von Aktivitäten und Situationen, die Erinnerungen an das Trauma wachrufen könnten
- **Hyperarousal**
  vegetative Übererregtheit mit übermäßiger Schreckhaftigkeit und Schlafstörung, Konzentrationsstörung, Reizbarkeit
- **Dauer > 1 Monat**
- **Psychosoziale Beeinträchtigungen**

Die PTBS-Symptomatik steht im Zusammenhang mit dem Trauma. Charakteristischerweise liegen einige Wochen der Latenz zwischen dem traumatischen Ereignis und der PTBS-Symptomatik. Diese ist durch Erinnerungen oder Hinweise auslösbar. Wichtig: Nicht jede Reaktion auf eine Belastung ist eine PTBS!

⚠ **Abgrenzung der PTBS gegenüber anderen Störungen**

- Akute Belastungsreaktion: Symptomatik dauert weniger als 1 Monat an.
- Anpassungsstörungen: Trauma/Belastung ist weniger schwer; Symptome zumeist schwächer ausgeprägt oder nicht vollständig vorhanden
- komplexe PTBS: umfangreichere, tiefgreifendere Symptomatik wie anhaltendes Misstrauen, Störung der Affektregulation, Störungen in den Bereichen Beziehung, Intimität und Sexualität, mündet möglicherweise in eine Posttraumatische Persönlichkeitsstörung

Die Bindungsforschung liefert Hinweise für den Zusammenhang zwischen der frühen Bindungs-Desorganisation der Kinder und dem Auftreten von Dissoziation (▶ 5.8) im Jugend- und Erwachsenenalter. Darüber hinaus kann sie zeigen, dass Bindungssicherheit ein wesentlicher Schutzfaktor für die Traumabewältigung ist und die Resilienz (Fähigkeit zum Gesundwerden) fördert.

Mangelnde Bindungssicherheit erschwert hingegen die Entwicklung des Mentalisierens: Vernachlässigte oder misshandelte Kinder können die unberechenbaren Verhaltensweisen ihrer Pflegepersonen nicht mit intentionalen Zuständen wie Liebe, Hass, Nähe- oder Distanzwunsch in Verbindung bringen. Sich parasitär aufdrängende (intrusive) Gedanken und Bilder werden nicht als mentale Inhalte behandelt, sondern wie übermächtige äußere Objekte. Das eigene Denken macht also Angst oder die propositionale Einstellung ändert sich von »Ich denke, will, träume, dass …« zu »der schreckliche Gedanke, innere Film, Albtraum drängt sich mir auf, dass …«. Zum Disstress gehört das Erkennen einer für den Organismus aversiven Situation. Die kognitive Beeinträchtigung traumatisierter Menschen macht das Versagen von Coping-Vorgängen verständlich, insbesondere von Flucht und Kampf sowie negativer Rückkopplung (Herunterregelung von Störgrößen). Der auffällige Zwang zur Wieder-Holung (▶ 4.8) im traumatischen Erleben kann in Analogie zum Garnrollenspiel des kleinen Ernst als Versuch verstanden werden, die Hilflosigkeit zu bewältigen.

Warum entwickelt ein Teil der Betroffenen eine PTBS, ein anderer nicht? Zahlreiche Studien fanden bei PTBS-Kranken ein vermindertes Hippokampus-Gewicht, das sich nach erfolgreicher Trauma-Therapie normalisierte. Der Hippokampus (»Seepferdchen«) ist ein temporales Rindengebiet, das als »Zwischenspeicher« des Kurzzeitgedächtnisses der Kontextualisierung dient. Eine Einschränkung der Hippokampus-Funktion erschwert die (Neu-)Interpretation der traumatischen Situation und insofern die Löschung der Symptomatik. Außerdem konnte bei PTBS-Kranken eine Amygdala-Überaktivität nachgewiesen werden (Yehuda & LeDoux 2007).

5.10 These und Fragen 5

These 5: Der sich ängstigende Mensch

Der Mensch ist eine eigentümliche Synthese zwischen Endlichkeit und Unendlichkeit. Dies äußert sich als Angst. »[Wer] daher gelernt, sich zu ängsten nach Gebühr, der hat das Höchste gelernt« (Kierkegaard GW 10–12: 161).

Die medizinisch-psychotherapeutische Auffassung der Angst als ein Symptom, das beseitigt werden muss, scheint dieser Aussage zu widersprechen. Als indexikalisches Zeichen verstanden (z. B. die Mimik des Angst-Gesichts) kündigt Angst zwischen Subjekt S und Objekt O die Interaktion an: Ich (S) fliehe vor dir (O). Ist O eine äußere reale Gefahr oder (in der phobischen Neurose) eine Schein-Gefahr durch Verschiebung und Projektion, so kann es S gelingen, sich vor O in Sicherheit zu bringen. Liegt eine Traumatisierung vor, sind die Stressoren im Verhältnis zu den Bewältigungs-Ressourcen so groß, dass es zu Disstress und zu dissoziativen Erlebens- und Verhaltensweisen kommt. O kann auch ein inneres Objekt sein und zu einer »Signalangst« führen, vor der ich nicht fliehen, die ich aber im Sinne Kierkegaards »lernen« kann.

Fragen zu Kapitel 5

a) Was ist Signalangst?

b) Wie unterscheiden Sie reale, neurotische und traumatische Angst?

c) Für die Posttraumatische Belastungsstörung gilt (nur eine Antwort ist richtig):
   - ☐ Ein typisches Phänomen ist das wiederholte Erleben des Traumas in sich aufdrängenden Erinnerungen.
   - ☐ Das Einsetzen der Störung erfolgt im Allgemeinen mit einer Latenz von ca. 1–2 Jahren nach einem Trauma.
   - ☐ Sie beruht häufig auf irrealen phantasierten Bedrohungen oder irrealen phantasierten Notlagen auf der Basis neurotischer Disposition.
   - ☐ Im Regelfall beruht sie auf einem tiefgehenden Impuls-Abwehr-Konflikt im frühen Kindesalter.
   - ☐ Sie tritt häufig 1–2 Wochen nach Mitteilung einer Krebsdiagnose auf.

d) Welche Feststellung bezüglich der Posttraumatischen Belastungsstörung trifft *nicht* zu (nur eine Antwort ist falsch)?
   - ☐ Eine charakteristische Ursache sind Belastungsereignisse katastrophalen Ausmaßes.
   - ☐ Voraussetzung für die Manifestation ist das Vorliegen einer psychopathischen Primärpersönlichkeit.
   - ☐ Die Störung kann auch erstmals Monate nach dem Trauma auftreten.
   - ☐ Ein typisches Symptom ist das Gefühl des »Betäubtseins«.
   - ☐ Sich aufdrängendes Wiedererleben der traumatischen Situation in der Erinnerung ist ein typisches Merkmal.

e) Wie können Sie in semiotischer Hinsicht die Affekt-Mimik innerhalb des modularen Affektsystems beschreiben?

f) Angst zählt zu den Primäraffekten. Welche anderen Primäraffekte kennen Sie?

g) Was ist »Stress«?

h) Wie beurteilen Sie das Verhältnis philosophischer Angsttheorien (Kierkegaard, Heidegger) und klinischer Vorstellungen von Angst?
i) Wie kann ein Angstsyndrom (z. B. eine Spinnenphobie) lerntheoretisch
   beschrieben werden? Wie kann ein Angstsyndrom (z. B. eine Spinnenphobie)
   psychodynamisch beschrieben werden?
j) Welche Behandlungsmöglichkeiten für Angststörungen kennen Sie?

6 Der Körper, den ich habe. Der Leib, der ich bin.

📖 Husserl, Ideen II (Hua 4: § 36): Konstitution des Leibes als Träger lokalisierter Empfindung

Der Phänomenologe Edmund Husserl erinnert uns daran: »Wir haben gesehen, dass bei aller Erfahrung von raumdinglichen Objekten der Leib als Wahrnehmungsorgan des erfahrenden Subjektes mit dabei ist.« Was wir auch anfassen, Gegenstände oder auch andere Körper, auch lebende, es ist immer der Leib dabei. In unserer Wahrnehmung können wir nicht abstrahieren von unserem Leib. Es ist immer eine leibliche Empfindung. Davon abgeleitet gibt es selbstverständlich Messinstrumente. Aber auch bei den heute sehr ausgefeilten diagnostischen Apparaten bleibt in der klinischen Untersuchung des Arztes das Tasten, Abhorchen usw. die Mitte: Insgesamt ist eine Untersuchung eine Frage des Leibes, und im Normalfall des anderen, des Fremdleibes. Ich kann immer nur empfinden mit dem, was ich bin.

Betrachten wir jetzt mit Husserl den Spezialfall, dass ich mich selbst untersuche, sodass der eigene Leib der Untersuchungsgegenstand wird. Husserl meint mit *Leibkörper* den eigenen Leib, insofern er objektiviert wird. Damit bringt er die merkwürdige Doppelung zum Ausdruck, dass wir einen Körper haben, so wie alle anderen auch, dass der Körper etwas Ähnliches ist wie irgendwelche Gegenstände, über die wir verfügen können; und dass wir zugleich Leib sind. Davon können wir, so lange wir leben, nie abstrahieren. Wir sind immer leibliche Wesen. Aber: Wir sind auch körperliche Wesen. Wir sind objektivierbar, wir sind messbar, wir sind anfassbar. Der Leib ist also etwas ganz Besonderes. Der Leib konstituiert sich ursprünglich auf doppelte Weise: Einerseits ist er physisches Ding, Materie, er hat eine Extension, eine Ausdehnung – das erinnert an René Descartes' »res extensa« im Unterschied zur »res cogitans«. Res extensa ist unser Leib, insofern er Körper ist. Andererseits empfinde ich auf ihm und in ihm. Die Wärme auf dem Handrücken, die Kälte in den Füßen, die Berührungsempfindung an den Fingerspitzen. Ich empfinde ausgebreitet über die Flächen weiter Leibesstrecken den Druck und Zug der Kleider, in den Fingern habe ich Bewegungsempfindungen, wobei eine Empfindungsausbreitung in veränderlicher Weise über die Oberfläche der Finger hingeht usw.

Ich kann mich selber ertasten wie etwas Fremdes, ich kann mich stechen oder mich zwicken usw. Ich erlebe mich sowohl »von innen« als auch »von außen«, wobei diese Perspektiven nicht gegeneinander auszuspielen sind. Und jetzt kommt das Spannende hinzu, dass es einmal außen und dann natürlich auch innen zwickt, weil ich von innen her empfinde, leiblich empfinde. Das ist etwas anderes, als wenn eine andere Person mich zwickt oder kitzelt. Jeder kennt diesen Unterschied: Sich selber kann man nicht in derselben Weise kitzeln, wie dies ein anderer kann. Die Empfindung ist immer der eigene Leib, der mit dabei ist, aber der eigene Leib kann gleichzeitig auch ein Leibkörper sein. Das ist die Doppelung, von der Husserl spricht.

6.1 Leib vs. Körper: eine sprachliche und anthropologische Differenzierung

Lernziel 6.1

Sie begründen die anthropologische Bedeutung der Leib-Körper-Unterscheidung.

Die Verschränkung von Leib und Körper (Plessner) hat eine entwicklungspsychologische Entsprechung: Erst allmählich lernt das Kleinkind, zwischen äußeren Objekten und Körperteilen zu unterscheiden. Der Körper wird sekundär und handelnd angeeignet. Damit wird eine lebenslange Oszillationserfahrung in der Hinwendung zum eigenen Körper in Gang gesetzt: das Wechseln zwischen dem Körperhaben und dem Leibsein (Küchenhoff & Agarwalla 2013). In Tabelle 6.1 werden verschiedene Kriterien der Leib-Körper-Unterscheidung kurz zusammengefasst.

☞ »Leib« ist im Deutschen der vergleichsweise ältere Begriff, der vom ahd. *līb* ›Leben, Lebensweise‹, mhd. *līp* ›Leben, Körper, Magen‹ abgeleitet werden kann und mit engl. *life*, schwed. *liv* verwandt ist, vgl. die Doppelformeln Leib und Leben und wie er leibt und lebt.
»Körper« (im 13. Jhd. vom lat. *corpus* als Entsprechung des gr. *sôma* entlehnt) verdrängt zunächst das ältere einheimische ahd. *līh*, mhd. *līch* zur Bezeichnung des menschlichen und tierischen Leibes (vgl. den Festnamen Fronleichnam: Leib des Herrn), das nur in nhd. Leiche erhalten bleibt. Später (unter dem Einfluss der Medizin) verdrängt »Körper« weitgehend auch »Leib«.

⚠ In vielen Ausdrücken und Redewendungen ist vom (eigenen) Leib die Rede: mit Leib und Seele, beileibe (nicht), Leibspeise, Leibarzt, leibhaftig, leiblich, bleib mir vom Leib, auf den Leib geschneidert usw.

Die Begriffe »Leib« und »Körper« unterscheiden sich hinsichtlich der Perspektive: Die Dritte-Person-Perspektive (▶ 1.8) ist die beobachtende und damit objektivierende, zum Gegenstand machende, korporifizierende (Fuchs 2008) Sichtweise. Sie entspricht dem Grundwort Ich-Es, in dem ich über eine andere

Person rede wie über eine Sache (Buber ▶ 1.6). Hingegen meint »Leib« die *Erste-Person-Perspektive,* das eigenleibliche Spüren (Schmitz 2011) *vor* aller Reflexion und Vergegenständlichung. Für den ärztlich-therapeutischen Kontext ist die *Zweite-Person-Perspektive* von besonderer Bedeutung. Sie entspricht Bubers Grundwort Ich-Du, also dem Dialog zwischen Personen, der in der Zwischenleiblichkeit (▶ 6.5) wurzelt.

»Leib« in der *Erste-Person-Perspektive* meint ein präreflexives Mit-sich-Vertrautsein, im Gegensatz zu den Diskursen (▶ 6.3), die *über* den Leib reden, ihn wissenschaftlich und gesellschaftlich objektivieren. Die Phänomenologie versucht beide Pole näher zu fassen, indem sie auf ein Zweifaches hinweist:

1. Der Leib ist mir niemals als solcher gegeben, er ist »dabei« oder »mit gegeben«, stillschweigend übergangen (»passé sous silence«, Sartre) oder »opak« (nicht transparent). Aber er »meldet« sich durch auftauchende »Leibesinseln« (Schmitz), d. h. Wahrnehmungen von Enge oder Weite, Schwellung oder Schrumpfung, Kälte oder Wärme, Schmerz oder Entspannung usw., die ich jeweils einer bestimmten Gegend zuordne, allerdings nicht naturwissenschaftlich-exakt lokalisierend, sondern eher zeigend, so wie ein Kind gegenüber der Mutter oder ein Patient gegenüber dem Arzt auf die schmerzende Region zeigt.
2. Derselbe Leib kann von mir selbst als »Leibkörper« zum Gegenstand gemacht werden und dann sind Leib und Körper »verschränkt« (Plessner), aber eben nie *nur* Körper.

> Das eigenleibliche Spüren steht also *vor* der Körperwahrnehmung mit den fünf Sinnen, vor dem sozialen Körperwissen. Es meldet sich im Auftauchen der Leibesinseln, in Hunger und Sättigung, Ausscheidung, Schmerz, Orgasmus, Atmung usw. Leibesinseln sind nicht durch Körpergrenzen beschränkt, auch wenn für gewöhnlich Leib und Körper »koextensiv« (gleich ausgedehnt) sind. Der Leib befindet sich in der Gegend des Körpers, wie ihn z. B. eine Fotografie festhält. Aber beide sind nicht vollständig deckungsgleich, was besonders in Fällen deutlich wird, wo Leib- und Körpergrenzen differieren.

Beispiele für divergierende Grenzen zwischen Leib und Körper sind:

- Phantomglied-Erfahrung: Ein abgetrenntes Körperteil wird weiterhin als zum eigenen Leib gehörig wahrgenommen.
- Essstörungen: Z. B. kann sich ein magersüchtiger Mensch (Anorexia nervosa) dicker, schwerer und voluminöser wahrnehmen, als dies in der Dritten-Person-Perspektive erscheint. Die Waage und die anderen sagen: Du bist ja viel zu dünn, die betroffene Person erlebt das Gegenteil und unternimmt u. U. große Anstrengungen (Fasten, Erbrechen, forciertes Bewegungstraining), um die Körper-Grenzen so zu verändern, dass sie ihren (idealen) Leibgrenzen entsprechen.

- Transplantation: die Organverpflanzung ist ein Eingriff in den Eigenleib des Empfängers. Wird er den Fremd-Körper in das Eigene integrieren?

Mit der phänomenologischen Unterscheidung zwischen auftauchenden Leibesinseln und Leibkörper hängt innerhalb der Pathologien (Krankheitsgestaltungen) der Unterschied zwischen dem gerade beschriebenen Hinzeigen des Kindes oder Patienten auf die symptomatische Stelle einerseits und der Selbst-Objektivierung oder Manipulation des Körpers andererseits zusammen.

> Beispiel:
> Eine 38-jährige, adrett gekleidete Sekretärin kommt wegen depressiver Beschwerden in Behandlung. Überraschenderweise werden Schnittwunden sichtbar, als sie den Ärmel ihres Blazers am rechten Arm nach oben streift. Die Patientin berichtet, dass sie sich des Öfteren abends schneidet und danach eine gewisse Entspannung verspürt.

Bei dieser Patientin besteht ein Kontrast zwischen dem tadellosen Äußeren, dem guten beruflichen »Funktionieren« einerseits und dem Schneideverhalten andererseits. Die Selbstverletzung beinhaltet eine Selbst-Objektivierung/Manipulation. Im Gespräch wird aber neben der Erleichterung und Entspannung durch das Schneiden auch der Wunsch deutlich, sich zu spüren, also Leibesinseln auftauchen zu lassen. Die Selbstverletzung als *parasuizidales* Verhalten muss vom *Suizid* unterschieden werden, durch den der eigene Leib zum Objekt der »Selbst-Tötung« gemacht wird (▶ 10.6).

Auch die (Zwei-)Geschlechtlichkeit des Menschen hat eine verschränkt leiblich/körperliche Dimension, der mit den Begriffen »Sex« und »Gender« wiedergegeben wird (▶ 6.6). Schließlich sind Leib und Körper *Räume* (▶ 6.9), sowohl als absolut-individueller Eigenraum des Leibes als auch als geometrisch vermessbarer und lokalisierbarer Körper-Raum.

Vom *eigenen Raum* war schon im Zusammenhang mit der Funktion des Innenohrs die Rede (▶ 5.2). Der menschliche Leib hat die merkwürdige Eigenschaft, den Nullpunkt (Stein 1917) der Orientierung in sich zu tragen, wo auch immer er sich befindet, ob in Norwegen oder Argentinien, auf dem Kopf stehend in der Achterbahn, auf dem Bauch oder auf dem Rücken liegend: Immer ist für mich rechts und links, oben und unten dasselbe.

☞ Anatomische Position

Medizinstudierende fragen regelmäßig beim ersten Kontakt mit einer Leiche im Präpariersaal: Wo ist eigentlich rechts und links? Sie lernen dann (gewissermaßen für ein ganzes Ärzteleben): Wir denken vom Patienten aus. Auch wenn der Patient schon tot ist, gilt die anatomische Position; rechts oder links ist immer vom Patienten aus gesehen. Ähnlich ist es in der Kunst. Wenn wir ein Gemälde anschauen, dann wissen wir: Dort ist rechts und dort ist links. Wir gehen von uns aus, von unserem absoluten Nullpunkt. Ist aber eine Person abgebildet mit einem Handschuh, einem Dolch oder einem Krug, dann wechseln wir und sagen: Die Person hält den Handschuh, Dolch oder Krug in ihrer rechten oder linken Hand (nach einem Gespräch mit Reinhard Putz).

Tab. 6.1: Leib-Körper-Unterscheidung

	Leib	Körper
sprachlich	Leben, mein	*corpus, gr. sôma*
Perspektive	1. PP/2. PP; (»Ich-Du«); Zwischenleiblichkeit	3. PP; »Ich-Es«
Unmittelbarkeit	Präreflexives Vertrautsein mit sich	Objektiviert gesellschaftliche Diskurse
Phänomen	Leibesinseln	»Leibkörper«
Pathologien	Symptome als Leibesinseln	»eigener Körper als Objekt«
Geschlechtlichkeit	Sex (Begehren des anderen); Zeichenhaftigkeit	Gender; Virtualisierung
Räumlichkeit	Absoluter Nullpunkt	Ding unter Dingen

6.2   Die Naturalismusfalle

Lernziel 6.2

Sie kennen und reflektieren naturalistische Strategien in Bezug auf den Menschen.

Statt eines neurobiologischen Exkurses gehen wir zu Beginn dieses Kapitels auf die weitverbreitete Tendenz ein, neurobiologische Modelle und zerebrale Korrelate des Mentalen mit dem menschlichen Geist gleichzusetzen. »Naturalisieren« heißt: »Phänomene unseres geistig-seelischen Lebens auf natürliche Tatsachen zurückführen, wie es die sind, von denen die Physik (als Basiswissenschaft aller Entitäten des Raum-Zeit-Systems) handelt« (Frank 2007: 29). Für Reduktionen wie die Naturalisierung der Träume als kortikale Verarbeitung neuronaler Salven im Hirnstamm spricht die Sparsamkeitsmaxime (»Occams Rasiermesser«). Durch Naturalisierung scheint diese Ontologie zunächst sparsamer zu sein als dualistische Entwürfe. In der psychosomatischen Medizin wird meist ein Dualismus von Aspekten (▶ **Vorwort**) oder von Methoden vertreten, etwa indem

149

psychotherapeutische Diagnostik und Behandlung mit der Auswertung physikalischer Messmethoden und Pharmakotherapie verbunden werden. Allerdings geraten Ärzte und Patienten nicht selten in die Naturalismus-Falle.

Die naturalisierende physikalische Beschreibung neuronaler Vorgänge aus der Beobachter-Perspektive (Dritte Person) ist eine legitime und verheißungsvolle Forschungsstrategie. Problematisch wird sie, wenn quantifizierbare Konstrukte aus ihrem lebensweltlichen Zusammenhang gerissen, der lebensweltlichen Erfahrung untergeschoben und zur eigentlichen Wirklichkeit hypostasiert werden. Dieser naturalistische Fehlschluss kann Neurobiologen unterlaufen, wenn sie die notwendige methodologische Reduktion ihres Fachgebietes ontologisch auf die Lebenswelt ausweiten. Auch Psychotherapeuten, die von farbigen funktionellen Kernspintomogrammen fasziniert sind, tappen leicht in die Naturalismus-Falle. Sie meinen, die Erfolge ihrer Arbeit in der Plastizität des Gehirns zu »sehen«.

☞ Der auf dem Boden der Neurobiologie entstandene Neuro-Konstruktivismus reduziert die Eigenschaften des Mentalen (Subjektivität, Intentionalität, Wahrnehmung usw.) auf das materielle Substrat des Gehirns. Ein Beispiel ist Thomas Metzingers Theorie der »Selbst-Modelle« (Metzinger 1999), in der lediglich der neuronale Innen-Raum real ist, die Repräsentate (ob Außenwahrnehmung, Traum oder Halluzination) jedoch virtuell sind. Zur Veranschaulichung zieht Fuchs (2008) Magrittes Gemälde »La condition humaine« heran. Der Betrachter dieses Gemäldes sieht auf den ersten Blick einen Baum in einer Landschaft hinter einer Fensterscheibe. Auf den zweiten Blick sieht er eine vor dem Fenster stehende Staffelei, auf der ein Teil der »draußen« liegenden Landschaft zu sehen ist:

»Ich stellte vor das Fenster, das vom Inneren des Raumes zu sehen war, ein Bild, das genau das Landschaftsstück darstellte, das von der Leinwand verdeckt war. Der Baum, der auf der Leinwand dargestellt war, verbarg den Baum, der hinter ihm außerhalb des Raumes stand. Für den Betrachter befand er sich also zugleich im Inneren des Raumes auf dem Bild und, in der Vorstellung (pensée), außerhalb in der wirklichen Landschaft. Genau so sehen wir die Welt, wir sehen sie außerhalb unserer selbst und dennoch haben wir nur eine Vorstellung (représentation) von ihr in uns« (Sylvester 1993).

Im Neuro-Konstruktivismus, so Fuchs, reichen sich paradoxerweise der reduktionistische Materialismus und der subjektive Idealismus die Hände, letztlich auf Kosten des Idealismus, weil mit der Reduktion des Erkenntnis- und Handlungsvermögens auf Hirnprozesse »dem idealistischen Subjekt nicht einmal mehr die Macht über seinen eigenen Palast« (Magrittes »Zimmer«, also die Zitadelle, die Descartes dem menschlichen Geist vorbehielt) bleibt. Wie im weltlosen Idealismus leben wir auch der Neurophilosophie zufolge in einer subjektiven Welt, die in ihren Repräsentationen der (vorgestellten) Außenwelt gefangen ist. Anstatt des naturalistischen Repräsentationalismus (▶ 1.8) wählen wir in unserem Buch einen bindungsorientierten Zugang: Selbst- und Objektrepräsentanzen sind veränderbare Spuren früher Interaktionserfahrungen, die auf der präreflexiven, vorrepräsentationalen Zwischenleiblichkeit (▶ 6.5) beruhen. Mit anderen Worten: Repräsentation wird nicht neuro-konstruktivistisch gedacht, sondern in der Einheit von Wahrnehmen und Bewegen (Gestaltkreis ▶ 1.3).

Beispiel: Umgang mit einer Schraube
Die Wahrnehmungen (Wie tief? Wie locker? Welches Verhältnis von Schraube- und Empfänger-Material?) steuern die Bewegungen der schraubenden Person, umgekehrt verändern sich die Wahrnehmungen durch den über den Schraubenzieher ausgeübten Druck, die Geschwindigkeit, den Rhythmus der ausgeführten Bewegungen. Es besteht eine Rückkoppelung zwischen Wahrnehmung und Bewegung, zwischen Afferenz und Efferenz.

⚠ Im Gegensatz dazu meint der Repräsentationalismus, dass wir ein inneres Bild von den Dingen entwerfen, etwa so: Die schraubende Person hat ein Werkzeug, eine Schraube oder eine Zange, die, von der Netzhaut ausgehend, zu einem zerebralen Bild von Zange, Schraube, Empfängermaterial führen, eben zu einer entsprechenden zerebralen Repräsentation.

Die Naturalismus-Kritik gewinnt eine besondere Bedeutung im Kontext der Gender-Debatte (▶ 6.6). V. a. feministische Autorinnen demaskieren einen biologischen Essentialismus, der Geschlechterrollen durch den Rückbezug auf körperliche Merkmale festschreiben will, also von natürlichen Merkmalen auf das Wesen (essentia) der Geschlechter schließt: z. B. der Schluss Gebärmutter der Frau → Fähigkeit zum Gebären → Mutterrolle → ausschließliche Zuständigkeit für Gebären und Erziehung der Kinder. Dieser (biologische) Naturalismus wird vielfach durch einen technisch-manipulativen Naturalismus ersetzt, und zwar im Namen der Autonomie, der Selbstgestaltung, des Selbst-Engineering, z. B. mit den Zielen Schönheit, Attraktivität, Fitness, Anti-Aging. Der naturalisierte Leib wird dadurch zum »Rohstoff«, zur verfügbaren Ressource, deren sich das Subjekt im Dienste der autonomen Subjektivierung bedienen *kann* – und im Kontext des verdeckten Über-Ich (der allgegenwärtigen Aufforderung »enjoy!«, Finkelde 2014) zunehmend auch *soll* (Villa 2013).

Die Kritik an essentialistischen Begründungen von Geschlechtsstereotypen hat ein emanzipatorisches Anliegen: Sie möchte Argumentationen erschüttern, die soziale Verhältnisse durch Bezugnahme auf biologische Fakten zementieren. Die so gewonnene Freiheit wird allerdings verspielt, wenn die Selbst-Manipulation und die Funktionalisierung des Körpers als Rohstoff zur sozialen Norm wird.

6.3 Körper-Diskurse

> **Lernziel 6.3**
>
> Sie beschreiben, wie der präreflexiv gegebene Leib im Diskurs als Körper konstruiert wird.

Michel Foucault (und mit ihm Judith Butler) zeigen am Beispiel der Sexualität, wie gesellschaftliche Machtdiskurse die jeweilige Praxis ordnen und durch Ein- und Ausschluss beherrschen. Foucault und Butler lehnen eine unmittelbare Leiberfahrung ab. Sie betonen die kulturelle Formierung und Normierung, die Konstruktion des Leibes. Sogar die Zuschreibung des anatomischen Geschlechtes, sagt Judith Butler, ist ein Diskurs vor der ursprünglichen Leiberfahrung. Damit radikalisiert sie Simone de Beauvoirs Unterscheidung zwischen anatomischem Geschlecht (sex) und Geschlechtsrolle (gender) und Foucaults Unterscheidung zwischen Natur-Sex und Diskurs-Sex (▶ 6.6).

☞ Unter »Diskurs« versteht man in Philosophie und Soziologie die Debatte über zentrale Themen wie die Geschlechterdifferenz (Genderfrage ▶ 6.6), den Leib, die Technik, die Spiritualität usw., über Themen, die im Diskurs *konstruiert* werden. Es geht also um gesellschaftlich wirksame, nicht nur um persönliche Konstrukte. Im Diskurs geht es keineswegs nur um akademische Begriffsklauberei, sondern um Macht, d. h. um die mehr oder minder reflektierten Fragen: Welche Debatten sind anschlussfähig in einem gegebenen Diskurs? Wer beteiligt sich am Diskurs, wer wird aus-/eingeschlossen? Wer setzt sich in der gesellschaftlichen Debatte durch? Einigen sich die am Diskurs Teilnehmenden auf einen herrschaftsfreien Dialog? Findet sich ein Ausgleich zwischen demokratischer Meinungsbildung und dem Schutz einzelner Gruppen in der pluralen Gesellschaft, vor allem der Schwachen? Die berufliche, konfessionelle, sprachliche, kulturelle und weltanschauliche Vielstimmigkeit macht sensibel für den Konstruktcharakter des Gesprächsgegenstandes.

Ein weiterer machtvoller Körper-Diskurs ist die Verkörperlichung des Menschen in der Medizin. Die Vergegenständlichung des menschlichen Leibes als Körper (Korporifizierung, Fuchs 2008) geschieht in der medizinischen Untersuchung, Behandlung und Forschung. Ein historisch wichtiges Beispiel hierfür ist der bis in die antike Medizin zurückreichende Hysterie-Diskurs (gr. *hystéra*: Gebärmutter). Somatoforme dissoziative Störungen (▶ 5.8) von Frauen: Lähmungen, Bewusstseinsstörungen, Schmerzsyndrome wurden als Krankheiten der Gebärmutter betrachtet und behandelt.

Korporifizierung geschieht aber auch in anderen Diskursen, die menschliche Körper sozial konstruieren: Mode, Wellness, Pornographie, Designer-Tod: Weil es zur Norm wird, dass der Tod nicht mehr erlitten werden darf, »erfindet« die Gesellschaft den Sterbenden neu. Sterben wird zur Aktivität, die unter sozialer Beobachtung und Wertung steht. In der Einordnung neurowissenschaftlicher Forschungsergebnisse hat sich die folgende Unterscheidung eingebürgert: Der Forscher nimmt die Dritte-Person-Perspektive (3PP) ein, wenn er bei einem sich ängstigenden Probanden kernspintomografisch einen erhöhten Sauerstoffverbrauch in dessen Mandelkern nachweisen kann. Die Erste-Person-Perspektive (1PP) besteht hingegen darin, dass die in der Kernspintomographie-Röhre untersuchte Person sagt: »Ich habe Angst vor ...«. Handelt es sich bei beiden Personen um Arzt und Patient, dann hat die Zweite-Person-Perspektive (2PP) eine besondere Bedeutung: die Zwischenleiblichkeit (▶ 6.5), in der sich Arzt und Patient begegnen, wenn die Untersuchung abgeschlossen ist. Der eine sitzt nicht mehr am Computer, um Daten zu generieren, der andere liegt nicht mehr in der Röhre, um sich untersuchen zu lassen. Vielmehr sitzen sich beide auf Augenhöhe gegenüber, sprechen miteinander, erleben diese Begegnung, verabschieden sich usw.

In einer ersten Annäherung verbinden wir relevante Körper-Diskurse meist mit der Macht anderer Personen oder Institutionen. Schwieriger, möglicherweise aber von noch größerer Bedeutung sind jedoch Diskurse der Autonomie und Selbstverfügung, die zu »Technologien des Selbst« führen und weitgehend »diskursive Immunität« genießen. Die Entontologisierung durch Diskurskritik führt zur Destabilisierung und Prekarisierung der »Natur«, des Leibes, über den nun verfügt werden darf und muss – »Rohstoffisierung« des Körpers (Villa 2013).

Die Kritik der vielfältigen Körper-Diskurse hat den Vorteil, einzelne Diskurse besser einordnen zu können und Überschneidungen anschaulich zu machen: In der Sportmedizin z. B. treffen sich der sportliche Diskurs (Training, Leistungsfähigkeit, Ansehen, Attraktivität) und der medizinische. Pornographische Diskurse setzen konsequent differenzierte Rollen-Sets und Typen von Begehren um und machen sie virtuell verfügbar.

⚠ **Unterschied eigenleibliches Spüren/subjektive Wahrnehmung**

Das eigenleibliche Spüren liegt (im transzendentalen Sinne) »vor« der Subjekt-Objekt-Spaltung. Husserls Mitgegebensein des Leibes (▶ 6.1) betrifft z. B. sowohl Situationen, in denen ich mich selbst als erschöpft und fiebrig empfinde, in denen ich meine eigene Temperatur messe, um diese Empfindung zu objektivieren als auch solche, in denen ich die Temperatur anderer Menschen messe. In der Umgangssprache gilt das Objektive als das Gesicherte, während dem Subjektiven etwas Unsicheres, ja: Willkürliches anhaftet. Wir können durchaus von der Subjektivität der Leiblichkeit reden (als Jemeinigkeit und affektives Betroffensein), aber nicht als Schwundstufe der Objektivität, sondern vielmehr als das reichere Phänomen.

6.4 Dienlichkeit vs. Lebendige Diensthaftigkeit

> **Lernziel 6.4**
>
> Sie können Heideggers Unterscheidung zuhanden vs. vorhanden nachvollziehen und sinngemäß auf das Gegebensein des eigenen Leibes und seiner Organe anwenden.

In Kapitel 4 haben wir Gadamers Unterscheidung zwischen der Ontologie des Spiels und der Ontologie der Vorhandenheit kennengelernt. Heidegger stellt der Vorhandenheit von Dingen, die festgestellt, beobachtet, manipuliert werden, die »Zuhandenheit« von Werkzeug gegenüber, allgemeiner gesprochen von »Zeug«, das wir gebrauchen, ohne dass dieser Gebrauch in einer Theorie thematisiert ist. Viele Dinge unseres täglichen Umgangs sind zuhanden, z. B. das Fahrrad, das jemand regelmäßig benutzt: Bremsen, beschleunigen, lenken, Gleichgewicht halten usw. sind »in Fleisch und Blut übergegangen«, die entsprechenden Fertigkeiten sind prozedural gelernt und Teil des impliziten Gedächtnisses. Das Fahrrad wird wahrgenommen, als gehörte es zum eigenen Leib. Es wird, solange die Fahrt ungehindert verläuft, nicht eigens thematisiert, wohl aber mit der unbewussten Empfindungsfunktion (▶ 8.6) gespürt. Noch deutlicher wird es bei Dingen, die wir handhaben und so lange nicht thematisieren, wie sie ihren Dienst leisten, z. B. die Maus, mit der wir klicken.

Wie verhält es sich mit den Organen (gr. *órganon*: Werkzeug) des Organismus?

Das Auge, können wir in erster Annäherung sagen, ist ein »in den Gebraucher eingebautes Werkzeug« (Heidegger GA 29/30 § 52: 321), im Unterschied zu einem gebrauchten Werkzeug ist es also nur im Kontext des Organismus dienlich. Mit dem Hinweis auf *Selbstherstellung*, *Selbstleitung* und *Selbsterneuerung* des Organismus im Unterschied zur Maschine (GA 29/30 § 53: 325) nimmt Heidegger neuere Überlegungen zur Autopoiesis lebendiger Systeme vorweg. Im Hinblick auf Protoplasmen gibt Heidegger zu bedenken, dass organismische Fähigkeiten früher sind als die Bildung von Organen. Heidegger unterscheidet zwischen der *Dienlichkeit* des Werkzeugs und *Diensthaftigkeit* des Organs:

> »Das Auge ist nicht dienlich für das Sehen, so, wie der Federhalter für das Schreiben, sondern das Organ steht im Dienste der es bildenden Fähigkeit. Das verfertigte Fertige ist als solches *dienlich für* ... Das in und aus der Fähigkeit entstehende Organ ist *diensthaft*. *Dienlichkeit* und *Diensthaftigkeit* sind nicht das Gleiche. Das Organ ist der es bildenden Fähigkeit immer diensthaft zugehörig, es kann nie nur dienlich sein für sie. Wenn so der Charakter des Umzu, der das Organ auszeichnet, besagt: im Dienste der Fähigkeit stehen, dann muß die Fähigkeit als solche diese Diensthaftigkeit ermöglichen, selbst einen ursprünglichen Dienstcharakter haben. Damit kommen wir erst dem Möglichkeitscharakter der Fähigkeit im Unterschied zur Fertigkeit näher« (§ 53).

Diese Unterscheidung hat weitreichende Konsequenzen für Körperdiskurse und die auf ihnen beruhenden Technologien, z. B. in der Medizin. So sind das Maschinenmodell und die sich aus ihm ergebenden Reparatur-Strategien außerordentlich erfolgreich, z. B. beim Organ-Ersatz durch die Transplantationschirurgie. Das Maschinenmodell abstrahiert mit Erfolg von Heideggers Unterscheidung zwischen Dienlichkeit und Diensthaftigkeit, es löst das Organ aus dem organismischen Zusammenhang und »behandelt« es isoliert. Innerhalb der Arzt-Patienten-Beziehung hängt viel davon ab, ob es bei dieser reduktiven Abstraktion bleibt oder ob der »reparierte« Körper auch der Leib des Mitmenschen ist.

6.5 Zwischenleiblichkeit und Embodiment

> **Lernziel 6.5**
>
> Sie kennen Merleau-Pontys *intercorporéité* als Voraussetzung des Gestaltkreises von Wahrnehmen und Bewegen und zugleich als Charakterisierung der frühen Mutter-Kind-Dyade.

☞ Embodiment ist eine ganzheitliche, psychosomatische Sicht auf den Menschen in der gegenwärtigen Medizin und Psychotherapie, welche die Lebens- und Interaktionsgeschichte eines Menschen einschließt. Das engl. Wort *body* muss mit Adjektiven ergänzt werden, um die Unterscheidung zwischen Leib (*living* body) und Körper (*physical* body) auszudrücken. Hier einige begriffliche Elemente im Hinblick auf die Definition von Embodiment:

- »Einleibung« (Schmitz 2011) klingt zwar ein wenig gekünstelt, ist aber die beste Entsprechung für Embodiment im Deutschen. Die Silbe »ein« drückt die Gerichtetheit des Leibseins aus, entweder »nach innen« (eigenleibliches Spüren) oder »nach außen« (▶ 7.3).
- Inkarnation (Wendel 2003), wörtl. »Einfleischung« (von lat. *carnis*: Fleisch) betont den Zusammenhang zwischen Leib-Körper-Differenz einerseits und Subjektphilosophie andererseits.
- Embodiment (i. S. d. dt. Leib) meint die Grundlage des Erkennens vor der Subjekt-Objekt-Dualität (Csordas 1994).
- Verkörperlichung meint die Gefahr einer Reduktion des Leibes auf den objektivierten Körper, z. B. in der medizinischen Diagnostik und Behandlung.
- Bisweilen wird Embodiment als Gehirn-Computer-Interaktion verstanden: Diese Perspektive hat den Nachteil, in der Computer-Metaphorik der traditionellen kognitiven Psychologie zu verharren.

Hier eine Definition aus psychoanalytischer Sicht:

»Embodiment heißt daher nie einfach nur ›nonverbal‹ oder ›körperlich ausgedrückt‹, sondern bedeutet, dass im Hier und Jetzt einer neuen Interaktionssituation durch sensomotorische Koordinationen die Analogien zu früheren Situationen (nicht kognitiv, sondern im Körper) erkannt und Erinnerungen jedes Mal neu konstituiert und dadurch die Interpretation einer aktuellen Problemlösungssituation determiniert werden. Diese Prozesse spielen sich nicht nur im Gehirn, sondern vor allem im Körper, in den Sinneswahrnehmungen, ab, die in komplexer, unbewusster Weise zusammenspielen und Denken, Handeln und Fühlen determinieren« (Leuzinger-Bohleber et al. 2013: 20f).

Embodiment steht entwicklungspsychologisch vor der Bildung von Repräsentanzen, ist ein lebenslanger Prozess von sensomotorischer Koordination und Rekategorisierung von Erfahrungen (Leuzinger-Bohleber 2014 ▶ 1.8). Embodiment, verleiblichte, inkarnierte Subjektivität (Wendel 2003), findet ihr wichtigstes philosophisches Fundament in der Phänomenologie. Für Husserl war der Leib noch ein Problem innerhalb der Bewusstseinsphilosophie: Es ist z. B. beunruhigend für das Bewusstsein, dass der Leibkörper sowohl auf die Subjekt- als auch die Objektseite der Doppelempfindung des Tastens (▶ 6.1) gehört (Wiegerling 2008). Merleau-Ponty verlässt die Bewusstseinsphilosophie und macht konsequent den Leib zum Ausgangspunkt unserer Existenz. Der Leib verfügt über eine eigene Intentionalität (▶ 1), was sich an der Verstümmelung (Phantomgliederfahrung) zeigt: Wenn der Körper durch Amputation eines Beines oder eines Armes physikalisch verkleinert wird, ist er nicht mehr koextensiv mit dem Leib. Trotz der körperlichen Verletzung (und deutlich gemacht durch diese!) bleibt der Leib Ausgangspunkt des Wahrnehmens und des In-der-Welt-Seins.

Zwischenleiblichkeit (intercorporéité: Merleau-Ponty 1960/2007) ist nicht auf einen Menschen, auf ein Leibwesen eingeschränkt, sondern spielt sich zwischen zweien oder auch zwischen mehreren ab. Das macht die Zweite-Person-Perspektive möglich. Die Dritte-Person-Perspektive kann man mit Buber, dem großen Dialog-Philosophen, auch das Grundwort Ich-Es nennen. Der Arzt muss den anderen objektivieren, um ihm helfen zu können. In der Chirurgie beschränkt er sich auf ein Operationsfeld und beschäftigt sich nicht mit dem übrigen Menschen. Merleau-Ponty führt die erwähnten Analysen Husserls fort, der das Betasten der eigenen linken Hand beschrieb. Wie meine beiden Hände »kompräsent« sind, so auch die Hände, die sich zwei Menschen geben:

> »Wenn mir das Dasein eines Anderen dadurch evident ist, daß ich ihm die Hand drücke, so deshalb, weil sie sich an die Stelle der linken Hand setzt, weil mein Leib sich dem des Anderen durch jene ›Art der Reflexion‹ einverleibt, deren Sitz er paradoxerweise ist. Meine beiden Hände sind ›kompräsent‹ oder ›koexistent‹, weil sie die Hände eines einzigen Leibes sind: Der Andere erscheint durch eine Ausdehnung dieser ›Kompräsenz‹, er und ich sind wie die Organe einer einzigen Zwischenleiblichkeit« (Merleau-Ponty 1960/2007: 246).

Wenn der Chirurg am Abend oder am nächsten Morgen seine Visite beim Frischoperierten macht, dann schaut er auf das Operationsfeld bzw. auf die Narben, vielleicht auf die Drainageflasche, mit der Blut aus dem operierten Bereich abgesaugt wird. Er kehrt aber v. a. wieder zum Dialog mit dem Patienten zurück, vielleicht zum Smalltalk. Diese Kommunikationsform ist stärker von der Zwischenleiblichkeit geprägt als das Objektivieren des abgeklebten Operationsfeldes (▶ 1.3).

Plessners raumhaft differenzierter Personbegriff (Plessner GS 4: 293) kann helfen, die verschiedenen Ebenen der Zwischenleiblichkeit in der Arzt-Patienten-Beziehung zu verstehen.

Dies sei am Beispiel der kernspintomographischen Untersuchung verdeutlicht: Eine Person erfährt sich

a) von außen wahrnehmend als ein Körper wie andere Körper auch. Sie hat einen Körper, der in eine Kernspintomografieröhre gelegt werden und dort untersucht werden kann. Sie hat einen Körper »in dem Maße, in dem er für sie vertretbar, austauschbar oder sogar ersetzbar wird« (Krüger 2011: 584).
b) Andererseits bleibt auch die untersuchte Person ein lebender Mensch, der sich gerade in eine Kernspintomographieröhre legt, sich also erlebt »als in einem Körper lebend, das heißt als in einem Leib seiend. Insofern sie in ihrem Leib lebt, ist dieser der Person hier und jetzt nicht vertretbar, nicht austauschbar, nicht ersetzbar, also kein Körper. Der Leib wird nicht wie ein Körper in der Außenwelt gehabt, sondern hier und jetzt in der Innenwelt der Person erlebt und gelebt«.

Plessners Begriff von Personalität zeichnet sich durch eine Drittheit aus, die Leiblichkeit (Erstes) und Körperlichkeit (Zweites) integriert. Für die anthropologische Debatte ist das bereits über Personen und Rollen (▶ 4.7) Gesagte hilfreich. Personen »verdoppeln« sich in eine öffentliche und in eine private Person hinein, beim Schauspieler deutlich an der Rolle oder Maske (Persona ▶ 8.7). An der Oberfläche der Maske wird Anderen und Fremden ein öffentlicher 3PP-Zugang zuteil. Gleichzeitig ist »hinter« der Maske ein privater Rückbezug möglich. Es ist diese Drittheit der Verschränkung von Körper und Leib, die nach Plessner eine Person ausmacht.

Die primäre, grundlegende Zwischenleiblichkeit hat ihre Entsprechung in der Entwicklung: »There is no such thing as a baby« (Winnicott 1956/2008: 111). Ob wir es bindungstheoretisch (▶ 1) oder rollentheoretisch (▶ 4.7) umschreiben: Körperrepräsentationen sind erinnerte Interaktionserfahrungen (Küchenhoff 2008). Husserls Doppelempfindung des Tastens (▶ 6.1) wird bei Merleau-Ponty interpersonal, zwischenleiblich: Ich werde berührt und ich berühre, ich bin aktiv Subjekt der Berührung und zugleich passiv ihr Objekt. Das gilt auch für die mimische Interaktion, das Sehen und Gesehenwerden.

Wir können nun das in Kapitel 2 über das Symptom Gesagte in den Beziehungskontext der Zwischenleiblichkeit stellen und fragen, wie der eigene Leib zum Signifikanten in einer Beziehung werden kann (Küchenhoff 2008):

• Konversion (somatoforme Symbolisierung, hysterischer Modus ▶ 5.6; 5.8): Ein unbewusster Konflikt (▶ 1.9) zwischen widerstrebenden Tendenzen, zwischen Darstellen und Verbergen, kommt im Symptom zum Ausdruck, d. h. in der Beziehung. Freud sah v. a. verdrängte Trieb-Repräsentanzen auf den Körper verschoben. In der heutigen Psychoanalyse wird das Konversionskonzept breiter verstanden, im Sinne einer begonnenen, noch nicht gelingenden Mentalisierung von Interaktionserfahrungen.

- Somatisierung (Affektäquivalente ▶ 5.5):
  Bei diesem 2. Typus der *somatoformen Störungen* ist das Symptom kein Versuch einer Symbolisierung des Konfliktes, sondern es zeigt ihn nur an. Zwischen Zeichen und Bezeichnetem besteht keine inhaltliche, sondern nur eine indexikalische Beziehung. Es besteht eine Gleichzeitigkeit zwischen einem starken, körperlich gespürten Affekt und der Beziehungsdynamik. Aber diese hat (noch) keine Bedeutung in der Beziehung. Je nach Schweregrad sind funktionelle Störungen die Folge, z. B. des Magen-Darm-Traktes oder auch chronische Krankheiten mit starker körperlicher Beteiligung, z. B. Entzündungen des Dickdarms.
- Der Körper als Objekt:
  Dieser dritte Modus *behandelt, korporifiziert* den eigenen Leib, z. B. im selbstverletzenden Verhalten, bei Essstörungen, in der Hypochondrie. Im Gegensatz zu den beiden anderen Modi wird hier die Körper-Phantasie verlassen bzw. Phantasien werden durch Schaffung von Fakten »in die Tat umgesetzt« (»acting-out«/»passage à l'acte«).

Diese Modelle beschreiben Wege, wie aus Zwischenleiblichkeit und Embodiment des gesunden Menschen Leiden durch *psychosomatische* Symptombildung werden kann. Woher stammt dieser Begriff und wie könnte ein therapeutischer Umgang mit psychosomatischem Leiden aussehen?

Der Begriff »psychosomatisch« wurde wahrscheinlich von dem Psychiater Johann Christian August Heinroth geprägt:

> »Auf die Schlaflosigkeit in psychisch-krankhaften Zuständen haben schon die Alten viele Rücksicht genommen, wie uns z. B. die Regeln beweisen, die uns Celsus hierüber aufstellt. Und in der That wird durch die Schlaflosigkeit die krankhafte Erregung wesentlich unterhalten. Allein es ist nicht genug, ihren verschiedenen Quellen nachzuspüren – was allerdings nöthig ist, wenn sie gründlich beseitigt werden soll: – man hat auch ihre Wirkungen und Folgen zu sehen, wiefern dieselben nicht blos nachtheilig, sondern auch heilsam seyn können; und auch hiernach hat man sein Verfahren zu bestimmen. Gewöhnlich sind die Quellen der Schlaflosigkeit psychisch-somatisch, doch kann auch jede Lebenssphäre für sich allein den vollständigen Grund derselben enthalten. Wir schlafen schon in gesunden Tagen nicht, wenn ein Gegenstand unser Interesse lebhaft beschäftigt; ebenso flieht uns der Schlaf, wenn ein Blut- ein Nerven- ein Haut- ein Unterleibs-Reiz uns in beständiger Aufregung erhält; wenn beyderley Einfluß zusammentrifft: desto schlimmer. Derselbe Fall tritt bey den psychisch-krankhaften Zuständen ein: daher die sogenannten schlafmachenden Mittel, die narcotica, selten an ihrem Orte sind: daher auch, aus Mangel an gründlicher Untersuchung der Quellen, die Schlaflosigkeit psychisch-kranker Individuen selten bezwungen wird« (Heinroth 1818: § 313).

Wenn wir als Patienten Symptom-Träger sind, dann erwarten wir vom Arzt meistens die möglichst rasche und nebenwirkungsarme Beseitigung des Symptoms. Wie in Kindertagen ist das Symptom ein Disstress-Zeichen, und es kann uns zutiefst verunsichern, wenn es nicht kausal (als indexikalisches Zeichen) aufgeklärt und (durch Beseitigung) *behandelt* wird.

> ### ⚠ Psychoanalytischer Umgang mit dem Symptom
>
> In der Psychoanalyse ist umgekehrt das Verschwinden des Symptoms nur eine Nebenwirkung der Behandlung. Die Behandlung selbst dient dem Mentalisieren in der Beziehung. Im Kontext der Zwischenleiblichkeit geht es darum, die Symptome zu verstehen, die auftauchen und verschwinden. Der Begriff »psychosomatisch« sollte nicht im Sinne eines (kontradiktorischen) Gegensatzes von seelisch bedingt/psychogen vs. organisch bedingt/somatogen gebraucht werden. Z. B. können auch Schmerzen im Zusammenhang mit einer Läsion auftreten, die durch einen Tumor verursacht ist. Die psycho-soziale und spirituelle Problematik gestaltet und verstärkt die Schmerzen: »total pain« (▶ 7.7; 5.8).

Der Psychotherapeut sollte die Seele nicht »behandeln«, sondern »ihr dienen« (Hillman 1975). Angesichts eines leidenden und erwartungsvollen oder fordernden Patienten kann es schwer sein, die Symptomatik als Leistung des Ich anzuerkennen und sogar als Zeichen relativer Gesundheit zu begrüßen. Und doch besteht die einzige Möglichkeit für einen heilenden Umgang mit dem Symptom darin, »dem Bewusstsein jene Einstellung zu geben, die es dem Unbewussten erlaubt, zu kooperieren anstatt zu opponieren (Jung GW 16: § 366).

> »Das Krankhafte kann nicht einfach wie ein Fremdkörper beseitigt werden, ohne dass man Gefahr läuft, zugleich etwas Wesentliches, das auch leben sollte, zu zerstören. Unsere Aufgabe besteht nicht darin, es zu vernichten, sondern wir sollten vielmehr das, was wachsen will, hegen und pflegen, bis es schließlich seine Rolle in der Ganzheit der Seele spielen kann« (Jung GW 16: § 293).

∞ Küchenhoff (2008)

6.6   Der Mensch – Mann und Frau

> **Lernziel 6.6**
>
> Sie können »*gender*« den gesellschaftlichen Körperdiskursen und »*sex*« dem eigenleiblichen Spüren zuordnen.

Die im 18./19. Jahrhundert durch die wachsende Bedeutung der Naturwissenschaften neu formulierte Geschlechterdifferenz beruht auf der Vergegenständlichung des menschlichen, v. a. des weiblichen Leibes als Körper. Ähnlich wie früher die Religion »Natur« definierte und den rationalen Diskursen entzog, so war es nun die (naturwissenschaftlich) verstandene Natur, welche die Geschlechter-Ontologie gegen das Selber-Denken immunisiert. Im 20. Jahrhundert

159

hat feministische Reflexion sowohl die politisch-emanzipatorische Naturalismus-Kritik beflügelt als auch die wissenschaftlich-diskurskritische, wofür als große Namen Simone de Beauvoir und Judith Butler stehen. Allerdings konvergieren beide Entnaturalisierungs-Stränge auf »unheimliche« Weise »im Dispositiv der Autonomie und intensivieren dies durch die Umkehrung der Kausalität zwischen Körper und Selbst« (Villa 2013: 64). Das mündige Selbst soll selbst entscheiden, welchen Körper (männlich oder weiblich, hier oder dort verschönt und gestylt) es haben will, kann, darf, muss oder soll.

Aus soziologischer Sicht ist der Körper (insbesondere im Gesichts-, Genital- und Brust-Bereich) ein soziales *Zeichen* (▶ 2) für die Geschlechtszugehörigkeit, erkennbar für mich selbst und für die anderen. Auch transsexuelle Diskurse verwenden diese Zeichen der eindeutigen Zuordbarkeit, allerdings auf spielerisch-konstruierende Weise. Im Konstruktionsaktivismus wird der Zeichen-Körper zum Mittel, um die soziale Geschlechterordnung zu visualisieren und herzustellen. Passive und zuständliche Leiberfahrungen werden in dieser konstruktivistischen Sicht übergangen (Lindemann 1997). Es gilt nur das als sozial erwünscht und existent, was aktiv hergestellt wird.

Eine essentialistische Geschlechteranthropologie, welche die menschliche Zweigeschlechtlichkeit am naturhaft und unveränderlich gegebenen »Wesen« festmacht, wurde bereits durch Simone de Beauvoirs Unterscheidung zwischen *sex* und *gender* unterlaufen. Was als natürlich gegeben erscheint, ist häufig sozial und kulturell gegeben, gehört zur *Geschlechtsrolle gender* und ist damit grundsätzlich veränderbar. Der feministische Radikal-Konstruktivismus macht nicht Halt bei der Sex-Gender-Unterscheidung. Mit Foucault geht Butler davon aus, dass schon der Gedanke der Subjektivität durch diskursive Praxen (▶ 6.3) entsteht, auch weibliche Subjektivität. Auch die »natürliche« Geschlechtsidentität (sex) ist durch gesellschaftliche und kulturelle Benennungspraxen konstruiert.

Butlers Radikalkonstruktivismus mit seiner Auflösung von sex in gender wurzelt freilich in der Leibvergessenheit, in der fehlenden Differenzierung zwischen dem Körper als Ding unter vorhandenen Dingen und dem Leib, der die Dinge sieht – auch das Körperding – und selbst kein Ding ist.

> ☞ Der Doppelstruktur von Leib und Körper entspricht die Doppelstruktur des Daseins als Subjekt und Person (▶ 4.7): Als Leib ist das einzelne *Dasein*, bin *ich* »zur Welt«, einmalig und unvertretbar (Leiblichkeit als Voraussetzung der Subjektperspektive). Außerdem: Weil ich Leib bin und nur als Leib kann ich mich auf Anderes hin öffnen (Wendel 2003, 2011). Der Leib ermöglicht Relation (Personperspektive). Wie die Person als In-der-Welt-Sein Teil diskursiver Praxen ist, so wird der Leib zum Körper, insofern er Objekt von Sprache, von Diskurs wird.

Als Leib kann das Dasein begehren: das Andere, Dinge, Güter, Gefühle. Erotisch nennen wir das Begehren, wenn es um das Begehren des anderen Leibes geht. Der andere Leib wird dadurch sexualisiert, dies aber nicht in erster Linie als objektivierter Körper wie in der Virtualisierung und Pornographisierung. Zwar zoomt die Pornographie genauso wie die Anatomie auf primäre Geschlechtsmerkmale, die überkonkret abgebildet und benannt werden. Das Begehrungsvermögen des Leibes ist jedoch etwas anderes, macht sich nicht an vorgängig objektivierten Merkmalen fest. Richtiger ist es, dass »männlich« und »weiblich« im Begehren nicht vorgefunden, sondern neu erfunden werden. Die Pornographie weckt die Illusion, dass der fremde Körper als perfektes Sexualobjekt designt und luststeigernd manipuliert werden kann, »geschaffen«, wie Faust sagt:

Faust.
Schaff' mir etwas vom Engelsschatz!
Führ' mich an ihren Ruheplatz!
Schaff' mir ein Halstuch von ihrer Brust,
Ein Strumpfband meiner Liebeslust!
Mephistopheles.
Damit Ihr seht, dass ich Eurer Pein
Will förderlich und dienstlich sein,
Wollen wir keinen Augenblick verlieren,
Will Euch noch heut in ihr Zimmer führen.

Im Gegensatz zum »Schaffen« »weiß« das Begehren nicht, wer oder wie das Andere ist, ob es männlich oder weiblich ist. Die Geschlechtsidentität *sex* macht sich also zunächst nicht am objektivierten, gedeuteten, im Diskurs benannten Körper fest, sondern am Leib und dessen Begehrungsvermögen.

In ihrem Buch »Sexy Bodies« (2006) beschreibt Paula-Irene Villa die Verschränkung von Leib und Körper in der Sexualität. Weil das Begehren nicht nur mit meiner Subjekthaftigkeit verknüpft ist, sondern auch mit meinem Personsein, kommt es zur Verschränkung von Leib und Körper, zu den vielfachen Deutungs-, Konstruktions- und Benennungsmöglichkeiten des Leibes als Körper in der biographischen Entwicklung und im konkreten Handeln. Villa weist auf die Ambivalenz der Pornographisierung hin: Einerseits kämpft der traditionelle Feminismus gegen das männliche Zum-Objekt-Machen des weiblichen Körpers. Andererseits wird das »pornographische Empowerment« als Versuch gewertet, selbst nicht zum Opfer zu werden, als »angemessene Artikulation« präkarisierter Menschen, insbesondere Jugendlicher.

Die Differenzierung zwischen Sex und Gender bleibt auch nach Butlers Diskurskritik hilfreich, und zwar im Hinblick auf die Leib-Körper-Differenz. Nicht jeder Autonomie-Diskurs dient der Selbstwerdung. Bisexualität ist eine durchaus ambivalente Tendenz im Menschen: Sie kann der Differenzierung dienen, nicht nur von außen durch soziale Diskurse, sondern auch dadurch, wie diese innerlich verarbeitet werden. Die Verweigerung der sexuellen Differenzierung kann in die Größenphantasie des Hermaphroditen münden, in die inflationäre Identifikation mit einem Ganzheitsideal, die häufig zu großem Leid führt. Eines bringt die Pluralisierung sexueller Identitäten sicher mit sich: Sie konfrontiert uns mit der eigenen Geschichte und mit sich überkreuzenden Diskursen. Sie zeigt uns, dass Autonomiediskurse sich oft immunisieren und in Diskurse der technischen Verfügung über den Leib münden.

In der konflikthaften Spannung zwischen der Natur, die wir *sind*, und der organischen Ausstattung, die wir uns *geben*, zeigt sich in beunruhigender Weise die »Entdifferenzierung des Unterschieds zwischen Gewachsenem und Gemachtem« (Habermas 2001a: 93). Denn dieser auf der Körper-Leib-Differenz beruhende Un-

161

terschied macht die menschliche »Verrücktheit«, die exzentrische Positionalität aus. Von Geburt an sind wir »verrückt«, ergänzungsbedürftig, müssen es lernen, unser Leben als Personen zu führen. Habermas deutet Plessner entwicklungspsychologisch: Erst in der Pubertät erwerben wir die Fähigkeit des Körperhabens (89). Plessner sieht in der Verschränkung von Leibsein und Körperhaben eine Balance von Natürlichkeit und Künstlichkeit. Was geschieht nun bei technischen Manipulationen, die den Leib in hohem Maße »verkörperlichen«? Die Möglichkeiten technischer Manipulation drohen, die von Plessner reflektierte Balance und damit die Selbstverständlichkeit des naturwüchsigen Leibes zu destabilisieren. Der vitale Leib hat auch für Habermas eine identitätsstiftende, fundierende Funktion, auf die wir uns in unserer Lebensgeschichte zurückbeziehen können:

> »[…] damit sich die Person mit ihrem Leib eins fühlen kann, scheint er als naturwüchsig erfahren werden zu müssen – als die Fortsetzung des organischen, sich selbst regenerierenden Lebens, aus dem heraus die Person geboren worden ist« (101).

Einen originellen Beitrag zur Genderdebatte hat C. G. Jung geliefert – ohne dass er von dieser Debatte etwas ahnen konnte und indirekt durch die feministische Kritik, die er wegen seiner patriarchalen Sichtweise auf sich zog. Jung fasst die Seele (▶ 10) als gegengeschlechtlichen Archetyp auf: Die *Anima* wirkt im Unbewussten des Mannes als innere Führerin und Verführerin. Sie meldet sich in der zweiten Lebenshälfte und weckt im Mann Kreativität, Veränderungswünsche und (wie bei Faust) die Suche nach dem »ewig Weiblichen«. Jung erklärt viele männliche Gefühlsstürme und Krisen durch das chaotische Wirken der Anima und die Anima-Besessenheit des Mannes. Wenn er vom *Animus* der Frau spricht, dann führt er im Vergleich zur Anima-Psychologie deutlich ungünstigere Eigenschaften an: Rechthaberei, Machtstreben, Intellektualisieren usw. Verena Kast hat deshalb vorgeschlagen, Anima und Animus als *inneres Geschwisterpaar* bei Männern und Frauen aufzufassen. Wie dem auch sei: Jungs Analytische Psychologie sieht den Menschen als ein »Doppel-Wesen« mit jeweils wesentlichen psychischen Elementen des Gegengeschlechts unabhängig vom physiologischen Geschlechtscharakter. Anima und Animus stehen für das Lebendigsein (lat. *animal*: Lebewesen), und zwar von Anfang an. Die Mutter oder eine andere Bindungsperson sind für den Säugling Mann und Frau. Sie lösen eine »innere Genderdebatte« aus, die für Bindung und Loslösung gleichermaßen wichtig ist und sich ein Leben lang fortsetzen wird (Neumann 1963: § 296).

6.7   Scham

Lernziel 6.7

Sie charakterisieren Scham als inkorporierten Blick des Anderen und als Signalaffekt der exzentrischen Positionalität.

Auf die Scham werden wir durch das *Schamgefühl* aufmerksam, das wir in der *Schamangst* befürchten und vermeiden, das uns ein Versteck im sprichwörtlichen »Mauseloch« aufsuchen lässt. Das Schamgefühl lässt uns spüren, dass wir aus unserer natürlichen Leiblichkeit vorübergehend herausfallen, wenn der Leib zum Körper gemacht (objektiviert, korporifiziert) wird. Das Schamgefühl ist ebenso flüchtig wie das Erröten, Erblassen, Schwitzen oder andere vegetative Erscheinungen, die es begleiten. Der vorübergehende psychosomatische *blush* tritt als Zäsur zwischen zwei Beziehungsepisoden: Vor der Zäsur ist die Beziehung zu einem anderen Menschen unbeschwert, natürlich, aber (unbewusst) gefährdet. Nach der Krise, nach dem »Wiederauftauchen« aus dem »Mauseloch« ist eine Rückkehr in das Paradies der Natürlichkeit nicht mehr möglich, die Beziehung ist verändert. In klassischer Weise hat dies Kleist im »Marionettentheater« dargestellt, wo er einen Sechzehnjährigen beschreibt,

> »über dessen Bildung damals eine wunderbare Anmut verbreitet war«, »nur ganz von fern ließen sich, von der Gunst der Frauen herbeigerufen, die ersten Spuren von Eitelkeit erblicken. Es traf sich, daß wir grade kurz zuvor in Paris den Jüngling gesehen hatten, der sich einen Splitter aus dem Fuße zieht [...].
> Ein Blick, den er in dem Augenblick, da er den Fuß auf den Schemel setzte, um ihn abzutrocknen, in einen großen Spiegel warf, erinnerte ihn daran; er lächelte und sagte mir, welch eine Entdeckung er gemacht habe. In der Tat hatte ich, in eben diesem Augenblick, dieselbe gemacht; doch sei es, um die Sicherheit der Grazie, die ihm beiwohnte, zu prüfen, sei es, um seiner Eitelkeit ein wenig heilsam zu begegnen: ich lachte und erwiderte – er sähe wohl Geister! Er errötete, und hob den Fuß zum zweitenmal, um es mir zu zeigen; doch der Versuch, wie sich leicht hätte voraussehen lassen, mißglückte. Er hob verwirrt den Fuß zum dritten und vierten, er hob ihn wohl noch zehnmal: umsonst er war außerstande dieselbe Bewegung wieder hervorzubringen – was sag ich? die Bewegungen, die er machte, hatten ein so komisches Element, daß ich Mühe hatte, das Gelächter zurückzuhalten« (Kleist 1948: 17ff).

Das Schamgefühl entsteht anfänglich durch den eigenen Blick in den Spiegel und dann peinlich-schmerzhaft durch das Wahrnehmen des fremden Blicks, eines *Schamzeugen* (hierin liegt auch die Unterscheidung zum Schuldgefühl, das nicht durch die Gegenwart eines Zeugen bedingt ist*). Es ist unmöglich und unfreiwillig komisch, die Schamkrise durch Wiederholung zu überwinden. Vielmehr wird durch Wandlung des Beschämten eine neue Beziehungsepisode eingeleitet, deren Ausgestaltung freilich offen ist. Festzuhalten bleibt schon jetzt: Scham entsteht nicht neu mit dem Bewusstwerden oder Vermeiden des Schamgefühls. Vielmehr trägt latente Scham die vor-kritische Natürlichkeit der Anfangsbeziehung ebenso wie die nachkritische neue Beziehungsepisode, wenn das Blut aus den Wangen gewichen ist.

☞ Sprachgeschichtlich ist die *objektive* und damit sozial-interaktive Wortbedeutung von Scham als Schimpf und Schande, Beschämung (mittelhochdeutsch *scham*[e], althochdeutsch *scama*) die ursprüngliche. Demgegenüber ist die *subjektive* Wortbedeutung sekundär, also das Schamgefühl, das sich ins Bewusstsein drängt und der Abwehr anheimfällt. Mit den Gebrüdern Grimm differenzieren wir am subjektiven Pol zwischen drei Aspekten:

1. confusio: Verwirrung, Bestürzung, Betroffenheit
2. pudor: *Schamverhalten* (Bedecken, Verbergen) in Bezug auf die »Scham«-Organe oder andere als schutzwürdig empfundene Körperzonen und -funktionen, v. a. solche, die mit Sexualität, Ausscheidungen und sichtbarer Erkrankung zusammenhängen: Körperscham, »g[e]schamig«, im Extrem »prüde« zu sein, »sich genieren«, wird von einem entsprechenden *Schamgefühl* begleitet, das durch das erfolgreiche Schamverhalten zur Ruhe kommt. Umgekehrt wird das Schamgefühl bei als unzureichend erachtetem Schamverhalten (Exposition durch eigenes Verhalten oder durch Hinzutun anderer) verstärkt.
3. verecundia (vergogne, honte, vergüenza): Beeinträchtigung des Selbstwerterlebens aufgrund meines (Fehl-)Verhaltens, meiner Schwäche, meines Soseins, die sich von der Körperscham löst. Peinlich ist mir nicht der Blick anderer auf bestimmte Körperzonen, sondern auf mich insgesamt. Dieser dritte Aspekt des Schamgefühls berührt sich am stärksten mit der objektiven Scham, der Schande: Andere beschämen mich, und dies wird mir schmerzlich bewusst.

Ob der Mensch sich aktuell schämt oder nur schämen *kann,* die Scham ist ein menschliches Phänomen, eine »Sphäre«, in der nur er zu Hause ist, weder ein Gott noch ein Tier. In der Scham, so Scheler, berühren sich »auf merkwürdige und dunkle Weise« Geist und Fleisch, Ewigkeit und Zeitlichkeit, Wesen und Existenz. Die verschiedenen Ausprägungen des Schamphänomens zeigen, dass der Mensch ein Übergang zwischen Tier und Gott ist: »Kein Gott und kein Tier vermag sich zu schämen« (Scheler 1933: 69).

Dass der Mensch in die Lage kommen kann/muss, sich (bewusst) zu schämen, heißt, dass die Scham das Wesen des Menschen als ständige Potentialität begleitet. Charakteristisch für das *Schamgefühl* ist ein eigentümliches Heraustreten aus dem eigenen Selbst, das eine »*Rückwendung auf ein Selbst«* (Scheler GW 10: 78) erzeugt. Daneben hat die Scham die Funktion eines Selbstschutzes des Individuums (vgl. ebd.: 70) und ist Ausdruck einer Spannung des Bewusstseins zwischen der Entscheidung zwischen höheren Wertzielen und niedrigeren Triebzielen, wobei sie in den Formen von Leibesscham bzw. Seelenscham auftritt (vgl. ebd.: 81f.). Die Sexualität des Menschen ist der Bereich, in dem die Scham wurzelt und in dem sie sich in vielfältiger Weise ausprägt. Allerdings sind die Leistungen der Scham nicht auf ausdrücklich sexuelle Erfahrungen eingeschränkt, sie prägen das gesamte Wesen des Menschen.

Schelers Beschreibung des Schamgefühls in der sexuellen Begegnung ist von erstaunlicher Aktualität und klinischer Bedeutung, wenn man an Sexualstörungen denkt, die durch Versagensängste und ein Missverhältnis zwischen Größen- und Kleinheitsphantasien zustande kommen. Sexuelle Scham hat für Scheler letztlich eine desensibilisierende Bedeutung im Dienst der Hingabefähigkeit. Sie ist Achtsamkeit ohne pornographische oder auf Potenz schielende Verkörperlichung sexueller Organfunktionen (Scheler GW 10: 141f.)

Die Scham ist nicht nur ein selbstreflexiver Affekt, nicht nur eine Kognition oder eine Emotion, sondern ein (psychosomatischer) Komplex kognitiver und leiblicher Komponenten mit charakteristischen Leib-Empfindungen (Erröten, Erbleichen, Herzklopfen usw.). Über den individuellen Affekt hinaus ist Scham auch eine besondere Situation, ja: eine Scham-Gemeinschaft durch das Verbundensein mit dem Schamzeugen. Die Selbstbezüglichkeit selbstreflexiver Affekte beruht nicht darauf, dass es sich um intellektualisierte, kognitiv interpretierte, reflexiv angeeignete Gefühle handelt. Die Selbstbezüglichkeit ist vielmehr vorthematisch, eine ursprüngliche Leiberfahrung.

Im Phänomen der Scham stoßen Objektivität und Subjektivität zusammen. Moralische Gefühle, die wir uns selbst gegenüber oder anderen gegenüber hegen, zeigen uns, dass wir unser Verhalten nie ausschließlich objektiv-extern taxieren können. Wir sind Lebewesen, die von Scham und Schuld gewissermaßen überfallen werden. Diese vorreflexive psychische und soziale Ausstattung spricht – negativ gesprochen – gegen einen mehr oder minder dogmatischen Ausschluss unserer Schuld- und Schamfähigkeit und – positiv gesprochen – dafür, dass wir basale Scham zu mentalisieren lernen.

Wie verhalten sich die emotionale und die kognitive Komponente der Scham zueinander? Die selbstreflexiven Emotionen können als sekundär kognitive Emotionen aufgefasst werden (▶ Tab. 6.2). Während für Emotionen insgesamt charakteristisch ist, dass ein externales intentionales Objekt vom Selbst bewertet wird und im Selbst innere Zustände hervorruft, gilt für die selbstreflexiven Emotionen: Externales intentionales Objekt und Selbst sind identisch, im Falle der Scham kommt der inkorporierte Blick des Anderen hinzu.

Der Mensch teilt mit den Tieren die geschlossene Organisationsform (▶ 2.3). Er ist ein Wesen, das seine Grenze gestaltet. Der Unterschied zwischen menschlicher Haut einerseits und tierischen Häuten und Fellen ist nicht nur ein Unterschied der physikalischen Dicke. Wir Menschen sind »dünnhäutige« Wesen, wenngleich abgegrenzt gegenüber der Umgebung und zentralisiert. Dünnhäutige Narzissten (Rosenfeld 1987/1990) leiden darunter in schmerzlicher Weise. Unser sich abgrenzendes Haut-Ich (Anzieu 1985) ist aber alles andere als elephantenhäutig. Es ist verletzlich, recht gut einsehbar, ein Spiegel des Inneren.

Solange der Mensch sich in tierartiger Natürlichkeit bewegt, ist er ganz Leib, leiblich handelndes Subjekt. Diese natürliche Leiblichkeit der geschlossenen Zentralität kommt durch die Objektivierung in die Krise; dadurch, dass der Leib, der wir sind, zum Körper gemacht wird, den wir haben. Diese Verkörperlichung kann z. B. beim Arzt geschehen oder durch gesellschaftliche Diskurse (▶ 6.3), von denen die Pornographie nur einer ist.

In der Erschütterung durch Lachen und Weinen werde ich aus meiner Mitte herausgerissen, werde unfreiwillig zum Objekt heftiger Emotionen (Bewegungen), die ich mir sekundär zu eigen machen kann, indem ich sage: Ich lache oder ich weine. Plessner hat für diese dezentrierende Objektivierung den Begriff der »exzentrischen Positionalität« geprägt und gezeigt, dass nur der Mensch zentrisch-geschlossener Leib ist *und* sich selbst objektivieren kann als »den Körper, den ich habe« (▶ 2.4). Die eigentümliche Passivierung durch Lachen und Weinen, in der sich die exzentrische Positionalität offenbart, zeigt sich als Scham.

Schamfähigkeit ist keine Eigenschaft des Menschen unter vielen, sondern *die* menschliche Grundmöglichkeit, sein Wesensmerkmal (Lietzmann 2003: 69).

Die Unterscheidung zwischen Leibsein und Körperhaben wird von lebenden Personen für lebende Personen *vollzogen*. Die Leibsein und Körperhaben verbindende Drittheit ist für Plessner nicht die Dritte-Person-Perspektive der Erfahrungswissenschaft, sondern die lebendige Personalität (Krüger 2011). In der Schamkrise wird mir die Aufgabe, Leib und Körper zu verschränken, auszubalancieren, (peinlich) bewusst: mir als Person in der Gemeinschaft mit dem Schamzeugen, sei er nun physisch anwesend oder inkorporiert. Am Beispiel der ärztlichen Untersuchung lässt sich zeigen: Zwar ist der Arzt *auch* als erfahrungswissenschaftliche, objektivierende Instanz anwesend. Aber für die Scham relevant wird dies erst im personalen Vollzug.

Tab. 6.2: Systematik der Emotionen (modifiziert nach: Zinck 2008)

Entwicklungs-stufe der Emotionen	Beispiele	Funktion	Eigenschaften
Gespürte, präreflexive Leibzustände	Erregung, Spannung, Unruhe, Entspannung, Sattsein		
Prä-Affekte Unfokussierter Ausdruck von Gefühlszuständen	Behaglichkeit, Bedrängnis	Einfaches affektives Monitoring, um eine Situation positiv/negativ zu bewerten	Physiologische Erregung, automatische Bewertung, physiognomischer Ausdruck, Gefühlsempfindung, interaktive Orientierung in Verbindung mit expressivem interaktiven Verhalten
Basis-Affekte (basale affektive Programme)	Freude (2–3 Monate) Wut (4–7 Monate) Angst (7–9 Monate) Traurigkeit (3–7 Monate)	Unabhängig von langsameren kognitiven Prozessen ausgelöst: Mimik Stimme vegetative Begleiterscheinungen	Auslösende Situationen: Gefahr → Angst Verlust, Trennung → Traurigkeit/Panik Frustration, Wahrnehmung von Einschränkung → Ärger/Wut Bindung, Selbsteffizienz, soziale Akzeptanz → Freude
Primäre kognitive Emotionen		Erweiterung, Differenzierung der Basisaffekte	Kognitiver Gehalt wird in Form einer propositionalen Einstellung wiedergegeben → Basisaffekte werden interkulturell differenziert → situationsabhängig gestaltet (z. B. Amüsiertheit für Freude, Enttäuschung für Traurigkeit
Sekundäre kognitive Emotionen	Scham Stolz Liebe Schuld Trauer Neid	Soziale und selbstreflexive Einordnung	Selbst-Konzept Kognitive Evaluation der Situation Überzeugungen bezüglich der sozialen Beziehungen

Eine neuere Wortschöpfung ist das »Fremdschämen« (span. *vergüenza ajena*), durch das z. B. ein Politiker aufgefordert werden soll, angesichts eines Fehlers oder einer bedrohlichen Tatsache Betroffenheit zu zeigen. Der Schamzeuge schämt sich bisweilen aus Sympathie mit, ja: mehr als der sich Schämende. Sein »inkorporierter Blick« (Fuchs 2005) gehört konstitutiv zur Scham-Situation. Es bedarf dazu nicht der physischen Anwesenheit des Schamzeugen. Es genügt, dass er »im Mauseloch« repräsentiert, oder, wie Scheler sagte, als göttlicher Blick fantasiert wird.

Der spirituelle Aspekt der Scham liegt in gewisser Weise in der Psychosomatik der Scham: Ganz unmittelbar bedecken, verbergen wir die Scham nicht durch Kleidung oder Feigenblätter, sondern durch die Schamreaktion selbst: Erröten, Erbleichen, schützende Hände. Vegetativ »verdicken« wir unsere allzu durchlässige Haut – doch lenken wir gerade so die eigene und die fremde Aufmerksamkeit auf die Schamkrise.

Der klassische Ursprungsmythos, die Ätiologie der Scham, steht in dem älteren der beiden Schöpfungsberichte des Buches Genesis (Kapitel 2 und 3): Wegen seiner Bekanntheit und vertrauter Denkmuster steht dieser Text in der Gefahr, selbst zur intellektualisierenden Schamabwehr benutzt zu werden. Solche Denkmuster sind u. a.: Projektion der sinnlichen Verführung auf Frau und Schlange, religiös motiviertes Eintauschen der paradiesischen Nacktheit gegen Prüderie, Verknüpfung von Scham und Sexualität, Skepsis gegenüber Feigenblättern, die sich als untauglich erweisen.

Wenn wir versuchen, diese gängigen Deutungen einzuklammern, so können wir Genesis 2 und 3 als plötzliches Bewusstwerden der exzentrischen Positionalität mit dem Leitaffekt der Scham verstehen. Adam, der von der lehmigen Ackererde genommene »Lehmige«, bewegt sich unbefangen mit Eva, der Mutter der Lebenden, im Garten (vorkritische Phase, in der das Schamphänomen noch latent ist). Es kommt zur Krise durch das Erkennen der Nacktheit im Angesicht des Anderen (Adam/Eva und Gott). Die Krise ist erkennbar am Schamverhalten (Lendenschurze, Verstecken, Entdecktwerden, Rationalisierungen). Die Scham, um die es hier geht, ist keineswegs nur pudor (Gschamigsein), sondern auch confusio und vor allem verecundia, also die Selbstwertkrise, die Auseinandersetzung mit den eigenen Größen und Idealvorstellungen einerseits und der Verzagtheit über die eigene Begrenztheit andererseits. Welche Transformation entsteht aus dieser existentiellen Erschütterung, welche Entwicklung nehmen Adam und Eva nach der Schamkrise? Werden sie es lernen, die Beschämung zu mentalisieren und in Beziehung zu verwandeln?

Ein wichtiger Zeuge auf dem Gebiet des Umgangs mit dem Anderen ist Emmanuel Levinas, der das biblische Bilderverbot auf die Frage des Umgangs mit dem Antlitz des Anderen ausgedehnt hat. Levinas sagt das Folgende: »Wenn Sie eine Nase, eine Stirn, ein Kinn sehen und es beschreiben können, dann wenden Sie sich dem Anderen wie einem Objekt zu. Aber die beste Art, dem Anderen zu begegnen liegt darin, nicht einmal seine Augenfarbe zu bemerken« (Levinas 1982/1986: 64). Scham können wir auch als *Respekt* (von lat. *respicere*: zurückblicken, überdenken, berücksichtigen, achten) umschreiben.

∞ Lietzmann (2003), Pernlochner-Kügler (2012)

6.8 »Verwesung«: Die Leiche

Lernziel 6.8

Sie definieren den Leichnam als restlos korporifizierten menschlichen Leib.

⚠ »Leiche« hatte ursprünglich nicht die Bedeutung des toten Körpers. Ahd. *līh* »Körper, Leib, Leichnam« (8. Jh.), mhd. *Līch* hängen mit germ. **līka-* »Körper, Gestalt« zusammen, das schon früh als verhüllender Ausdruck für »toter Körper, toter Mensch« gebraucht wird. Die umfassendere Bedeutung »Körper, Gestalt« lebt weiter in *gleich* (›dieselbe Gestalt habend‹) und im Kompositionssuffix -lich (»die Gestalt habend«).

Das Verbum »wesen« existiert im heutigen Deutsch nur in zusammengesetzten Formen: ab-/anwesend, ver-wesen. Die Vorsilbe *ver-* steht für die Negation und/oder Wandlung des angehängten Wortes (z. B. vergänglich, verholzen, verjähren, verklären, verändern). »Verwesen« deutet auf die wesentliche Leiblichkeit der menschlichen Gestalt hin *und* auf deren Vergänglichkeit, ähnlich dem Schneemann im Sonnenschein oder Foucaults Spuren am Strand am Ende von »Les mots et les choses«. Umgekehrt ist die Leiche auch eine neue Entität, die plötzlich auftaucht, wo eben noch ein lebender Organismus lag (Hershenov 2005). Anatomisch feststellbare Bestandteile sind identisch, aber der organismische Zusammenhang löst sich allmählich auf. Ein und denselben Körper kann man zu zwei Zeitpunkten t1 und t2 miteinander identifizieren: k_{t1} und k_{t2} sind identisch, sie werden im Zeitverlauf miteinander identifiziert, weil sie wesentliche übereinstimmende äußere Merkmale haben. Wenn k mein Hemd ist, das zum Zeitpunkt t2 einen (neuen) Fleck bekommt, dann bleibt es dennoch mein Hemd ($k_{t1} = k_{t2}$). Hingegen kann eine andere Person ein gleiches Hemd haben, dann gilt aufgrund der Eigentumsverhältnisse: $k_{t1} \neq k_{t2}$, und zwar unabhängig von Ausmaß der Verfleckung und Zeitpunkt (es sei denn, wir hätten das Hemd getauscht). Wenn wir eine Leiche »identifizieren«, dann setzen wir einen toten Körper k_{t2} mit einem lebendigen Körper k_{t1} gleich. Da allerdings der Prozess der Verwesung allmählich fortschreitet, tritt irgendwann der Zeitpunkt ein, vielleicht nach einer gewissen Phase der Unsicherheit, zu dem es keine Leiche mehr gibt, sondern nur noch einzelne knöcherne Reste. Diese können möglicherweise noch k_{t1} zugeordnet werden (z. B. durch den Zahnstatus). Aber von k_{t2} als Leiche reden wir nach der Verwesung nicht mehr.

Die Leiche ist das vergegenständlichte Soma, so wie es der Anatom oder der Pathologe untersucht, oder so wie es der Arzt feststellt als den ehemals lebendigen Menschen. Leib und Körper sind normalerweise beim Lebenden koextensiv, d. h. mein gespürter Leib und mein gemessener Körper haben dieselbe Ausdehnung. Wir können nun die Koextensität von Leib und Körper auch auf den Umgang mit dem menschlichen Leichnam anwenden und über den Status der Leiche nachdenken.

Die Leiche ist also restlos korporifizierter Leib, Objekt, das vergegenständlicht ist, Körper, der beseitigt wird, Körper, der gemessen wird, der untersucht wird. Sie ist ein Objekt, das, kaum dass es »entstanden« ist, aus dem öffentlichen Raum verschwindet, irgendwie entsorgt werden muss, möglichst schnell und diskret, damit es nicht mehr stört.

Das ist allerdings nur eine Art des Umgangs mit der Leiche. Wir wissen aus der Begegnung mit Trauernden, dass es noch einen ganz anderen Umgang mit der Leiche gibt, dass der Leiche die Zuwendung zuteilwird, die auch dem lebendigen Menschen gegolten hat, d. h. Streicheln und Begreifen und Festhalten und Ansprechen und Dabeibleiben und Ähnliches. Deshalb auch die Wiederentdeckung der Aufbahrung, die weithin verschwunden war aus unserer städtischen Kultur, sich aber in der ländlichen Kultur länger gehalten hat. Zu dem Wieder-Öffentlichwerden der Leiche gehört auch die Ritualisierung in der jüdischen Spiritualität, wo der Trauervorgang genau getaktet ist.

☞ Zur Trauer gehört das »Begreifen« der Leiche, das heißt, für den Trauernden ist der Leichnam auch nichts Ekliges und Unhygienisches, sondern etwas, das angefasst werden muss, um das Unheimliche und Unverständliche des Todes *begreifen* zu können. Begreifen läuft über das eigenleibliche Spüren. Wenn dieses Begreifen nicht möglich ist, also wenn die Leiche verloren ist z. B. durch einen Tsunami oder durch eine Entstellung, kann dies die Trauerarbeit (▶ 9.3) erschweren.

In der wissenschaftlichen Dritte-Person-Perspektive legt die Medizin fest, wie sie den Tod des Menschen (▶ 9.5) und damit das »Entstehen« der Leiche punktuell operationalisieren kann: Es ist, nach dem Vorschlag der Harvard Medical School (1968), der Moment des Hirntodes. Dem steht ein eigenleibliches Spüren gegenüber, das mit dem medizinischen Zugang nicht immer übereinstimmt. Der Hirntote ist also eine Leiche. Durch die apparativen Möglichkeiten der Intensivmedizin können jedoch Atmung und Herz-Kreislauf-Aktivität noch eine Weile aufrechterhalten werden, so dass Organe entnommen und in einen anderen Menschen verpflanzt (transplantiert) werden können. Ein Hirntoter hat ein pulsierendes Herz, hat eine Atmung, schwitzt usw. Wenn wir ihn anfassen, ist es nicht der Eindruck, den wir von einer (kalten) Leiche haben. Hier bewegen wir uns also in zwei verschiedenen Sprachen, und es fehlt uns noch weitgehend die Fähigkeit, beides miteinander zu verbinden: den lebensweltlichen und den medizinisch objektivierenden Zugang. Letzterer wird heute auch von vielen Philosophen als der beste Zugang zum Phänomen des Todes anerkannt.

Der »Leichenschock« (Schmitz 1998b) besteht darin, dass die gewohnte Zwischenleiblichkeit in der Begegnung mit dem Toten ohne Resonanz bleibt. Trauernde können mit dem Toten sprechen und ihn berühren, »aber es kommt nichts zurück«. Der beunruhigende Ausfall der Leib-Körper-Dichotomie und der Dichotomie zwischen Innen- und Außenperspektive, der Verlust der Koextensivität von Leib und Körper kann einen Teil der Rituale und der Scheu erklären, die für den Umgang mit der Leiche charakteristisch sind:

- In der jüdischen Spiritualität gilt die Leiche (ebenso wie Menstruationsblut, Wochenfluss und Sperma) als »unrein«: Dies bedeutet weder »schmutzig« noch »schlecht«. Vielmehr nimmt der Mensch in der rituellen Unreinheit den Widerspruch der Existenz-Pole Leben und Tod wahr, und er erkennt an, dass er deren Grenze berührt hat. Die Entscheidung für das Leben und die Trennung zwischen Tod und Leben wird symbolisch dadurch ausgedrückt, dass Leichen rituell gereinigt und nach jedem Friedhofsbesuch die Hände der Lebenden gewaschen werden (Kučera 2009).
- In der arbeitsteiligen Stadtgesellschaft verschwindet die Leiche aus dem öffentlichen Raum (Saake 2003). Sie wird von einer Reihe professioneller Funktionsträger abgeholt, gelagert, vorbereitet und schließlich entsorgt. Das Entsorgen der Leiche ist der letzte Schritt einer restlosen Korporifizierung. Das »Verschwinden der Leiche« dient nicht mehr dem Subjekt, dessen lebendiger Leib dieser Körper einmal war. Vielmehr möchten die überlebenden »Hinterbliebenen« die »sterblichen Überreste« erinnern oder vergessen, entsorgen oder in geeigneter Form bewahren.

6.9   Räume

Lernziel 6.9

Sie unterscheiden zwischen euklidischen und Erlebnis-Räumen und ordnen dies der Körper-Leib-Differenzierung zu.

In Kapitel 5.5 zeigte sich am Beispiel der Angst, dass die Enge und Bangnis den inneren und äußeren Raum betrifft, nach Schmitz ein »gehindertes ›Weg!‹« Die Enge ist sowohl außen: »O« nimmt den Raum ein, versperrt den Weg, als auch innen (Fuchs & Micali 2013).

Die Phänomenologie von Leib und Körper hat Auswirkungen darauf, wie wir den Raum konzeptualisieren, der wir sind, und die Räume, in denen wir uns bewegen. Es gibt innere Räume, nicht nur die objektivierten anatomischen Räume und Körperhöhlen, sondern auch den gespürten Binnenraum. Der eine innere Raum ist ein euklidischer, der mit den bildgebenden Methoden der modernen Medizin vermessen werden kann. Der andere ist der gespürte innere Raum.

Derselbe Unterschied gilt auch für die äußeren Räume, für den gespürten Spielraum und den euklidischen Raum. Der euklidische Raum ist der Res-ex-tensa-Raum, der körperliche Raum, in dem wir uns als Leibkörper befinden wie andere Gegenstände auch.

Beim Spielraum ist das anders: Es herrscht ein ständiger Gestaltwandel, insbesondere was die Grenzen betrifft. Wenn ich in einen Raum hineinkomme, ihn mit meiner Stimme fülle, ganz besonders beim Singen, dann weite ich auch meine Leibgrenzen aus. Ich kann also in einem Raum mehr oder weniger Platz einnehmen. Im Theater erkennen wir schnell die mehr oder minder große Bühnenpräsenz eines Schauspielers. Ein guter Schauspieler hat eine Bühnenpräsenz, er steht da. Alle schauen auf ihn oder auf sie. Er oder sie nimmt den Raum ein. Das ist keine physikalische Frage, sondern eine Frage der leiblichen Präsenz im Raum.

Der Mensch eignet sich äußere Räume primär nicht körperlich als euklidische Räume an, die durchmessen werden, sondern er betritt und »erlebt« (Bollnow 1976) diese als Leib, der sich seinerseits aus Räumen aufbaut. Sein Spielraum ist der Zwischenraum zwischen den Dingen, der freie Raum um ihn herum. »Räumen« heißt sprachgeschichtlich ursprünglich: leer-räumen. Gleichzeitig schwingt das Erleben von Geborgenheit und Wohnen mit.

Tab. 6.3: Spielraum vs. Euklidischer Raum

	Spielraum	Euklidischer Raum
Veränderbarkeit	ständige Möglichkeit leiblichen Gestaltwandels	konstant
Grenzen	imaginiert, schützend	physikalisch raum-zeitlich
Erkenntnis	erlebt	gemessen
Räumlichkeit	phänomenal	physikalisch
Standort	absoluter Nullpunkt	relativ zu anderen Gegenständen
Perspektive	subjektiv	objektiv/intersubjektiv
Gliederung	reiche inhaltliche Gliederung in Gegenden und Orte	ungegliedert homogen

Tabelle 6.3 fasst einige Merkmale der Unterscheidung zwischen Spiel- und euklidischem Raum und zugleich unsere Überlegungen zur Leiblichkeit zusammen. Der interpersonale Spielraum braucht keine Mauern oder andere physikalischen Begrenzungen. Er »entsteht« dadurch, dass und in der Art und Weise wie Menschen sich »dort« aufhalten. »Räume werden erst zu den Räumen durch die Pra-

xis derer, die sich diese Räume aneignen« (Nassehi). Räume bestehen in der Wechselwirkung unterschiedlicher Grenzen, durch die soziale Herstellung eines Zwischen, einer Zwischenleiblichkeit. Wenn wir uns z. B. in einer Gruppe zweier oder mehrerer miteinander Sprechenden nähern, dann respektieren wir die Grenzen ihres Sprech-Raumes oder wir deuten durch Gesten und Worte an, dass wir in ihren Raum aufgenommen werden wollen. Umgekehrt erleben wir es als eine Grenzverletzung, wenn jemand »von außen« unser Gespräch unterbricht.

6.10   These und Fragen 6

These 6: Der Körper den ich habe, der Leib der ich bin

Der Mensch ist als Leibkörper Ding unter Dingen und lebendiger Leib. Anstelle früherer dualistischer Entwürfe geht die heutige psychosomatische Medizin von einem verleiblichten Selbst (embodied self) aus, in dem sich verschränken: einerseits die Dritte-Person-Perspektive des Körperhabens, des sozialen Körper-Wissens und andererseits die Erste-Person-Perspektive des Leibseins, der präreflexiven Erfahrung des Lebendigseins. In der Zweiten-Person-Perspektive, z. B. in der sexuellen Begegnung, »gelingt« diese Verschränkung als lustvolle Erfahrung des Mannseins und Frauseins. Hingegen kommt es bei der ärztlichen Untersuchung evtl. vorübergehend dadurch zur schambesetzten Verkörperlichung (Vergegenständlichung des Leibes zum Körper), dass die vertraute soziale Zwischenleiblichkeit unterbrochen wird.

Fragen zu Kapitel 6

a) Welche Phänomene sind gemeint, wenn vom »Leib« gesprochen wird, welche wenn vom »Körper« die Rede ist?
b) Was versteht man unter Phantomschmerz bzw. Phantombeschwerden?
c) Was sind innere, erlebte Räume im Gegensatz zu äußeren, gemessenen?
d) Welche Körper-Diskurse kennen Sie?
e) Was bedeutet das Konzept der Zwischenleiblichkeit für die Medizin?
f) Bitte begründen Sie das Konzept »Embodiment« phänomenologisch.
g) Wie entsteht Scham?
h) Wie beschreiben Sie den Status der menschlichen Leiche?
i) Was versteht man unter der Bisexualität des Menschen und welche Kriterien für die Klärung der sexuellen Identität gibt es?
j) Was versteht Jung unter dem Anima-Animus-Konzept und inwiefern ist es für die Gender-Debatte hilfreich?

7   Der leidende Mensch

📖 Weizsäcker GS 5: 27–47

In den bisherigen Kapiteln haben wir gesehen, dass die Zwischenleiblichkeit ein Verstehen des Anderen in der Differenz, aber auch in einer grundlegenden Erschlossenheit ermöglicht. Ich bin mit dem Anderen durch den Gestaltkreis (▶ 1.3) von Wahrnehmen und Bewegen verbunden. Diese Verbundenheit bildet die Grundlage für Repräsentation, für psychisches, emotionales und kognitives Verstehen dessen, was den anderen äußerlich und innerlich bewegt. Titchener (1909) hat den ursprünglich aus der Ästhetik stammenden Begriff der *Einfühlung* mit *empathy* übersetzt und damit das Leiden des Anderen, aber auch mein Verhältnis zu diesem Leiden ins Zentrum gerückt. Dies schwingt auch bei dem rückentlehnten deutschprachigen Begriff *Empathie* mit. Das Leiden des Mitmenschen ist der Ernstfall des Respekts vor dem Anderen und des Verstehens fremder Inhalte. Die Lokalisation der Schmerzquelle im objektivierten Körper des Anderen und ihre Ausschaltung durch geeignete therapeutische Maßnahmen ist eine Zugangsweise, die sich aus der Differenz von Körper und Leib ergibt. Eine andere, verstehende Zugangsweise besteht in der Annäherung an das intersubjektive Feld des Leidens, zu dem der leidende und der helfende Mensch gehören. Darum soll es in diesem Kapitel gehen.

7.1   Ontisch vs. pathisch (V. v. Weizsäcker)

> **Lernziel 7.1**
>
> Sie bilden sich ein Urteil darüber, ob therapeutisches Handeln die Kategorie des Pathischen braucht.

Ontisch nennt Weizsäcker in Übereinstimmung mit dem philosophischen Sprachgebrauch die feststellbaren Dinge und Sachverhalte. Dazu gehören in der Medizin auch Fakten im Rahmen einer Pathologie, also Krankheitserreger (z. B. Gifte, Viren, Bakterien), Gewebeveränderungen (z. B. Entzündungen, bösartige Neubildungen), veränderte Messwerte (z. B. Kaliumspiegel, Blutdruck, Elektrokardiogramm) und die vielen bildgebenden Verfahren der modernen Medizin

173

(z. B. Röntgenaufnahmen, Kernspintomographie). Mit *ontisch* will v. Weizsäcker ausdrücken, dass das nackte Sein entscheidet, während das Wort *pathisch* andeutet, »daß hier die Existenz weniger gesetzt als vielmehr erlitten wird« (Weizsäcker GS 7: 48). Alle diese Fakten, ob äußerlich oder innerlich, werden auf der Ebene des Ontischen vom Arzt erfasst, gemessen, beeinflusst, vom Patienten als primär fremdes, unverständliches *Leid* mehr oder minder gut ertragen. Mit dem Pathischen kommen neben der beobachtenden Dritte-Person-Perspektive die Erste-Person-Perspektive des Patienten (von lat. *patiēns*: erduldend, ertragend, fähig zu erdulden) und die Zweite-Person-Perspektive der Arzt-Patient-Beziehung ins Spiel.

Die Einführung des Subjektes (▶ 4.7) in die Erforschung des Lebendigen, insbesondere in Krankenbehandlung und ärztliche Forschung, hat weitreichende ontologische Konsequenzen (Wiehl 1990). Insofern der Mensch »ein Ding mit einem Subjekt ist« (Weizsäcker GS 10), muss die Medizin empirisch-objektiv im Sinne der Naturwissenschaften sein *und* verstehend-intersubjektiv im Sinne der Geisteswissenschaften. Krankheit bzw. Kranksein sind für Weizsäcker nicht nur *Störungen* der gesunden Struktur oder Funktion, also sekundär. Vielmehr ist das Pathische das in ontologischer und erkenntnismäßiger Hinsicht Primäre. Mit anderen Worten: Der Kranke weiß »besser als der Gesunde um das, was Gesundheit und Krankheit bedeuten« (Wiehl 1990).

Die Einführung der Kategorie des Pathischen in die Anthropologie teilt die Kritik Heideggers und Gadamers an einer Ontologie vorhandener Dinge (▶ 4). Vorhanden ist, was wir zum Gegenstand machen, beobachten, messen, beeinflussen. Gadamer hat dem die Ontologie des Spielens (▶ 4) gegenübergestellt, Heidegger die Ontologie der Zuhandenheit (▶ 6.4). Weizsäcker nennt seine philosophisch-anthropologische Reflexion über das Pathische *Pathosophie*, im Gegensatz zur »ontischen« Beschreibung des Krankhaften in der *Pathologie*. Gegenüber der ontischen Kategorie des »Es gibt« betonen die fünf pathischen Kategorien des Dürfens, Müssens, Wollens, Sollens, Könnens das Werden des Menschen, seine Entwicklung. So können wir Krank-*Sein* – pathisch – von *Krank-Heit* – ontisch – unterscheiden.

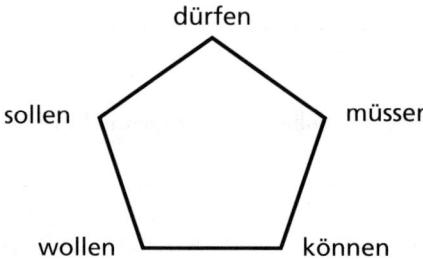

Abb. 7.1: Pathisches Pentagramm

Weizsäcker versteht den Menschen von Anfang an als unzulänglich, unfertig, ergänzungsbedürftig. Mit den fünf »pathischen« Kategorien des Wollens, Könnens, Dürfens, Sollens und Müssens erscheint der Mensch mit seinen Affekten und Leidenschaften in einem Käfig gefangen und auf der Suche nach Freiheit. Die Einschränkung auf das »Müssen« der Kausalität raubt beiden die Freiheit, dem kranken Menschen und seinem Arzt.

Aus der pathosophischen Bestimmung des menschlichen Daseins folgt die Grundlegung einer allgemeinen und einer speziellen Krankheitslehre, die von einem neuen, ganzheitlichen und biographisch-individuellen Krankheitsbegriff ihren Ausgang nimmt.

Weizsäcker zufolge bedeuten Krankheiten Krisen im Leben eines Menschen, Wendepunkte, welche dazu auffordern, das Leben in dieser oder jener Hinsicht zu ändern. Das Pathische ist demgemäß ein Teil unserer Existenz: Das Leben ist nicht nur ein Vorgang, sondern wird auch erlitten. Aktive und passive Momente stehen somit in gegenseitigem Wechselspiel, wobei die Kategorie des Ontischen und diejenige des Pathischen sich gegenseitig ablösen.

- Das »Dürfen«: Weizsäcker nennt das Dürfen in der Pathosophie den Ostermorgen des menschlichen Daseins. Weizsäcker zufolge ist die Freiheit des Menschen innerhalb der Psychoanalyse verwirklicht. So sieht er Freud als einen Freiheitskämpfer der Menschheit an, der im Lösen (»Psychoanalyse«) der Menschheit Wege aus den Zwängen der Neurose wies.
- Das »Müssen«: Beim Müssen greift Weizsäcker auf die Kausalität zurück. Einerseits kann der Mensch einem Kausalzwang des Müssens verfallen, andererseits kann er ihm zu entrinnen versuchen, indem er sich als völlig frei zu empfinden versucht. Weizsäcker sieht das Müssen als den Karfreitag des menschlichen Daseins an. Das Müssen ist somit der Höhepunkt des Pathischen, welches nicht abgeschafft werden kann. Doch kann man lernen, diesen Daseins-Aspekt zu bejahen. In der Kategorie des Müssens machen sich z. B. Patienten selbst Druck, indem sie erklären: Die Depression, der Schmerz, der Tinnitus usw. müssen aufhören! Dadurch verstärken sich Spannung und Erwartungsangst im Sinne einer positiven Rückkopplungs-Schleife.
- Das »Wollen«: Im Wollen möchte der Mensch etwas nicht Vorhandenes realisieren. Deshalb hat das Wollen einen doppelten Aspekt: Einerseits spiegelt es die Nichtexistenz des Gewollten wider (den pathischen Aspekt), andererseits ist es der deutlichste Gegensatz zur Passivität, also z. B. die Überwindung von Krankheitszwängen, die Mobilisierung des Inneren Heilers (▶ 7.5).
- Das »Sollen«: Den Aspekt des Sollens bezieht Weizsäcker exemplarisch auf das Ziel des ärztlichen Berufes, nämlich darauf, dass ein Mensch gesund werden solle. Im Sollen der Medizin (Herstellung von Gesundheit) steckt immer auch die Grenze dessen, was dem Arzt möglich ist.
- Das »Können«: Diese Kategorie bezieht sich auf die kausal-deterministische Zugangsweise zum Kranken. Letztere lehnt Weizsäcker nicht ab, doch ist er bemüht, sie durch die Phänomene der Überraschung, der Enttäuschung, der Entwicklung zu ergänzen. Zwar kann die Krankheit, die in das Leben eines Menschen tritt, erklärt werden durch das, was die Krankheit bedingt, aber im Auftreten der Krankheit ist das ganz Irreale der Krankheit selbst »mitgegeben«. Die Zukunft scheint erklärbar, aber höchst ungewiss.

Weizsäcker spricht vom Karfreitag des Müssens, wenn Schläge des Schicksals passiv, unreflektiert erduldet werden. So wie ich mich dem Schicksal in den Ereignissen überlasse, so rutsche ich in Sprachformen, in denen es keine Intentionalität gibt, kein handelndes und fühlendes Leiden, sondern nur mehr dumpfes Verhängnis, sei es für mich selbst oder in falschem Mitleid für Andere. Am Karfreitag des Müssens ist der Ostersonntag des Dürfens verdeckt, verdunkelt. Es mag sein, dass dieser fatalistische Attributionsstil das erschöpfte Selbst vorübergehend entlastet. In den weiteren Schritten aber entscheidet es sich, ob aus *Verzweiflung* tödlicher Stillstand wird oder ob der Ostermorgen anbricht: die Selbst-Werdung. Am Karfreitag des Müssens kann *Schicksal* (▶ 8.5) einer der Namen für das Unbewusste sein, für die Abwehr der eigenen Wachstumswünsche, auch in spiritueller Hinsicht.

Auf der Ebene des Pathischen geht es nicht mehr um *Leid*, sondern um *Leiden*, also um einen individualisierten, geschichtlichen, mentalisierten Prozess im Patienten. Wir drücken dies auch mit dem Unterschied von Haben und Sein aus: »Ich *habe* die Krankheit xy« meint die ontische Ebene und bezieht sich auf das *Leid* xy. »Ich *bin* krank« meint hingegen nicht das Objekt xy, sondern den Leidenden selbst, der sich mit der Krankheit mehr oder minder stark auseinandersetzt. Auf den ersten Blick macht Leid passiv. Schmerz gilt als reflexhafte Antwort auf eine innere (z. B. Zwölffingerdarm-Geschwür, eingeklemmter Rückenmarks-Nerv) oder äußere (z. B. Biss, Verbrühung, stumpfe Gewalt) Verletzung. Weizsäcker hingegen betont durch Verwendung von Freuds Arbeitsbegriff (▶ 3; 9.3) den prozesshaften, aktiven Aspekt des Schmerzes beim Patienten *und* beim Arzt: »Die Aufgabe ist für Arzt und Kranken Bewältigung der Schmerzarbeit und ihrer Entscheidung. Sie ist nicht Beseitigung des Schmerzes, sondern Bewältigung der Schmerzarbeit [...]« (Weizsäcker GS 5: 46). Komplementär zum Schmerz sei auch die Heilhandlung, die ärztliche Hinwendung zum Schmerz, kein Reflex, sondern Wahrnehmung und Entscheidung (28f). In der Perspektive des Leidenden ist der Schmerz »schwebende Entscheidung zwischen Ich und Es«, was Weizsäcker am Zahnschmerz zeigt: Wenn der Zahnschmerz nachlässt, fällt die Entscheidung zu Gunsten des Ich: Der fragliche Zahn ist wieder ganz mein Eigentum. Im gegenteiligen Fall »muss er heraus«, er ist dann nur mehr vorübergehender es-hafter Besitz, der mir nicht mehr gehört (32f). Schmerzarbeit ist »Entwindung von einem Es im Schmerz« (39f).

In der Unmittelbarkeit unserer Lebenserfahrung wird Leid beseitigt und vermieden, wissenschaftlich weg-erklärt, therapeutisch weg-behandelt und im metaphysischen Kontext der Theodizee als ein Übel abgehandelt. Der existentielle Zugang Kierkegaards hingegen zielt auf die Aneignung des Leids, auf die Verwandlung von dumpfem Erleiden in Leiden als subjekthaftes Handeln. Dies hat einen (auto-)biographischen Aspekt, einen »erbaulichen« im Sinne von ermutigender Lebenshilfe, einen theologischen und einen ontologischen.

Mit der Kierkegaard-Forscherin Almut Furchert können wir eine wichtige terminologische Differenzierung vornehmen:

• Mit »Leid« (dän. *Lede*, mdh. *Leit*: Beleidigung, Unrecht) meinen wir einen objektiven Umstand, der einem Menschen unvermittelt zustoßen oder angetan werden kann.

- »Leiden« (dän. *lidelse*, mhd. *lide:* in die Fremde ziehen, Not durchstehen) dagegen meint einen Prozess der Auseinandersetzung, Aneignung und Annahme, der vom leidenden Subjekt, also vom Patienten ausgeht.

⚠ Die Krankheitsverarbeitung (▶ 7.8) des leidenden Mitmenschen können wir begleiten und unterstützen. Sie gehören zu seinem Dürfen, Können und Wollen. Wenn hingegen Leiden und Sterben gesellschaftlich normiert werden, drängen wir den Leidenden in das Müssen und Sollen: (»Sie müssen Ihre Krankheit annehmen!«, »Dieser Patient sollte jetzt endlich loslassen.« usw.).

Von der sprachlichen Unterscheidung zwischen *Leid* und *Leiden* ausgehend sieht Kierkegaard im Leiden ein Handeln, eine Tätigkeit, ein Verhältnis zum Existierenden. Kierkegaard zielt auf eine eigentümliche Doppelbewegung ab, aus Verstehen und aneignendem Handeln. In diesen Zusammenhang gehören auch das Pathetische bzw. das existentielle Pathos und die Leidenschaft, die aktive Passivität, das Geschehen-Lassen, dass wir »leiden können«. Im Kontext unserer bisherigen Überlegungen können wir sagen: Aus *Leid* wird durch *Mentalisieren* Leiden.

7.2 Spiegelneuronen

Lernziel 7.2

Sie wissen, was man unter Spiegelneuronen versteht und diskutieren die Reichweite dieser Forschungsergebnisse für die Anthropologie.

Die an Makakenaffen entdeckten Spiegelneuronen (Rizzolatti et al. 1996) liegen in der ventralen prämotorischen Hirnrinde (Areal F5). Die F5-Neuronen feuern

- nicht bei der Aktivierung spezifischer Muskelgruppen oder der Ausführung elementarer Bewegungen,
- sondern in Assoziation mit Bewegungen, »die der Erreichung eines spezifischen motorischen Ziels dienen – wie dem Greifen, Ziehen, Festhalten oder Manipulieren von Objekten« –,
- »wenn der Affe die Aktion eines anderen Individuums beobachtet und wenn er selbst die gleiche oder eine ähnliche Aktion ausführt«: eigentliche Spiegelneuronen (Gallese 2013).

Die ursprünglichen Befunde wurden durch eine Reihe weiterer Studien verfeinert. Entscheidend für das Feuern der Spiegelneuronen ist die Interaktion zwischen den Körpereffektoren des Urhebers, z. B. der Hand oder dem Mund und dem Objekt, und zwar auch dann, wenn diese Interaktion nicht voll im Blickfeld der Versuchsaffen liegen oder nur auditiv mitgeteilt wird (z. B. das Geräusch beim Knacken von Nüssen).

Spiegelneuronen konnten auch beim Menschen nachgewiesen werden; sie stehen im Zusammenhang mit lange bekannten Phänomenen wie dem Chamäleoneffekt (Nachahmen von Gesten, Mimik des Gesprächspartners, Mitgähnen mit anderen Menschen, sogar mit den Mainzelmännchen oder anderen Comicfiguren).

Bezüglich der Repräsentation (▶ 1.8) schreibt Gallese, dass wir die Intentionen anderer Menschen »nicht unbedingt in einem propositionalen Format metarepräsentieren«, um sie zu verstehen.

> ☞ Meta-Repräsentation (Repräsentation einer Repräsentation) bedeutet, dass sich eine Person A vorstellt, dass B mentale Vorstellungen hat, dass also A Vorstellungen über die Vorstellungen von B hat.

Das vom motorischen System verwendete »Vokabular« ist nach Gallese implizit. Mit anderen Worten: Wir »entdecken« in den Verhaltensweisen intentionale Inhalte, ohne dass wir sie metarepräsentieren müssen.

Das Spiegelneuronen-Paradigma wird inzwischen auf weite Gebiete der sozialen Wahrnehmung angewandt, insbesondere auf das affektive Feld der Einfühlung und für die Wahrnehmung der Schmerzen Anderer.

Gallese folgert aus dem Mechanismus der »Wiederverwendung derselben neuralen Schaltkreise« die Theorie der »embodied simulation« als Modifikation der *Simulation Theory* der Theory of Mind (▶ 1.7). Im Gegensatz zur üblicherweise vertretenen Simulation Theory postuliert Galleses damit einen nichtmetarepräsentationalen, nicht-introspektiven Prozess, der auf der Zwischenleiblichkeit (▶ 6.5) beruht.

7.3   Zweifühlung

> **Lernziel 7.3**
>
> Sie wenden Ihre Kenntnisse über soziale Wahrnehmung auf die therapeutische Beziehung an.

»Zweifühlung« ist ein von Jakob Moreno gebildetes Kunstwort, um emotionale Beziehungen im beruflichen Zusammentreffen zwischen dem Arzt oder Therapeuten mit dem Patienten, zwischen Lehrer und Schüler, oder auch zwischen einem teilnehmenden Beobachter und seinem Forschungsgegenstand zu charakterisieren:

> »Die Personen treffen sich im Raum; sie treffen sich vielleicht das erste Mal, in all ihrer Stärke und Schwäche – menschliche Akteure erfüllt von Spontaneität und Begeisterung. Es ist nicht Einfühlung; es ist Zweifühlung (Tele) – Zusammensein, Teilen des Lebens. Es ist ein intuitiver Tausch der Rollen, eine Verwirklichung des Selbst durch den anderen; es ist Identität, die seltene, unvergeßliche Erfahrung völliger Gegenseitigkeit« (Moreno 1956: 27f).

Die wechselvolle Geschichte des Begriffs »Einfühlung« seit dem ästhetischen Denken des 19. Jahrhunderts (Vischer 1873) konfrontiert uns auch mit Missverständnissen, die den Kontakt mit dem leidenden Mitmenschen erschweren können. Ein derartiges Missverständnis ist die scheinbare Identifikation mit dem anderen und seinem Leiden (»Mitleid«), eine Gefahr, die durch ein oberflächliches Verständnis der Simulationstheorie (▶ 1.8) begünstigt wird. Max Scheler spricht deshalb kritisch-verfremdend von der Einsfühlung. Aber auch die gegenteilige Gefahr kann die Kommunikation mit dem Anderen behindern: Nämlich die Vorannahme einer grundsätzlichen Unerkennbarkeit/Intransparenz des Fremdpsychischen, welche den starken Formen sowohl der Simulations- als auch der Theory-Theorie zugrunde liegen. Aus beiden wird oft ein Repräsentationalismus gefolgert, also die Auffassung, ich müsste zuerst eine Theorie über die mentalen Inhalte des anderen haben, bevor ich seine Handlungen nachvollziehen kann.

Die Befunde der Spiegelneuronen-Forschung werden häufig repräsentationalistisch gedeutet. Von Vittorio Gallese, einem der Erstautoren, lässt sich lernen, dass dies nicht zwangsläufig geschehen muss, sondern dass stattdessen die Position eines phänomenologisch reflektierten, verleiblichten (»embodied«) Interaktionalismus zukunftsweisend ist.

In dieser Hinsicht können Morenos *Zweifühlung* und die von ihm entwickelten psychodramatischen Techniken hilfreich sein. Die *Personen im Raum* interagieren miteinander nicht über den Umweg wechselseitiger theoretischer Annahmen oder Beobachtungen. Selbstverständlich entstehen derartige Repräsentationen im Kontext der Interaktion, vielleicht in den ersten Sekunden der Begegnung. Aber sie werden im Prozess der Interaktion anhand *gemeinsamer* Kriterien überprüft. Morenos »Tele« drückt sowohl Ferne, Verschiedenheit und Distanz zwischen spielenden Personen aus als auch die Verbindung als Überbrückung dieser Distanz. Moreno (1924: 57) sieht zwischen so verbundenen Spielern »eine geheime Korrespondenz«, »eine Art Feingefühl für die gegenseitigen inneren Vorgänge; eine Gebärde genügt und oft brauchen sie einander nicht anzusehen. Sie sind füreinander hellseherisch. Sie haben eine Verständigungsseele«.

Moreno schlägt eine Entwicklungspsychologie vor, aus der sich gestufte psychodramatische Techniken ergeben, die allesamt im Dienst der Zweifühlung stehen:

- Doppeln: Im ersten Lebensjahr braucht das Kind die mitfühlende Mutter, die Bedürfnisse und Wünsche »untertitelt«, verbalisiert. Im Psychodrama nimmt ein Hilfs-Ich als hinter dem Protagonisten stehendes Doppel dessen Haltung ein und verbalisiert dann (in der 1. Person sprechend) dessen Gefühle und Gedanken. Der Protagonist kann jederzeit korrigieren, wenn sein Doppel nicht einfühlsam genug ist.
- Spiegeln: In der Entwicklung entspricht dieser Technik das Reflektieren des Bildes, das die Bezugsperson vom Kind hat. Im Psychodrama kann Spiegeln z. B. heißen: der Bühne gegenüberstehen und mit dem Protagonisten seine Szene beschreiben.
- Rollenwechsel: Kinder entdecken die Möglichkeit des Rollenwechsels im Spiel, z. B. wenn sie mit der Mutter »bügeln« oder im Supermarkt mit einem kleinen Caddy »einkaufen«. Im Psychodrama wird die Möglichkeit, verschiedene Rollen einzunehmen, systematisch gefördert.
- Rollentausch (gegenseitiger Rollenwechsel): Die zentrale psychodramatische Technik (▶ 4.7). In die Rolle des jeweils Anderen zu schlüpfen, setzt die Fähigkeit des Doppelns voraus.
- Zwischen dem Psychodramaleiter und dem Protagonisten bzw. zwischen dem Psychodramatherapeuten und dem Patienten heißt Zweifühlung, dass sich inneres und äußeres Mentalisieren verschränken. Beide nehmen wahr, wer und was sich auf der Bühne bewegt, und verstehen dadurch den inneren Prozess besser. Umgekehrt fördert der innere Prozess die äußere Handlung, die ohne diese Verschränkung oberflächlich bliebe (Krüger 2014).

7.4 Sucht

Lernziel 7.4

Sie haben ein Gespür dafür entwickelt, dass Suchtmittel zu Bindungsperson-Surrogaten werden können.

»Sucht« leitet sich von dem alten deutschen Wort »siechen« (krank sein) her. An diese ursprüngliche Bedeutung erinnern noch zusammengesetzte Begriffe wie Gelbsucht oder Wassersucht, die mit Sucht im Sinne von Abhängigkeit nichts zu tun haben. Diese aktuelle Bedeutung bezieht sich auf Missbrauch (übermäßigen, nicht mehr kontrollierbaren Gebrauch) von psychotropen Substanzen (z. B. Alkohol oder Opiate) und im übertragenen Sinn auf Verhaltensweisen (Spielsucht, Magersucht). Es gibt also stoffliche und nicht-stoffliche Sucht.

Sucht kann verstanden werden als Kreislauf von Disstress (»Suchtdruck«) → Suchtmittelgebrauch → Enlastung → Schuldgefühle → Disstress → Suchtmittelgebrauch usw.

Fehlt das Suchtmittel, kommt es zum Entzug, v. a. zum seelischen Entzug, weil das Suchtmittel als »Bindungsperson-Surrogat« fehlt. Der den Entzug begleitende seelische Schmerz, Panik, Hilflosigkeit, Verzweiflung, gleicht der psychosomatischen Reaktion auf den Verlust der Bindungsperson. Die psychotherapeutische Begleitung Suchtkranker muss dies im Auge behalten und dem Patienten helfen, alternative Weisen der Stressregulation (▶ 5.7) einzuüben (Brisch 2013).

Zu erinnern ist an die Opiattheorie der Bindung (▶ 1.2). Das Erleben der »sicheren Basis« geht mit einer Ausschüttung von Endorphin einher und hat einen ähnlichen Effekt wie der Konsum exogener Opiate. Umgekehrt lösen Verlustereignisse das PANIC-System aus, mit dem Ziel, komplementär dazu bei der Bindungsperson das CARE-System zu aktivieren.

In diesem Zusammenhang sei noch auf die größte und bekannteste Selbsthilfebewegung unter Suchtkranken eingegangen: die Anonymen Alkoholiker (AA). Unter bindungsbezogenen Gesichtspunkten gibt es zwei wichtige Wirkprinzipien in den Zwölf Schritten der AA: die soziale Unterstützung und die Spiritualität. Soziale Unterstützung und deren Verfügbarkeit ist ein wichtiger Resilienzfaktor, um für die Stressregulation andere Wege zu finden als z. B. der erneute Alkoholkonsum. Die Gruppe gewinnt die Bedeutung einer Bindungsperson, die Schutz, Feinfühligkeit und Trost bieten kann. Ferner gehört zum Weg der AA, anzuerkennen, nicht alles selbst kontrollieren zu können (▶ 8.5), auf »eine höhere Macht« bzw. »Gott, wie ihn ein jeder für sich versteht«, angewiesen zu sein. Der Transzendenzbezug wird im 12-Schritte-Programm vorsichtig und religionsübergreifend ausgedrückt, um niemanden auszuschließen.

In einem Brief an William Griffith Wilson (30.1.1961) drückt C. G. Jung diesen Transzendenzbezug so aus:

> »Sehen Sie, auf lateinisch heißt Alkohol »Spiritus«, und man braucht dasselbe Wort für die höchste religiöse Erfahrung wie für das schädliche Gift. Die hilfreiche Formel lautet darum: Spiritus contra spiritum« (Jung 1956–1961: 374).

7.5 Heilung

> **Lernziel 7.5**
>
> Sie unterscheiden *cure* und *heal* als Dimensionen der Heilung.

Das deutsche Adjektiv *heil* bedeutet: ganz, gesund, unversehrt, gerettet. Das Substantiv *Heil* steht für: Glück, Zufall, Rettung. Heilung kann entweder transitiv gebraucht werden (gesund machen, ahd. *heilen*) und wird dann im Perfekt mit »hat« konstruiert: »Der Arzt hat den Patienten durch ein Medikament von seiner Krankheit geheilt« oder intransitiv (gesund werden, ahd. *heilēn*): »Der Muskelriss ist geheilt, es heilt, die Wunde heilt«. Von heilen ist das englische *to heal* abgeleitet, verwandt mit *whole* (ganz) und mit *health (Gesundheit)*. Eine andere englische Übersetzung für heilen ist *to cure*, abgeleitet von der rom. Wurzel (lat. *curare*: sich kümmern um). *To cure* kann auch die Bedeutung »Seelsorge« haben (*cure of souls*). Die Hauptbedeutung von *to cure* ist jedoch die erfolgreiche medizinische Behandlung, die Beseitigung einer Erkrankung.

Aus dem Facettenreichtum von heilen und Heilung ergeben sich unterschiedliche Erwartungen kranker Menschen und unterschiedliche Therapieziele. Wer krank ist, wird sich primär die Problemlösung durch einen kompetenten Arzt (Krankenpfleger, Therapeuten usw.) im Sinne von *to cure* wünschen (Beseitigung aller Symptome und Ursachen einer Erkrankung, völlige Wiederherstellung der Gesundheit). Aber auch bei der technisch-rationalen Problemlösung gibt es einen Teil der Heilung, der dem Willen von Arzt und Patient entzogen ist: »Es heilt«, oder, nach der Formulierung des Chirurgen Ambroise Paré: *Je le pansai, Dieu le guarît* (ich hab's verbunden, Gott hat's geheilt). Während *to cure* der zur Krankheit passende Begriff ist, gehört *to heal* zum Leiden der ganzen Person bzw. zu deren Wunsch nach Ganzbleiben/Wieder-ganz-Werden (Hutchinson et al. 2011).

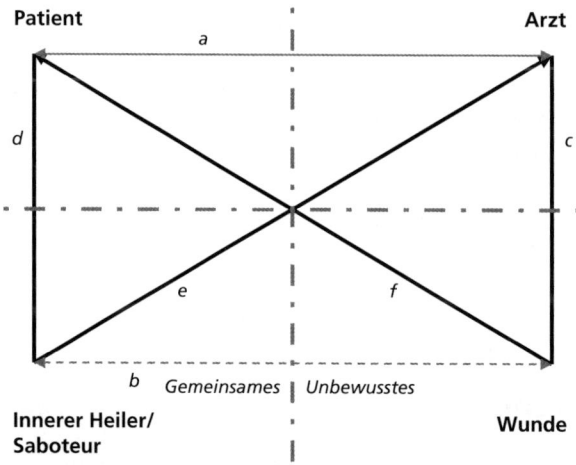

Abb. 7.2: Archetyp der Heilung

Nach C.G. Jung können wir Heilung als Archetyp auffassen und auf diese Weise sowohl unsere bewusste als auch unsere unbewusste Konzeption des therapeutischen Geschehens berücksichtigen. Heilung im Sinne von *to cure* wird meist als bewusste Beziehung eines ohnmächtigen Patienten zu einem kompetenten Arzt verstanden (Linie *a* ▶ **Abb. 7.2**). Der Arzt ist der Experte, der Patient der unwissende Kranke. Beide sind von ihrem gemeinsamen Unbewussten abgeschnitten, d.h. von einer gemeinsamen Ressource der Heilung (*b*): Dem

182

Arzt ist seine eigene, vielleicht destruktive, Macht missbrauchende oder evtl. verwundete Seite unbewusst (*c*). Der Patient weiß weder von seinem »Inneren Heiler« noch von seinem »Inneren Saboteur« (*d*). Beide, Arzt und Patient, projizieren eigene unbewusste Anteile auf den Anderen: Der Patient sieht Heilungsressourcen, aber auch Heilungshindernisse nur außen, im Arzt (*e*), und der Arzt nimmt das Kranke, Verwundete, aber auch das Destruktive nicht bei sich selbst, sondern nur im Patienten wahr (*f*). Der Heilungsarchetyp ist also in doppelter Weise gespalten: *Intrapersonal* durch das Abgeschnittensein vom Unbewussten und *interpersonal* dadurch, dass einer *nur* krank, schwach, ohnmächtig, der andere *nur* gesund, stark, kompetenter Experte ist. Heilung geschieht durch Überwindung dieser doppelten Spaltung. Gewiss geschehen viele Heilungen im Sinne von *to cure* durch ärztliche Macht, z. B. durch ein wirksames Medikament. Aber damit »es heilt«, muss etwas Weiteres dazukommen, nämlich der Kontakt mit dem Unbewussten. Besonders bei chronischen Verläufen und in der palliativen Situation kommt es darauf an, dass eigene Heilungsressourcen beim Patienten mobilisiert und destruktive (Heilungs-)Widerstände aufgelöst werden. Arzt und Patient sitzen gleichsam auf einer Wippe und sind miteinander verbunden: Wenn der eine »unten« ist, kann der andere nach »oben«. Wenn der Arzt mit der eigenen Tiefendimension in Kontakt kommt, mit den Grenzen der therapeutischen Macht im Sinne von *to cure*, mit der eigenen Bedürftigkeit und Verletzlichkeit, dann kann der Innere Heiler des Patienten »auftauchen«.

⚠ Die Wunde des Heilers

Im Modell des Heilungsarchetyps ist der Arzt nur dann wirksam, wenn er *wounded healer* ist, d. h. mit seinem eigenen Verletztsein in Einklang ist. Er muss und sollte mit dem Patienten in der Regel darüber nicht sprechen, das stillschweigende Räumen der Machtposition und die Annahme der eigenen Machtlosigkeit sind das Entscheidende. Die *Wunde* hat jedoch neben diesem passiven, erlittenen Aspekt noch einen aktiven, d. h. Wunden zufügenden. Das antike Sprichwort »Der Verwundende wird heilen« (*ho trōsas iásetai*), bringt dies zum Ausdruck. Dies wird einerseits schnell verständlich, wenn wir an die Chirurgie denken, die durch Verwunden (Schneiden) heilt. Auch die Psychotherapie kann »verwundende« Anteile haben, ohne dass sie in mutwilliger Weise retraumatisierend ist. Wie jeder Archetyp hat aber auch das Heilen einen *Schatten* (▶ 8.7), gemeint ist: der destruktive, verwundende, krankmachende, traumatisierende, tötende Schatten der Medizin. Die Verwandtschaft des Arztes mit den Heilkünsten des Scharfrichters früherer Jahrhunderte ist schwer erträglich. Schlimmer noch ist die Zusammenarbeit von Ärzten mit Henkern und Folterern unserer Tage. Schrecklicher Höhepunkt dieses Heiler-Schattens der Medizin sind die »Experimente«, die Ärzte mit Häftlingen der Konzentrationslager durchführten. Bei einem derartigen Missbrauch der Medizin und der Wissenschaft wurde und wird der Mensch zu einem bloßen Objekt der Dritte-Person-Perspektive. Bubers Grundwort

Ich-Du (▶ **1.6**) wird verleugnet, es herrscht die Perversion des Grundwortes Ich-Es (Baron-Cohen 2011).

Das Heilungsmodell der modernen Medizin folgt über weite Strecken dem Modell »Krieg« (▶ **Tab. 7.1**). Besonders deutlich wird dies in der Tumorheilkunde, wo der Krebs mit kriegerischen Metaphern (▶ **2.6**) »auf dem Schlachtfeld des Patienten-Körpers« bekämpft wird. Dies zeigt sich im Sprachgebrauch an kriegerischen Metaphern wie z. B. Killerzellen, Immunabwehr, Bösartigkeit (Sontag 1980). Aber auch über die Tumorheilkunde hinaus gelten »kriegerische« Maximen: Das allopathische Prinzip z. B. besagt, dass Krankheiten mit einem wirksamen Gegenmittel bekämpft werden müssen, z. B. Infektionen mit einem Antibiotikum. Oder auch das Prinzip der »Subtraktion«, welches die evidenzbasierte westliche Medizin mit vielen traditionellen Medizinen teilt, die das Kranke aus dem Körper herauszuziehen versuchen: Wo Eiter ist, da entleere (»ubi pus, ibi evacua!«). Schließlich sehen traditionelle Heilungsmodelle die Krankheit als eine dämonische Kraft, von welcher der Patient besessen ist, welcher »ausgetrieben« werden muss (Exorzismus). Auch dieses exorzistische Prinzip lebt in unserer wissenschaftlichen Medizin weiter: Das Kranke ist das Fremde, das herausgeschnitten oder anders »weggemacht« werden muss.

△ Vergleichen Sie im Gegensatz dazu Jungs Auffassung vom Symptom (▶ **6.5**): »Das Krankhafte kann nicht einfach wie ein Fremdkörper beseitigt werden, ohne daß man Gefahr läuft, zugleich etwas Wesentliches, das auch leben sollte, zu zerstören. Unsere Aufgabe besteht nicht darin, es zu vernichten, sondern wir sollten viel mehr das, was wachsen will, hegen und pflegen, bis es schließlich seine Rolle in der Ganzheit der Seele spielen kann« (Jung GW 16: § 293).

François Laplantine sieht in der modernen Medizin gleichzeitig mit dem Modell »Krieg« das Modell »Entwicklung« verwirklicht. In diesem Alternativmodell spricht er entsprechend dem allopathischen Prinzip vom homöopathischen: In der homöopathischen Medizin wird mit kleinsten, schulmedizinisch nicht »wirksamen« Mengen krankmachender Stoffe behandelt (similia similibus curantur: Gleiches wird mit Gleichem geheilt). Aber auch Impfungen und die Psychotherapie erzeugen minimale »Erkrankungen«, um die Selbstheilungskräfte, den »inneren Heiler« zu stärken.

Im Gegensatz zum subtraktiven Prinzip im Modell »Krieg« steht im Modell »Entwicklung« ein additives: z. B. die Gabe von Vitaminen oder die Beseitigung einer Mangelernährung. Schließlich bildet Laplantine in Analogie zum Exorzismus das Kunstwort »adorzistisch« (annehmend) und greift damit einen berühmten Satz Gregors von Nazianz auf: »*Tò gàr apróslēpton, atherápeuton*« (Was nämlich nicht angenommen wird, ist nicht geheilt).

Tab. 7.1: Krankheitsmodelle (nach Laplantine 1986)

	Modell »Krieg«	Modell »Entwicklung«
Verhältnis Krankheit vs. Heilung	allopathisch	homöopathisch
Quantitativer Ausgleich der Erkrankung	subtraktiv	additiv
Therapeutische Einstellung	exorzistisch	adorzistisch

Die moderne Palliativmedizin (▶ 7.7) sensibilisiert dafür, dass auch »unheilbar« Kranke eine Sehnsucht nach Heilung haben. Palliativmedizin bedeutet von den Gesundheitsberufen aus gesehen einen Therapiezielwechsel: Neben das *kurative* Prinzip (Beseitigung der Erkrankung, möglichst weitgehende Wiederherstellung der Gesundheit) tritt das *palliative* (lat. *palliare*: mit einem Mantel bedecken). Während das kurative Prinzip die Heilung im Sinne von *to cure* im Auge hat, zielt das palliative auf *to heal*: Lindern von Schmerzen und anderen Symptomen, Verbesserung der Lebensqualität bis zum Ende des Lebens, Stärkung der spirituellen Ressourcen des Patienten (▶ 7.8).

Aus der Perspektive des kranken Menschen heißt dies: Heilung und Hoffnung sind auch bei »Unheilbarkeit« Ziele, allerdings sich wandelnde Ziele.

7.6 Hoffnung

> **Lernziel 7.6**
>
> Sie diskutieren den Begriff der Hoffnung im Kontext von Krankheit und Sterben.

Die traditionelle ärztliche Haltung zur Hoffnung bestand daran, angesichts der Unheilbarkeit einer Krankheit beim Patienten den Schein aufrechtzuerhalten, »dass alles wieder gut wird«. »Hoffnung und Mut« des Kranken sollen durch Jovialität und Verweigerung der Aufklärung »erhalten« werden. Auch die Angehörigen sollten auf diese Linie ärztlichen Verhaltens eingestimmt werden. Denn: »Den Tod verkündigen, heißt: den Tod geben« (Hufeland 1806). Aufklärung hingegen, wie sie heute als Patientenrecht eingefordert und von vielen Ärzten auch praktiziert wird, zerstöre – nach dieser alt hergebrachten Sichtweise – die Hoffnung und schade dem Patienten massiv.

So scheint es angebracht, sich zu fragen: Was ist »Hoffnung« und wie kann sie zerstört, wie kann sie gestärkt werden?

Mit Plügge (1962) können wir unterscheiden:

- Die kleine (»gemeine«) Alltagshoffnung (frz. *espoir*). Sie ist an *ein* Objekt/ Ziel gebunden, ist illusionär (kann enttäuscht werden) und welthaft. Sie bleibt immanent.
- Die große (andere, transzendente, »echte«) Hoffnung (frz. *espérance*). Sie ist unbestimmt, sichert aber dem Patienten, der sich verloren sieht, die Zukunft und hat das Wieder-heil-Werden der Person zum Inhalt.

Auf der bewussten Ebene können bei »unheilbar« Kranken kleine und große Hoffnung, Verzweiflung, Todesgewissheit und Zukunftspläne trotz logischer Widersprüche nebeneinander stehen. In Träumen können Bilder vom Angekommensein, von Gesundheit das Realisieren schwindender Aussicht auf (kurative) Heilung (▶ 7.5) begleiten.

Angesichts des eigenen Sterbens steht uns die Fähigkeit zur *Ichspaltung* zur Verfügung: Wir können uns sowohl realistisch mit der im medizinischen Sinn düsteren Prognose auseinandersetzen als auch das Wieder-heil-Werden unserer Person anstreben (M'Uzan 1976/1977).

Für Ärzteschaft und Pflegepersonal kommt es darauf an, »zwischen den Zeilen« zu lesen und die »Grammatik« symbolischer Ausdrucksformen kranker Menschen zu kennen (Weiher 2012).

Das Verhältnis der kleinen Hoffnungen zur großen Hoffnung kann man studieren, wenn man die Interaktion zwischen Pflegenden und Palliativpatienten beobachtet, nachdem letztere die Glocke betätigt haben, mit der sie um Hilfe rufen können. Bei vielen Klingelsignalen handelt es sich um bindungsrelevante Signale (▶ 1). Dabei werden emotionale Bedürfnisse selten verbal geäußert. Häufige ungeäußerte emotionale Bedürfnisse können sein: Angst, Kontaktbedürfnis oder Schamaffekte. In den Interaktionen, die einem Klingelsignal folgen, spielen affektive Kommunikationsstile eine Rolle. Klingelsignal-Interaktionen sind nicht bloß sachzentrierte Dienstleistungen, sondern auch für die zwischenmenschliche Beziehung relevant. Näher und unmittelbarer als die große Hoffnung sind die kleinen Hoffnungen, die sich meistens zwischen den Polen Beziehungsherstellung und Autonomie bewegen (wieder Appetit haben, die Ausscheidungsfunktionen kontrollieren können, Schmerzen und andere Beschwerden lindern können). Die große Hoffnung kann sich in den ungeäußerten und dennoch vorhandenen emotionalen Bedürfnissen verbergen. Kranke Menschen können Hoffnung schöpfen, wenn gesunde mit ihren Hoffnungen feinfühlig umgehen (Müller et al. submitted).

7.7 »Total pain«

> **Lernziel 7.7**
>
> Sie wissen, dass Cicely Saunders mit dem Begriff »total pain« einen Komplex von physischem, psychosozialem und spirituellem Disstress beschreibt.

Spirituelle Belastung (Disstress) entsteht, wenn die Grenzen des Machbaren erreicht werden und der Transzendenzbezug in eine Krise gerät, z. B. wenn vertraute religiöse Glaubensmuster nicht mehr tragen. Man kann das Verhältnis zwischen Grenzerfahrung einerseits und Transzendenzbezug andererseits mit folgendem Bruch ausdrücken (Millspaugh 2005):

$$\text{Spiritual pain} = \frac{\left(\substack{\text{Todes-}\\\text{nähe}} + \substack{\text{Verlust von}\\\text{Beziehungen}} + \substack{\text{Verlust}\\\text{des Selbst}}\right)\left(\substack{\text{Verlust}\\\text{Sinn/Ziel}} + \substack{\text{Verlust der}\\\text{Kontrolle}}\right)}{\substack{\text{Lebensbejahender \&}\\\text{transzendierender Sinn}} + \text{Internale Kontrolle}}$$

Im Zähler stehen Verlusterfahrungen oder drohende Verluste, im Nenner der Transzendenzbezug und die internale Kontrollattribution (▶ 8.5). Die Verluste im Zähler bestimmen die palliative Situation, die sich durch Trennungsunsicherheit auszeichnet. Ein Teil der Sterbenden versucht, die Trennungsunsicherheit durch den Transzendenzbezug auszugleichen (Loetz et al. 2013). Die spirituelle Belastung steigt mit den Verlusten und sinkt mit dem Transzendenzbezug/der Mobilisierung internaler Kontrollmöglichkeiten. *Spiritual pain* entsteht, wenn zwei Illusionen zerbrechen:

1. Ich habe die Kontrolle über mich selbst.
2. Ich habe die Kontrolle über die Beziehungen um mich herum.

Dies gilt für die palliative Situation, allerdings keineswegs exklusiv, sondern exemplarisch für den gesamten Lebenszyklus.

Die Begriffe »spiritual distress/pain« stammen aus der Palliativmedizin: Cicely Saunders beschreibt »total pain« als einen Erlebniskomplex mit physischen, psycho-sozialen und spirituellen Aspekten (Saunders 1988). Diese Definition bedeutete eine Revolution innerhalb der Medizingeschichte; sie floss auch in die WHO-Definition von Palliative Care ein. Einerseits wird dadurch offiziell anerkannt, dass schwer Kranke und Sterbende ausreichend mit Schmerzmitteln behandelt werden müssen (dasselbe gilt für die übrige Symptomkontrolle). Andererseits stehen nun psycho-soziale und spirituelle Aspekte auf einer Stufe mit den physischen Problemen und Problemlösungen.

Damit ist klar, dass beim selben Patienten ein organisch erklärbarer und behandelbarer Schmerz *und* ein somatoformer Schmerz vorliegen können. Der »ganze Mensch« leidet unter Schmerzen. Das hat eine biochemische Seite, die medikamentös behandelt werden kann, und die Seite der Bindung/des Verlustes, der spirituellen Not, die eine menschliche Präsenz herbeisehnt.

7.8 Krankheitsverarbeitung

> **Lernziel 7.8**
>
> Sie kennen Grundzüge der Coping-Theorie und können Beispiele für Coping-Mechanismen nennen.

Je chronischer und »unheilbarer« unsere Krankheiten werden, desto wichtiger wird es, die Spaltungen des Heilungsarchetyps (▶ 7.7) zu überwinden, den Inneren Heiler des Patienten zu mobilisieren und den Inneren Saboteur umzustimmen, es dem Unbewussten zu erlauben, »zu kooperieren, anstatt zu opponieren« (Jung GW 16: § 366). Eine Zuckerkrankheit, eine Behinderung, eine fortschreitende schwere Krankheit lässt sich nicht von außen »behandeln«. Ebenso wenig wird eine psychoanalytische Behandlung gelingen, wenn der Patient passiv bleibt oder der Arzt die Patientenperspektive (Frede 2007) ignoriert. Im Klartext ist also der »äußere Heiler« auf die Krankheitsverarbeitung des Patienten angewiesen und somit auf die Zusammenarbeit mit dessen Innerem Heiler.

Wir können die folgenden Stufen des Coping unterscheiden:

1. Die primäre Einschätzung (primary appraisal) hilft mir, das Problem und seine Bedeutung für mich zu erkennen, zu umschreiben (abzugrenzen), zu benennen und mir über meine Ressourcen klarzuwerden (Lazarus & Folkman 1984). Wenn ich mir z. B. beim Zwiebelschneiden in den Finger geschnitten habe, überprüfe ich, ob ein Pflaster in der Nähe ist. Reichen meine eigenen Ressourcen nicht aus, dann schaue ich, ob ein anderer mir aushelfen kann: Ich klingle z. B. bei meinem Nachbarn, von dem ich weiß, dass er Verbandszeug im Haus hat.
2. Die sekundäre Einschätzung bezieht sich auf das Ausmaß, in dem ich die Probleme kontrollieren kann (Kontroll-Attribution ▶ 8.5). Habe ich den Eindruck einer hohen Eigen- oder Fremdkontrolle (z. B. einer wirksamen ärztlichen Behandlung), steht das problembezogene Coping im Vordergrund: Information, Wahl der Mittel, Anwendung entsprechender Methoden usw. Ist der Kontroll-Eindruck eher niedrig, so wird das emotionsbezogene Coping wichtiger, also der Umgang mit Gefühlen, die durch ein Problem ausgelöst werden, insbesondere dann, wenn es nicht beherrschbar erscheint. So provoziert die Mitteilung einer Krebs-Diagnose mehr oder weniger große Angst, oft verbunden mit Niedergeschlagenheit, Erstarrung, Verzweiflung

usw. Die sekundäre Angst kann ihrerseits zum Problem werden, z. B. indem eine rationale Problem-Analyse durch die Emotionalisierung erschwert wird. Auch auf dieser zweiten Stufe muss ich mich nach eigenen und fremden Ressourcen im Umgang mit problembezogenen Emotionen fragen. Ein Beispiel für die Verbindung von problembezogenem und emotionsbezogenem Coping wäre: Eine mit dem Problem »umfangreicher Wissensstoff« einhergehende Prüfungsangst verfliegt, wenn das Lernen als effizient erlebt wird, z. B. in der Lerngruppe. Umgekehrt kann ein gewisses Maß an Angst die Leistungsfähigkeit steigern (Lampenfieber-Effekt).

3. Ausgehend von der spirituellen Krankheitsverarbeitung (Folkman & Greer 2000) können wir von *spirituellem Coping* immer dann sprechen, wenn die Grenzen der Machbarkeit, des Bewältigens und Verarbeitens erreicht werden. Zwar verfügt der Mensch über erhebliche Coping-Ressourcen aus dem uralten Erbe des PANIC-Systems – deshalb können wir bei Belastungen, wie etwa bei schweren Erkrankungen oder neu auftretenden Behinderungen, die Bewältigungsgrenzen in ungeahnter Weise hinausschieben; im Umgang mit Sterben und Tod sowie bei traumatisierenden Erfahrungen werden die Grenzen jedoch früher oder später »definitiv«. Eine diese Grenzen überschreitende (transzendierende) Sinngebung bezeichnen wir als spirituell.

Bei der Krankheitsverarbeitung geht es um die Aktivierung nicht nur fremder Ressourcen (professionelle Helfer, soziale Unterstützung), sondern auch der eigenen (Ermann et al. 2006). Zusätzlich zu dieser primären Einschätzung nimmt der Patient sekundär seine emotionalen Reaktionen wahr: Angst, Niedergeschlagenheit, Traumatisierung (Geschocktsein) usw., und sucht auch in dieser Hinsicht nach Lösungen bzw. Hilfen, zunächst im Rahmen der eigenen subjektiven Krankheitstheorien, die seine Einstellungen und Verhaltensweisen zur Heilung maßgeblich prägen. Hat er z. B. eine ausschließlich internale Kontrollattribution oder sieht er seine Erkrankung nur als göttliche Strafe, so wird er eine ärztliche Untersuchung möglicherweise ängstlich vermeiden. Auf beiden Ebenen, besonders aber wenn primäre und sekundäre Bewältigung scheitern, stellt sich die Frage der spirituellen Krankheitsverarbeitung: Welchen Sinn hat all dies?

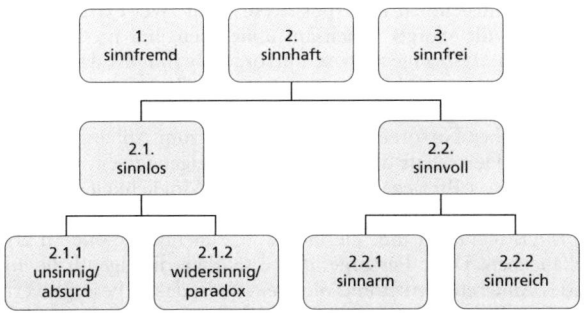

Abb. 7.3: Übersicht über sinn*-Konzepte (Lampersberger 2013)

Ein Überblick über die verschiedenen mit »sinn*« gebildeten Adjektive (▶ Abb. 7.3) zeigt, dass es Lebenserfahrungen gibt, die grundsätzlich nicht Träger von Sinn sein können: Sinnfremdes (1) kann nicht Träger von Sinn sein. Krankheitsverarbeitung heißt, dass der Patient selbst zwischen (1), (2) und (3) unterscheiden kann. So kann ein kranker Mensch auch dadurch belastet werden, dass seine Umgebung einem somatischen Geschehen Sinn geben will (den er selbst nicht so wahrnimmt). Bei *Sinnfreiem* (3) stellt sich diese Anforderung der Sinnzuschreibung grundsätzlich nicht. Sinnfremdes *Leid* (1) kann und muss nicht aus der Biographie verstanden werden. Unsinniges/absurdes *Leiden* hingegen (▶ 7.1) kann einen Sinn bekommen, z. B. durch neue Lebens- und damit Behandlungsziele. Im Gegensatz hierzu gelingt diese Transformation von Absurdität in Sinn bei bleibend widersinnigem Leid nicht. *Sinnvolle* Lebensinhalte (2.2) wie die Weitergabe von Erfahrung an andere, kreatives Gestalten u. a. können bei der Krankheitsbewältigung helfen.

7.9 Sorge und Care

> **Lernziel 7.9**
>
> Bezugnehmend auf Heideggers Analyse der Sorge begründen Sie die Anthropologie des Caring.

Was die Hoffnung (▶ 7.6) kranker Menschen angeht, so ist es nicht Aufgabe der Gesundheitsberufe, diese »einspringend« (wieder-)herzustellen, wohl aber ihr »vorausspringend« Raum zu lassen. Wenn der äußere Arzt sich an die Stelle des Inneren Heilers setzt und die Spaltung des Heilungsarchetyps durch Macht zu überbrücken versucht, handelt er in einspringender Fürsorge, in der Regel aus den besten humanitären Motiven. Wirklich heilsam sind jedoch erst therapeutische Interventionen, die dem Inneren Heiler vorausspringen:

> »Die Fürsorge hat hinsichtlich ihrer positiven Modi zwei extreme Möglichkeiten. Sie kann dem Anderen die ›Sorge‹ gleichsam abnehmen und im Besorgen sich an seine Stelle setzen, für ihn *einspringen*. Diese Fürsorge übernimmt das, was zu besorgen ist, für den Anderen. Dieser wird dabei aus seiner Stelle geworfen, er tritt zurück, um nachträglich das Besorgte als fertig Verfügbares zu übernehmen, bzw. sich ganz davon zu entlasten. In solcher Fürsorge kann der Andere zum Abhängigen und Beherrschten werden, mag diese Herrschaft auch eine stillschweigende sein und dem Beherrschten verborgen bleiben. [...] Ihr gegenüber besteht die Möglichkeit einer Fürsorge, die für den Anderen nicht so sehr einspringt, als daß sie ihm in seinem existenziellen Seinkönnen *vorausspringt*, nicht um ihm die ›Sorge‹ abzunehmen, sondern erst eigentlich als solche zurückzugeben. Diese Fürsorge, die wesentlich die eigentliche Sorge – das heißt die Existenz des Anderen betrifft und nicht ein *Was*, das er besorgt, verhilft dem Anderen dazu, in seiner Sorge sich durchsichtig und *für* sie *frei* zu werden« (Heidegger GA 2 § 26: 163).

190

»Care« können wir allgemein so formulieren:
A[rzt] k[ümmert sich um] P[atient].

In dieser Formel ist »A« Platzhalter für alle Gesundheitsberufe, »P« für alle Patienten, »k« für jegliche therapeutische Zuwendung.

Was aber ist mit der Selbstsorge? Foucault hat das Thema der Selbstsorge (souci de soi, cura sui) zu einem wichtigen Motiv seines Denkens gemacht, und zwar unter Berufung auf die Auseinandersetzung zwischen Alkibiades und Sokrates in Platons Dialog »Alkibiades« (128a). Darin weist Sokrates den jungen Alkibiades darauf hin, dass er zunächst Verantwortung für sich selbst übernehmen muss, bevor er ein Staatswesen leiten kann. Wichtig: Sorge um etwas, das mir gehört, ist noch nicht Sorge um mich selbst und um die Seele (*epiméleia tēs psychēs*).

»Selbstsorge kümmert sich um den Anderen, indem sie sich um sich kümmert« (Foucault 1985: 18). Sokrates geht über die Straßen und fordert die jungen Leute dazu auf, sich um sich selbst zu kümmern (*epiméleia heautū*), auch den machthungrigen Alkibiades. Foucault zufolge ist das sokratisch-platonische Zeitalter die erste Phase der Epimeleia. Das 1. und 2. Jahrhundert nach Christus bezeichnet er als das goldene Zeitalter der Selbstsorge. Darauf folge die dritte Phase, der Übergang von der heidnisch-philosophischen Askese zur christlichen Askese. Mit dem Christentum taucht eine Ethik des Nicht-Egoismus auf, mit der Gefahr, dass die Selbstsorge diskreditiert und von der Sorge um andere abgespalten wird, mit anderen Worten, dass das Doppelgebot der Selbst- und Nächstenliebe auseinandergerissen wird: Liebe deinen Nächsten wie dich selbst.

Was heißt nun »Spiritualität« in der Philosophie Michel Foucaults und für die Art, wie er Platon liest? Spiritualität meint Subjektwerdung, meint die Transformation des Subjektes, sodass es sich der Wahrheit öffnen kann. Sorge um die Wahrheit ist auch immer Sorge um das Selbst als Voraussetzung jeglichen Erkenntnisprozesses. Voraussetzung der Sorge um Andere ist wirkliche, wahrheitsbezogene Selbstsorge.

Foucault zeigte im Bereich der Sexualität, des Strafvollzugs, der Medizin und besonders der Psychiatrie nicht nur den möglichen Machtmissbrauch auf, sondern die Perversion der Hirten-Sorge zur »Pastoralmacht«, wie er in religiöser Metaphorik sagt. Damit meint er nicht in erster Linie die kirchliche Machtausübung, sondern die Entmächtigung des Subjekts durch Staat, Erziehung oder Therapie.

Der Begriff »Spiritual Care« ist in Analogie zu »Palliative Care« gebildet. »Care« bedeutet in diesem Zusammenhang: gemeinsame Sorge (für sich selbst: cura sui; für die Patienten) in interdisziplinärer Kooperation. Im »Caring« schwingt auch das krankenpflegerische Sich-Kümmern um den kranken Menschen mit, im Gegensatz zum eng verstandenen ärztlichen »Curing«. Wie in der klassischen Seelsorge geht es um das (Seelen-)Heil des Menschen, wie in der sinnorientierten Psychotherapie um die Sinn-Konstruktion des Kranken (▶ 7.8).

Karfreitag, von mhd. *kar,* ahd. *chara* = Wehklage, Trauer (vgl. got. kara = Sorge) hängt vielleicht mit dem engl. care: Kummer, Sorge zusammen. Wenn, mit Weizsäcker gesprochen der Karfreitag des Müssens überwunden ist, dann bricht der Ostermorgen des Dürfens an. Das ist nicht nur für kranke Menschen entlastend, sondern auch für die Gesundheitsberufe, die ihnen beistehen.

7.10   These und Fragen 7

These 7: Der leidende Mensch

Der Mensch ist das unfertige und verletzliche Wesen, das sich nach Heilung sehnt. Leid, das mir zustößt, bedroht den Sinn, kann aber im Leiden mentalisiert und transformiert werden. In der Vergegenständlichung des Leids, z. B. des Schmerzes und anderer Symptome, objektiviert und behandelt der Arzt seinen Patienten (Korporifizierung, Kategorie des Ontischen). Die Kategorie des Pathischen (V. von Weizsäcker) kommt ins Spiel, wenn über das objektivierte Symptom hinaus eine tiefere psychosoziale und spirituelle Dimension erlebt wird, z. B. eine bleibende Behinderung, das Zerbrechen von Lebensplänen, das Näherrücken des Lebensendes, das Aufbrechen der Sinnfrage, »total pain« (Cicely Saunders). Heilung bedeutet letztlich nicht nur Beseitigung einer Symptomatik durch therapeutische Effizienz, sondern v. a. die Mobilisierung des Inneren Heilers auf Seiten des Patienten. Heilung in diesem Sinn kann »kurativ« oder »palliativ« verstanden werden. Dies setzt voraus, dass der Äußere Heiler mit seiner eigenen Wunde, dem eigenen Unbewussten in Kontakt kommt.

Fragen zu Kapitel 7

a) Was versteht Viktor von Weizsäcker unter dem »Ontischen«/dem »Pathischen«?

b) Was sind Spiegelneuronen? Was versteht man unter »Empathie« und worin besteht die Problematik dieses Begriffs?

c) Was verstehen Sie unter Heilung im Hinblick auf die Ziele von Ärzten und Patienten (to heal/to cure)?

d) Was versteht man unter Palliativmedizin und welchen Platz nimmt sie in Medizin und Gesellschaft ein?

e) Wie zeigt sich der Unterschied zwischen einem kurativen/einem palliativen Therapieziel im Umgang mit dem Symptom?

f) Worin besteht das psychologistische Konzept der Einfühlung und welche Alternativen gibt es zur Innen-Außen-Metapher?

g) Inwiefern ist das Coping-Modell (Lazarus) im Hinblick auf den leidenden Menschen nützlich?

h) Bitte erläutern Sie das Modell des »Inneren Heilers«!

i) Was versteht Cicely Saunders unter »total pain« und welche Bedeutung sehen Sie darin für Medizin und Pflege?

j) Wie können Suchterkrankungen (substanzgebundene Abhängigkeiten) bindungstheoretisch erklärt werden?

8 Der schuldige Mensch

📖 Heidegger GA 2 § 58: 371–383

Schuld ist wie Sterbenmüssen, Leiden und Preisgegebensein an den Zufall einer Grenzsituation, die wir gern verschleiern, die den Menschen sogar in die *Verzweiflung* treiben kann. Ebenso wie Staunen und Zweifeln kann die Schuld aber auch das philosophische Denken und die Selbstwerdung wachrufen (Jaspers 1953b).

8.1 Existenziales Schuldigsein (M. Heidegger)

> **Lernziel 8.1**
>
> Sie erinnern sich an Situationen, in denen Sie selbst oder eine andere Person »sich entschuldigt« haben. Davon ausgehend reflektieren Sie den alltagssprachlichen Schuldbegriff und dessen philosophische Fundierung.

Das deutsche Wort »Schuld« (von ahd. *skulda*: Sollen) umfasst unterschiedliche Phänomenbereiche. In »Sein und Zeit« analysiert Heidegger diese alltäglichen Spielarten des Schuldigwerdens und zeigt die existenziale Dimension der Schuld auf.

⚠ Im alltäglichen Sprachgebrauch ist das Schuldigsein Folge eines Sich-schuldig-Machens. Für Heidegger hingegen ist das ursprüngliche, das existenziale Schuldigsein Bedingung der Möglichkeit des Sich-schuldig-Machens:

> »*Das Schuldigsein resultiert nicht erst aus einer Verschuldung, sondern umgekehrt: diese wird erst möglich ›auf Grund‹ eines ursprünglichen Schuldigseins*« (Heidegger GA 2 § 58: 377, Hervorhebungen im Original).

Diese Setzung Heideggers klingt auf den ersten Blick kontraintuitiv: Wenn wir überhaupt die Möglichkeit des Schuldigwerdens haben, ist sie nicht die Folge der faktischen Verschuldung?

Heideggers Ausgangspunkt ist die alltägliche Erfahrung des »rufenden« Gewissens. Dabei kann er sich weder auf theologische noch auf psychologische noch auf soziologisch-juristische Begründungen stützen. Vielmehr ist der Ruf des Gewissens mit dem Sein des Menschen (mit dem »Dasein«) verknüpft. Umso drängender wird dann die Frage: Woher kommt das Schuldigsein? »Doch erneut steht die Frage auf: *wer sagt, wie wir schuldig sind und was Schuld bedeutet?* Die Idee der Schuld kann nicht willkürlich ausgedacht und dem Dasein aufgezwungen werden« (281).

Mit Heidegger können wir zunächst aufzählen, wo wir im Alltag vom »Schuldigsein« sprechen:

1. Schulden im Sinne von lat. *debitum* (engl. *debt*, frz. *dette*, span. *deuda*): »bei einem etwas am Brett haben« (alter Ausdruck für: im Geschäft »anschreiben« lassen, um es später zu bezahlen), also: jemandem Geld oder eine Leistung schulden, die dem Anderen zusteht bzw. ihm zurückgegeben werden muss.
2. Schuldigsein im Sinne von lat. *causa* (gr. *aitía*): Ursache-, Urheber-Sein von etwas oder auch »Veranlassung-Sein« für etwas.
3. Sich schuldig machen im Sinne von lat. *culpa* (engl. *guilt*, frz. *se battre la coulpe*: sich beim Schuldbekenntnis an die eigene Brust schlagen; abgeleitet im Frz. und anderen Sprachen *culpabilité*: Schuld[igsein]).

Die Fälle (1) und (2) können unabhängig voneinander auftreten, das heißt: Ich kann schuldig sein im Sinne von *causa*, ohne einem Anderen etwas zu schulden und umgekehrt. (1) und (2) können in (3) zusammengehen und zur Verletzung des normierten Rechts oder von Regeln der Gemeinschaft überhaupt führen.

Die Herausarbeitung der Seinsweise des Menschen in der »Alltäglichkeit« des Daseins ist nur ein erster Schritt. Heidegger gibt sich mit dieser Typologie alltäglicher Schuldbegriffe aber nicht zufrieden. Diese alltäglichen Redeweisen sagen uns noch nicht, *wie wir schuldig sind und was Schuld für das Dasein bedeutet.* Deshalb dreht Heidegger, wie eingangs gesagt, das Begründungsverhältnis um: Das Dasein ist nicht schuldig als Folge von (1), (2) oder (3), sondern umgekehrt: weil es fundamental schuldig ist, kann (1), (2) oder (3) entweder gegeben sein oder nicht.

> ⚠ **Unterschied existenzial/existentiell**
>
> 1. Existenziales Schuldigsein: grundlegende Schuld, auf die sich der Gewissensruf bezieht, der nicht durch eine spezifische Verfehlung aktiviert wird, sondern durch das Dasein selbst.
> 2. Der existentielle Begriff der Schuld (der den sittlichen mit einschließt) beruht auf dem existenzialen.
> 3. Auch die unvermeidbare, generelle Schuld, die durch Wahl und Vollzug konkurrierender Lebensentwürfe entsteht, ist in Heideggers Sinne *Verschuldung*, und damit sekundär gegenüber dem existenzialen Schuldigsein.

Methodisch wählt Heidegger den Weg einer Formalisierung des existenzialen Schuldigseins, d. h., er abstrahiert von konkreten Situationen des Schuldigwerdens, wie sie oben als (1), (2) und (3) differenziert werden. Dies hat ihm den Vorwurf eingetragen, einer Schuld ohne Schuld, ohne Verschuldung das Wort zu reden (Irlenborn 2004).

Gewissen (▶ 8.6) ist Heidegger zufolge eine selbstständige Instanz im Dasein, die für gewöhnlich »schlummert«, die aber aus ihrer Verfallenheit an das unpersönliche »Man« ›aufgeweckt‹ werden kann, »in der Weise des Aufrufs zum eigensten Schuldigsein« (269). Im Gegensatz zum traditionellen Schuldbegriff soll Schuld also gerade nicht bezahlt, abgetragen, durch Strafe gesühnt werden usw., sondern wird vielmehr hervorgerufen. Dieser »Weckruf« aus dem »schläfrigen« Unbewussten stellt eine spannende Parallele zum psychoanalytischen Denken dar:

> »›Ist‹ Schuld nur ›da‹, wenn ein Schuldbewußtsein wach wird, oder bekundet sich darin, daß die Schuld ›schläft‹, nicht gerade das ursprüngliche Schuldigsein?« (Heidegger GW 2: 380 § 286).

Dem uneigentlichen, schläfrigen Dasein Heideggers entspricht Kierkegaards »unmittelbare« Existenzform. Der Unmittelbare reflektiert die eigene Existenz nicht, er sieht sie gleichsam in der Dritte-Person-Perspektive, als würde das eigene Leben von einem anderen gelebt. Kierkegaard beschreibt dies drastisch-ironisch so:

> »Man erzählt von einem Bauern, der barfüßig in die Stadt kam, und der so viele Schillinge eingenommen hatte, dass er sich Strümpfe und Schuh kaufen konnte, und dabei doch so viel übrig behielt, dass er sich volltrinken konnte – man erzählt, dass er berauscht sich an den Weg nach Hause machte, mitten auf der Landstraße liegen blieb und in Schlaf fiel. Da kam ein Wagen gefahren, und der Kutscher rief ihn an, er solle Platz machen, sonst führe er ihm über die Beine. Der betrunkene Bauer wurde wach, sah auf seine Beine, und weil er sie wegen der Strümpfe und Schuh nicht wiedererkannte, sagte er: fahre Er nur zu, das sind nicht meine Beine. Ebenso mit dem Unmittelbaren, wenn er verzweifelt, es ist unmöglich ihn sich wahrheitsgemäß anders als komisch vorzustellen; es ist, auf daß ich es selber sage, bereits eine Art von Kunststück, in diesem Jargon von einem Selbst und von Verzweiflung zu reden« (Kierkegaard GW 24–25: 52).

Heideggers formale Bestimmung des existentialen Schuldigseins als Bedingung der Möglichkeit für das Schuldig-Werden und für das Schuldlos-Sein scheint auf den ersten Blick die Unentrinnbarkeit des Tragischen zu atmen (▶ 8.5). Aber auch das schicksalhafte Schuldig-Werden ist für ihn nur eine der alltäglichen Weisen der Verschuldung, die im existenzialen Schuldigsein fundiert sind.

8.2 Mindblindness

> **Lernziel 8.2**
>
> Sie diskutieren das neurobiologische Mindblindness-Konzept als Modell für die (Un-)Möglichkeit der Schulderfahrung.

Gedankenlesen (mindreading) meint die Fähigkeit, die Gedanken eines Anderen zu »erraten«, sein Verhalten mit Inhalten des Denkens und Fühlens in Verbindung zu bringen, die nicht ausgesprochen werden, die aber von der »gedankenlesenden« Person erschlossen werden. Gedankenlesen ist eines der führenden Modelle, um die Theory of Mind (▶ 1.7) zu operationalisieren (Baron-Cohen 2005). »Mindblindness« ist dementsprechend die *Unfähigkeit*, Gedanken und Gefühle eines anderen Menschen zu »erraten«. Aus phänomenologischer Sicht hat dieses Modell den Nachteil, schon im frühen Kindesalter eine quasi-theoretische Dritte-Person-Perspektive anzunehmen und von der primären Zwischenleiblichkeit (▶ 6.5) abzutrennen. Im Zusammenhang mit der »embodied« (verleiblichten) Simulationstheorie sind wir dieser Problematik schon begegnet (▶ 7.2).

Simon Baron-Cohen (2005) ergänzt sein ursprüngliches Modell des »Gedanken-Lesens« aus dem Jahre 1994 elf Jahre später um eine emotionale Komponente (▶ **Abb 8.1**).

- Die erste Version umfasste dabei die folgenden Module: Intentionality Detector (ID) und Eye Direction Detector (EDD). Beide entwickeln sich bis zum 9. Lebensmonat und ermöglichen dann den Shared Attention Mechanism (SAM), welcher der Joint Attention (▶ 2.5) entspricht. Daraus entsteht der Theory of Mind Mechanism (ToMM).
- Das revidierte Modell fügt von der Geburt bis zum 9. Lebensmonat The Emotion Detector (TED) hinzu, der zum Shared Attention Mechanism beiträgt. Außerdem differenziert es in der weiteren Entwicklung zwischen ToMM (48 Monate) und The Empathizing SyStem (TESS).
  Nach Baron-Cohen hat das revidierte Modell in mehrfacher Hinsicht einen höheren Erklärungswert als das bisherige:
- Beim Autismus kommt es zu einer Fraktionierung zwischen TED und TESS: TED ist vorhanden, aber in der Entwicklung verzögert. TESS und ToMM bereiten auch hochdifferenzierten autistischen Persönlichkeiten Schwierigkeiten.
- Soziopathien/Psychopathien hingegen können mit normalem TED und ToMM einhergehen, aber mit fehlendem TESS. Er verfügt über keine adäquaten emotionalen Reaktionen angesichts der Emotionen des Gegenübers, »he or she does not *care* about your affective state« (474).

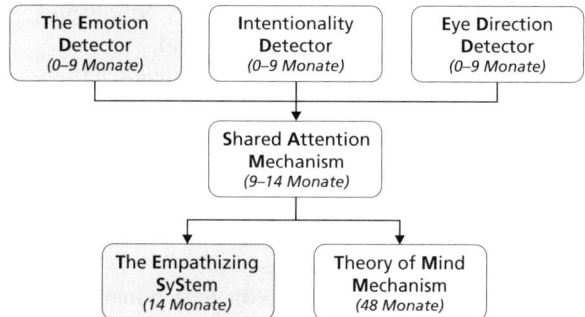

Abb. 8.1: Schema der Entwicklung des Gedankenlesens nach Baron-Cohen: Das ursprüngliche Modell wurde durch die beiden grau hinterlegten Systeme ergänzt.

Seit Darwin und in der Bindungstheorie gilt Einfühlung als evolutionärer Vorteil (Grossmann & Grossmann 2007). Gegenteiliges Verhalten bzw. prosoziale Defizite werden damit erklärungsbedürftig. Beim Menschen setzen wir die Einfühlung vor aller Forschung als Vermögen ebenso voraus wie die grundsätzliche Schuldfähigkeit, an der wir in Ethik und Recht trotz neurobiologischer Skepsis festhalten. Diese Skepsis speist sich aus einem radikalen Determinismus: Grundsätzlich ist menschliches Verhalten restlos vorhersagbar, allerdings mit erheblichem empirischen Aufwand. Deshalb halten wir lebensweltlich an persönlicher Verantwortlichkeit fest.

Wie gehen wir aber mit der Einschränkung der sozialen Kognition um, unter der z. B. autistische Menschen leiden sowie mit den schweren Empathie-Mängeln »kaltblütiger« Mörder und anderer Rechtsbrecher? Diesen Menschen scheint es unmöglich zu sein, die Täterperspektive zu relativieren und sich zumindest ansatzweise in die Opferperspektive »hineinzuversetzen«.

Mögliche Antworten gibt auf der Grundlage seiner Überlegungen und Studien zum »mindreading« Baron-Cohen (2011), der eine umfangreiche Monographie über die Ursprünge des Bösen und der Grausamkeit vorgelegt hat. Dort stellt er die Empathie als normalverteilte menschliche Eigenschaft vor. Dies bedeutet, dass alle Menschen sich irgendwo auf einem Kontinuum zwischen »wenig empathisch« und »sehr empathisch« befinden. Am unteren Ende der Skala gibt es einige wenige Menschen ohne Empathie. Hierzu rechnet er bestimmte Formen des Autismus (z. B. Asperger-Syndrom), die er allerdings »positiv« nennt, weil einige autistische Menschen etwas aus ihrer Empathielosigkeit machen können, z. B. eine Meisterschaft im mathematischen und systematisierenden Denken entwickeln. Die Empathielosigkeit anderer Formen des Autismus (z. B. dissoziale Formen des Autismus) bezeichnet er dagegen als »negativ«, da es den Betroffenen an Verständnis und adäquater Reaktion mit schädlichen Auswirkungen auf die zum Objekt gemachten Mitmenschen fehlt. Er unterscheidet drei Typen, die er als *Borderline*, *Psychopath* und *Narcissist* bezeichnet. Baron-Cohen referiert Forschungsbefunde zu deren spezifischen zerebralen

Ausstattungen. Entscheidend ist jedoch, dass in der Schnittmenge der drei Typen Defizite im *Empathy Circuit* zu verzeichnen sind.

Hier einige der von Baron-Cohen aufgeführten Eigenschaften:

1. *Borderline*: Unfähigkeit, allein zu sein, Überzeugung, verlassen zu werden. Ambivalenz zwischen Distanzlosigkeit/Kleben an anderen Menschen und hasserfülltem Verstoßen
2. *Psychopath*: Fehlen von Angst und Schuld, Unfähigkeit aus Strafe zu lernen, in die Zukunft zu schauen
3. *Narcissist*: Unfähig, die Zweiseitigkeit von Beziehungen zu spüren, Überhöhung des eigenen Selbstwertes

> ⚠ Baron-Cohens Narcissist-Begriff ist recht nah an der umgangssprachlichen Abwertung des Narzissmus. Darüber darf allerdings nicht vergessen werden, dass Narzissmus eine *Störung* sein kann, die zu erheblichem Leiden der Betroffenen (und nicht nur deren Umwelt) führen kann (▶ 10).

8.3 Sünde als philosophische Frage

> **Lernziel 8.3**
>
> Ausgehend von Kierkegaard stellen Sie »Sünde« in einen philosophisch-anthropologischen Kontext.

Sünde (gr. *hamartía*, lat. *peccatum* – angebl. von *pes,* einen Fehltritt tun, straucheln) ist eine Schuld (*culpa*) vor Gott. Mehr noch als die Schuld allgemein als »beunruhigende Grundtatsache unseres Lebens« (Gerd Haeffner) wird die Sünde aus Diskursen ausgegrenzt, soweit diese nicht ausdrücklich theologischer Art sind. Ein Hinweis auf diese Diskurs-Immunisierung sind spöttische Wortzusammensetzungen mit »Sünde«, wie: Diätsünde, Steuersünde, Verkehrssünde oder auch die Sexualisierung des Sündenbegriffs – letzteres allerdings als Folge einer langjährigen kirchlichen Fixierung auf Fragen der Sexualmoral. Durch läppische Banalisierungen des Sündenbegriffs und durch die Verunsicherung der kirchlich-theologischen Reflexion ist der Begriff »Sünde« kaum mehr sprachfähig. Der säkulare Unterton der modernen Ironie über die Sünde bringt indirekt die Emanzipation von der Betonung der Sünde in den drei abrahamitischen Religionen zum Ausdruck. Er sieht damit etwas Richtiges: Von »Sünde« können wir nur vor Gott (coram Deo) sprechen. Nur durch den Glauben ist zu glauben, dass wir Sünder sind (*sola fide credendum est nos esse peccatores*, Luther WA 18; 742: 12–14). In dieser lutherischen Tradition steht auch Kierkegaard, wenn er betont, »daß der Gegensatz zur Sünde keineswegs Tugend, sondern Glaube ist« (Kierkegaard GW 24–25: 81).

Der philosophische Glaube, für den Kierkegaard in »Krankheit zum Tode« argumentiert, ist die Anerkennung einer unendlichen qualitativen Differenz zwischen Mensch und Gott. Sünde ist das Nicht-anerkennen-Wollen dieser Differenz. Sünde ist *Absonderung* vom Selbst und von Gott:

> »Sünde ist, nachdem man durch eine Offenbarung von Gott her darüber aufgeklärt worden, was Sünde ist, vor Gott verzweifelt nicht man selbst sein wollen oder verzweifelt man selbst sein wollen« (GW 24–25: 96).

Schon Franz von Baader (1828: 102) leitet Sünde von Sondern (asunder) oder Trennen her. Er unterscheidet die Sünde von der »wahrhaften Verselbstigung«:

> »Nicht also ist das Selberwollen der Kreatur ihre Sünde […], vielmehr ist ihr Nichtwollen dessen was Gott will, und ihr Wollen dessen was Gott nicht will, als ihre Sünde zu erkennen. Das Verbot ihrer unwahrhaften Verselbstigung ist sohin das Gebot ihrer wahrhaften Verselbstigung […]« (79).

Wenn Sünde als Selbstverfehlung verstanden wird (Schmidt 2014), wird der zunächst philosophisch unzugängliche Begriff der Sünde zum Kriterium dessen, was wahre Selbstwerdung (▶ 10) meint. Die augustinisch-lutherische Tradition drückt dies mit dem Menschenbild des »incurvatus in se ipsum« (der auf sich selbst zurückgekrümmte und damit sich selbst verachtende Mensch, Roth 1998) aus. Mit Kierkegaards Definition, die ausdrücklich auf dem christlichen Glauben beruht, scheint die philosophische Reflexion auf den ersten Blick verlassen. Dieser Eindruck wird noch dadurch verstärkt, dass Kierkegaard einen scharfen Gegensatz zwischen dem natürlichen, heidnischen Menschen und seiner Philosophie auf der einen und dem Glauben auf der anderen Seite aufbaut. Letztlich geht es ihm jedoch um den philosophischen Glauben, nämlich um eine Erschütterung irrealer Selbst-Sicherheit, die Öffnung auf das Du hin. So kann Kierkegaards Glaubensbegriff auch psychoanalytisch gedeutet werden: »Dieser Glaube ist die Absicht, sich die Möglichkeit eines Selbst, das auf Wahrheit beruht, zu schaffen« (Gruen 1986: 149).

Kierkegaards häufige Bezugnahme auf die Sünde im Kontext philosophischer Überlegungen hat vor dem Hintergrund der alltagssprachlichen Banalisierung der Sünde etwas Provokantes. Dies wird noch verstärkt durch die Bezugnahme auf die Sexualität – begegnen sich doch in der Sexualität Endlichkeit und Unendlichkeit wie in keinem anderen Lebensbereich.

Die Sünde gehört zu den theologischen Begriffen, die einer *Übersetzung* bedürfen. Nach Habermas sind die »ungläubigen Söhne und Töchter der Moderne« überzeugt, einander mehr als die zugängliche Übersetzung »schuldig zu sein und selbst mehr nötig zu haben«, als seien die »semantischen Potentiale« der Übersetzung »noch nicht ausgeschöpft«:

> »Säkulare Sprachen, die das, was einmal gemeint war, bloß eliminieren, hinterlassen Irritationen. Als sich Sünde in Schuld, das Vergehen gegen göttliche Gebote in den Verstoß gegen menschliche Gesetze verwandelte, ging etwas verloren. Denn mit dem Wunsch nach Verzeihung verbindet sich immer noch der unsentimentale Wunsch, das

anderen zugefügte Leid ungeschehen zu machen. Erst recht beunruhigt uns die Unumkehrbarkeit vergangenen Leidens – jenes Unrecht an den unschuldig Misshandelten, Entwürdigten und Ermordeten, das über jedes Maß menschenmöglicher Wiedergutmachung hinausgeht. Die verlorene Hoffnung auf Auferstehung hinterlässt eine spürbare Leere« (Habermas 2001b).

Wenn Kierkegaards Sündenbegriff säkularisierend als »Schuld« übersetzt wird, ist er semantisch unausgeschöpft. Dies hängt mit seiner Philosophie des Selbst zusammen. So schreibt er in *Krankheit zum Tode*:

> »Sünde ist: *vor Gott, oder mit dem Gedanken an Gott verzweifelt nicht man selbst sein wollen, oder verzweifelt man selbst sein wollen.* Sünde ist somit die potenzierte Schwachheit oder der potenzierte Trotz: Sünde ist die Potenzierung der Verzweiflung. Das, worauf der Nachdruck liegt, ist: *vor Gott,* oder daß die Gottesvorstellung mit dabei ist; das, was dialektisch, ethisch, religiös die Sünde zu dem macht, was die Juristen ›qualifizierte‹ Verzweiflung nennen, ist die Gottesvorstellung« (Kierkegaard GW 24–25: 75).

Wie lässt sich dieser Satz philosophisch rekonstruieren, im Sinne Habermas' »übersetzen«, ohne semantische Potentiale einzubüßen? Einen möglichen Schlüssel gibt Kierkegaard selbst: Wenn Sünde die »vor Gott« *potenzierte* Verzweiflung ist, dann kommt es zunächst darauf an, die Verzweiflung ohne die potenzierende Gottesvorstellung zu verstehen. Die Verzweiflung berührt zwei Extreme, die durch ein schlichtes »oder« verbunden sind:

1. Verzweifelt man selbst sein wollen
2. Verzweifelt *nicht* man selbst sein wollen

Der Mensch ist für Kierkegaard ein Doppelwesen zwischen Endlichkeit und Unendlichkeit, mit der Aufgabe, eine Synthese zwischen beiden zu erreichen. Gerade diese Aufgabe führt dem Menschen sein Scheitern vor Augen, und zwar in beiden Richtungen: sich in der falschen Bescheidenheit der »Unmittelbarkeit« mit dem Endlichen zu begnügen oder aber in die Hybris der Gottesinflation zu verfallen. »Sünde« heißt, dass ich das Angewiesensein auf das Absolute nicht wahrhaben will (▶ 10).

8.4 Schuld-Scham-Dilemma

Lernziel 8.4

Am Beispiel einer Trennungssituation verdeutlichen Sie das Schuld-Scham-Dilemma.

Der Differenzaffekt Scham (▶ 6.7) und die Schuld sind komplexe, selbstbezogene (reflexive) Emotionen, die aus der Zusammensetzung von Primäraffekten (▶ 5.3) entstehen. Die Dialektik von Leib und Körper (▶ 6) bildet die Ausdrucksform dieser Gefühle: Die »brennende« Scham lässt uns »im Erdboden versinken«, die »lastende« Schuld beugt uns. Diese sprachlichen Bilder stehen für das Erleben eines starken Affektes: Ich falle aus meiner natürlichen Leiblichkeit heraus, fühle mich beobachtet, verunsichert und nehme selbst diesen irritierenden Zustand wahr. Aus Scham kann also Schuld werden, wenn die öffentliche Bloßstellung in der Selbstbewertung und Selbstverantwortung vorweggenommen werden. Kain versucht der in ohnmächtiger Wut erlittenen Beschämung zu entkommen, indem er seinen Bruder Abel ermordet. Die unerträgliche Passivität der Scham soll durch Flucht in die Aktivität der Schuld bewältigt werden. Allerdings muss dieser Lösungsversuch durch Passiv-Aktivität scheitern: Auch die Schuld ist unentrinnbar. Die Unentrinnbarkeit der Schuld kann phänomenologisch als »Inkorporierung der Stimme des Anderen«, psychoanalytisch als Über-Ich bestimmt werden. Daher macht Schuld niedergeschlagen, sie lastet auf den Schuldigen und vereinzelt sie.

Tab. 8.1: Schuld-Scham-Dilemma

	Schuld		Scham
Auslöser	Tun (Aktivität) Beschuldigung: Verhalten ist falsch		Sein (Passivität) Beschämung: Selbst ist falsch
Kernerfahrung	Wenn ich das Objekt verletze, mich von ihm trenne, wendet es sich gegen mich und verletzt mich.		Wenn ich mich gegenüber dem Objekt exponiere und zeige, dass ich schwach und abhängig bin, dann verachtet es mich.
Verhindert ...	... dass ich in die Sphäre des Anderen eindringe		... dass der Andere in meine Sphäre eindringt
Warnsignale ...	... begrenzen Stärke		... schützen Schwäche
Inkorporiert wird ...	... die Stimme des Anderen (Inter-Lokution)		... der Blick des Anderen (Inter-Vision)
Bezugsraum	Diachroner Gedächtnisraum		Synchroner Sichtbarkeitsraum
Umgang mit (»Entsorgung«)	Festgestellt: Strafe/Sühne	Nicht festgestellt: Schuldbezogene Selbst-Thematisierung	Steigerung in der akuten Situation (Pranger), danach rasches Abflauen; Verwandlung der Scham in Schuld; Relativierung der Zuschauer

Der Zusammenhang von Schuld und Scham kann als Schuld-Scham-Dilemma charakterisiert werden (Wurmser 1981/1990). Damit ist eine Grundproblematik menschlicher Bindung und menschlichen Abschiednehmens ausgedrückt, die sich jedoch in besonderen biographischen Konstellationen tragisch zuspitzen kann. Beispiele für normale Schuld-Scham-Konstellationen sind Bindungs-Autonomie-Spannungen in Schwellensituationen. So müssen wir uns in der Adoleszenz von den Eltern abgrenzen und oft räumlich trennen, was Trennungsschuld hervorruft, u. U. auch ein bewusstes Schuldgefühl. Vermeiden wir jedoch diesen Individuationsschritt, geraten wir in Abhängigkeitsscham. Das Schuld-Scham-

Dilemma konstelliert sich also auf dem Weg der Freiheit: Wer frei werden will, muss sich mit dem Dilemma zwischen Trennungsschuld und Abhängigkeitsscham auseinandersetzen, zwischen der inkorporierten anklagenden Stimme und dem inkorporierten abwertenden Blick des Anderen.

Wie können Schuld und Scham »entsorgt« werden? Die Problematik des Schuld-Scham-Dilemmas besteht darin, dass ich in Schuld gerate, wenn ich Scham vermeiden will und umgekehrt in Scham, wenn ich Schuld vermeiden will. »Entsorgung« bezieht sich in der Regel auf einen der beiden Pole des Dilemmas: Durch Strafe und Sühne wollen wir eine Schuld »loswerden« (begleichen, verbüßen), die festgestellt wurde. Ist diese Feststellung noch nicht erfolgt (z. B. durch ein Gerichtsurteil oder durch den Sündenbockmechanismus innerhalb einer Gruppe), bleibt es bei der Selbst-Thematisierung von Schuld (z. B. Gewissensbisse, Reue). Scham wird schneller entsorgt: Eine gewisse Zeitlang ist die beschämte Person »am Pranger«, in den Medien, im Gerede der Leute. Danach flaut das Interesse der Schamzeugen ab und die selbsterlebte Scham lässt nach. Scham kann aber auch in Schuld verwandelt werden und damit im diachronen Gedächtnisraum erinnert werden (▶ **Tab. 8.1**).

∞ Zierl (2012), Seidler (2001)

8.5   Schicksal

> **Lernziel 8.5**
>
> Sie rufen sich Situationen in Erinnerung, in denen Sie selbst oder andere vom »Schicksal« gesprochen haben und reflektieren den Kontext einer derartigen Redeweise hinsichtlich der eigenen Kontrolle/des eigenen Kontrollverlustes.

Die tragische, unentrinnbare Schuld entsteht aus dem unlösbaren Konflikt, z. B. für Antigone, die wegen des göttlichen Gesetzes ihren Bruder Polyneikes beerdigt und deshalb gegen den Befehl ihres Onkels Kreon handeln muss, der keine Beerdigung zulassen will. Die Schuld des Ödipus, der seinen Vater tötet und seine Mutter heiratet, ist schicksalhaft-unbewusst. Die tragische Katastrophe, die eigene Mutter zu heiraten und den Vater zu töten, entsteht aus dem Hochmut, aus der menschlichen Hybris, schuldlos sein zu wollen.

Ödipus sticht sich die Augen aus, als ihm klar wird, dass er seinen Vater getötet und seine Mutter geheiratet hat. Zunächst ist er nur der (unbewusste) Urheber, die Ursache (*causa*). Ihm kann keine Schuld (*culpa*) zugerechnet werden. Dass er sich selbst blendet und damit bestraft, ist durch die Selbst-Zurechnung von Schuld ein Versuch der Schuldbewältigung (▶ 8.9).

⚠ Die tragische Schuld darf nicht mit Heideggers existenzialer Schuld (▶ 8.1) verwechselt werden. Denn bei der tragischen Schuld besteht ein existentieller Bezug auf ein »Sollen« bzw. auf einen »Mangel«: Die Sachlage hätte nicht sein sollen. Beides will Heidegger bei der Formalisierung des Schuldbegriffs vermeiden.

Der Begriff »tragisch« ist in der Umgangssprache (z. B. »tragischer Verkehrsunfall«) verflacht. Gemeint ist damit, dass ein Unfall oder ein anderes Vorkommnis als besonders schlimm erlebt wird. Der konflikthafte Charakter des Tragischen spielt in der Umgangssprache hingegen keine Rolle. Der Rückbezug auf den Mythos kann helfen, den ursprünglichen Sinn von Tragik zu verstehen. Dieser ist mit dem universalen anthropologischen Schuldzusammenhang verbunden und bewahrt davor, in naiver Weise der »Vision von der natürlichen Unschuld des Menschen« zu verfallen. Ähnlich wie Heidegger macht Benjamin auf den Schuldzusammenhang des Lebendigen aufmerksam. Dem aufgeklärten Menschen gelingt keine Selbsterlösung durch Leugnung seines vom Mythos widergespiegelten Schicksals:

> »Das Schicksal zeigt sich also in der Betrachtung eines Lebens als eines Verurteilten, im Grunde als eines, das erst verurteilt und darauf schuldig wurde. [...] Das Recht verurteilt nicht zur Strafe, sondern zur Schuld. Schicksal ist der Schuldzusammenhang des Lebendigen« (Benjamin GS 2,1: 175).

Benjamin sieht also das Recht nicht als Möglichkeit der Sühne, sondern als Enthüllung des Schicksals. Deshalb müsse der Richter in jeder Strafe »blindlings Schicksal mitdiktieren«.

Heidegger sagt über das Schicksal: »Das Dasein kann nur deshalb von Schicksalsschlägen getroffen werden, weil es im Grunde seines Seins [...] Schicksal *ist*« (GA 2 § 74: 508, Hervorhebung im Original).

Wir wollen »das Schicksal meistern« und wissen doch: Schicksal ist, was wir nicht meistern können. Von »Schicksal« reden wir, wenn wir über ein Ereignis keine Kontrolle haben, insbesondere, wenn wir diese Kontrolle verlieren und nicht wieder erlangen, z. B. bei einem Zufall, Unfall, Krankheitsfall und besonders im »Todesfall«. Schließlich endet spätestens im Tod unsere Kontrolle, auch dann, wenn wir testamentarisch über den eigenen Tod hinauswirken. Der Tod ist das Menschenschicksal, das alle irgendwann »schlägt«.

Kontrollieren heißt: machen wollen, »Machsal« (Marquard 1981) im Gegensatz zum Schicksal. Kontrollverlust oder drohender Kontrollverlust setzen die Suche nach Kontrolle in Gang. Ein internaler *Locus of Control* bedeutet, dass ich selbst eine Situation kontrolliere, z. B. etwas gegen eine Erkrankung tun kann. Ein externaler Locus of Control bedeutet hingegen, dass machtvolle Andere, z. B. eine Gottheit oder die Ärzte, die Krankheit unter Kontrolle haben (Rotter 1966). Ein ausgewogenes Mischungsverhältnis zwischen internalen und externalen Kontrollüberzeugungen dürfte für die Krankheitsbewältigung am hilfreichsten sein. Kann ein kranker Mensch weder internal noch external attribuieren, dann bleibt die external-fatalistische Attribution übrig. Deshalb wird der gesundheitsbezogene Locus of Control im Gegensatz zu Rotters ursprünglich zweidimensionaler Lösung häufig als dreidimensionales Konstrukt beschrieben (Frick et al. 2007; Wallston 2005).

Rotter formuliert die Erwartung in einer bestimmten Situation E_{s1} als Funktion der spezifischen Erwartung mit einer früheren Situation, die s_1 ähnlich ist (E'_{s1}), und der generalisierten Erwartung GE, geteilt durch die Anzahl der Erfahrungen mit dieser Situation N_{s1}:

$$E_{s_1} = f\left(E'_{s_1} \ \& \ \frac{GE}{N_{s_1}}\right)$$

Diese Gleichung ist nicht in einem streng mathematischen Sinn gemeint, sondern dient der Veranschaulichung. Die relative Bedeutung der generalisierten Erwartung GE nimmt zu, wenn die Situation neuer oder zweideutiger ist, d. h. nicht mit der jetzigen gleichgesetzt wird. Hingegen nimmt GE mit dem Ausmaß der Erfahrung des Individuums mit dieser Situation ab (Rotter 1954: 166). Das Individuum kann also einerseits aus dem früheren Auftreten derselben Situation oder ähnlicher Situationen lernen, seine Erwartungen werden spezifischer. Andererseits beeinflussen seine GE die situative Erwartung.

»Das entfremdete Individuum fühlt sich unfähig, das eigene Schicksal zu kontrollieren« (Rotter 1966: 263), sagt Rotter mit Bezugnahme auf den soziologisch-marxistischen Entfremdungsbegriff. Sowohl gesellschaftlich als auch psychotherapeutisch scheint »Kontrolle« nicht nur ein deskriptiver, sondern auch ein normativer Begriff zu sein, d. h.: Über Kontrollmöglichkeiten zu verfügen, ist ein hoher Wert, Kontrollverlust muss vermieden werden. »Empowerment« lautet das emanzipatorische Ziel, kollektiv und individuell. Jede und jeder *soll* des eigenen Glückes Schmied sein. Das Schicksal und seine Schläge *sollen* die Ausnahme sein, die durch individual- und kollektivtherapeutische Anstrengungen möglichst gering zu halten ist.

Die Erfassung der internalen Kontrollüberzeugung entlang des Lebenszyklus von Frauen und Männern zeigt: Das Ausmaß der Kontrolle schwankt und nimmt letztlich mit zunehmendem Alter ab (Ross & Mirowsky 2013). Mit anderen Worten: Älterwerden ist der wesentliche Schicksals«schlag«, mit dem wir uns auseinanderzusetzen haben. Er mündet irgendwann in den unentrinnbaren Tod. »Es ist dir aufgesetzt!«, wiederholt der Tod, Kobells Boandlkramer, dem Brandner Kasper, der dies allerdings nicht hören will und mit allerlei Ausflüchten Zeit schindet, um den Tod unter Kontrolle zu bringen. Wenn am Ende des Lebens Schmerzen, Atemnot oder Angst unkontrollierbar erscheinen, dann besteht Palliative Care zunächst, wenn auch keineswegs ausschließlich, in der Symptomkontrolle, und das heißt aus dem Blickwinkel des Leidenden: in der externalen Kontrollattribution.

Kant nennt das Schicksal einen »usurpierten« Begriff (d. h. er reißt widerrechtlich Macht an sich), ohne Rechtsgrund, »weder aus der Erfahrung, noch aus der Vernunft« (KrV A 84f). Schicksal ist für Kant ein unzulässiges *Asylum ignorantiae*, entweder eine Weigerung, empirische Fakten wahrzunehmen oder eine Denkfaulheit.

In Kierkegaards »Krankheit zum Tode« (GW 24–25) ist von »Schicksalsschlägen« im Kontext der unbewussten *Verzweiflung* des »unmittelbaren« Menschen die Rede, der nicht weiß, dass er sein Selbst (▶ 10) verfehlt. Sein Bezug zur Verzweiflung ist unreflektiert, passiv. Er kann das Leid, dessen Opfer er wird, nicht mentalisieren. Es bleibt namenloser, absurder Schmerz, es wird nicht erlebtes Leid. Diesem Menschen stößt etwas zu, der Schicksalsschlag raubt ihm die bisherige Lebensqualität. Er kann nichts anfangen mit dem Schicksalsschlag, ihn nur dumpf erleiden.

Es gibt eine wichtige Parallele zwischen dem Locus of Control-Konzept und der verzweifelten Unmittelbarkeit, nämlich die Externalität, das Hängen am Äußeren und die Weigerung, ein Selbst zu werden. Die »Verzweiflung« angesichts des Schicksalsschlags ist keine eigentliche Reflexion und Entwicklung fördernde Verzweiflung, sondern eine unmittelbare, am Äußeren hängende. Mit Weizsäcker: Sie ist Ereignis, noch nicht Erlebnis. Das »nimis«, das Zusehr, reißt das Individuum aus der mittelmäßigen Normalität, bringt ihm »ein bisschen« Reflexion, aber macht die Verzweiflung doch nicht fruchtbar für einen wirklichen Selbstwerdungs-Prozess. Der »unmittelbare« Mensch lernt nichts vom Schicksal:

> »Mittlerweile geht die Zeit hin. Kommt dann Hilfe im Äußerlichen, so kehrt auch wieder Leben zurück in den Verzweifelten, er fängt an, wo er aufgehört hat, ein Selbst ist er nicht gewesen, und ein Selbst ist er nicht geworden, sondern lebt nun weiter fort, rein unmittelbar bestimmt. Kommt die Hilfe von außen her nicht, so geschieht da in der Wirklichkeit häufig etwas andres. Es kommt dann doch wieder Leben in die Person, aber spricht er, ›er selber wird er nie wieder‹. Er gewinnt nun ein bißchen Lebenserfahrung, er lernt es den andern Menschen nachzuäffen, wie sie es anstellen zu leben – und gerade so lebt er nun auch. In der Christenheit ist er zugleich auch Christ, geht alle Sonntage zur Kirche, hört und versteht den Pastor, ja sie verstehen einander; er stirbt; der Pastor überführt ihn für zehn Reichstaler in die Ewigkeit – aber ein Selbst ist er nicht gewesen, ein Selbst ist er nicht geworden« (Kierkegaard GW 24-25: 51).

Der religiöse Mensch, der nicht im Sinne Kierkegaards ein reflektierter Christ geworden ist, ein spiritueller Mensch, prägt durch Anpassung an kollektive Vorstellungen eine religiöse, kirchliche *Persona* (▶ 8.7) aus, einen »Ausschnitt aus der Kollektivpsyche« (Jung GW 7: § 244). Dass der Pfarrer ihn für 10 Reichstaler in die Ewigkeit einführt, ist bittere Ironie. Denn die Lebensaufgabe der Selbstwerdung hat er gerade verfehlt, nämlich die Synthese von Endlichkeit und Unendlichkeit.

Für gewöhnlich betrachten wir das Schicksal, *wenn* es schlägt, als eine meist unerfreuliche Ausnahmeperiode unseres Lebens, und mit Blick auf *wen* es schlägt, als bedauerlichen Pechvogel, der vom Schicksal getroffen ist. Für Heidegger ist hingegen das Schicksal die Signatur der Zeitlichkeit, von der sich das Dasein nicht ausnehmen kann. Das »Kein-Schicksal-Haben«, vom Schicksal nicht geschlagen zu sein, ist demnach ein vordergründiger, vorübergehender Schein, mit dem sich die Unentschlossenen Heideggers ebenso wie die Unmittelbaren Kierkegaards betrügen.

Weizsäcker überschreibt eine seiner klinischen Fallgeschichten mit dem Titel »Schicksal und Natur«:

> »Wenn wir mit Schicksal meinen, der Mensch in der Welt müsse müssen, dann ist Schicksal ein anrüchiger Begriff. [...] Wir wissen schon, der Mensch befindet sich im pathischen Pentagramm, er steht im Schnittpunkte von will, darf, kann, soll und muß. Jetzt setzen wir hinzu: genauso ist die Welt. Die Natur ist nicht anders als der Mensch, auch sie steht im pathischen Pentagramm. Was wir Natur und Welt nennen, ist so beschaffen wie jemand, der kann und will, darf, soll und muß. [...] unter Schicksal verstehen wir jetzt etwas anderes, nämlich das, was ihr Arzt, ihr Leben, die Kranken selbst aus ihrem Schicksal machen. Schicksal, so kann man sagen, ist immer das, was wir aus dem Schicksal machen« (Weizsäcker GS 9: 186).

8.6   Gewissen und Wertprüfung

Lernziel 8.6

Sie entwickeln den Gewissensbegriff im Kontext der entstehenden Fähigkeit des Mentalisierens.

Die Gewissenserfahrung macht einen Zwiespalt im Menschen deutlich (Weischedel 1975/1977: § 62):

* Einerseits erfährt sich der Mensch in seinem ganzen Dasein als schuldhaft, nicht nur in einzelnen Taten (▶ 8.1).
* Andererseits vernimmt er durch den Gewissensruf die Möglichkeit eines schuldlosen Daseins.

Der Begriff »Gewissen« ist uns aus der Umgangssprache vertraut. Ein Blick ins Wörterbuch zeigt: Wir können die perfektive Vorsilbe »Ge-« als doppelte Einschränkung des allgemeinen und kommunikablen Wissens verstehen: 1. (Reflexive) Einschränkung auf das erkennende Subjekt. Damit ist gemeint: Es handelt sich nicht um ein Wissen über äußere Gegenstände, sondern um meine persönliche Geschichte, die ich im Licht eigener Werte betrachte; 2. Einschränkung auf das Urteil als Ergebnis eines Wahrnehmungsprozesses, mit anderen Worten: Die einzelnen Wahrnehmungen in einem Zeitraum oder in einer Interaktion werden so strukturiert, dass sie ein Urteil erlauben, also z. B. die Reaktionen anderer Menschen, aber auch eigene Gefühle und Kognitionen. »Gewissen« im säkularen Kontext ist ein weiteres Beispiel für die von Habermas diskutierten säkularen Übersetzungsprozesse (▶ 8.3). Ursprünglich war die Stimme des Gewissens eine göttliche. Heute ermöglicht sie eine gewisse Autonomie der entscheidenden Person, auch und gerade, wenn sie sich innerhalb einer Gruppe oder der Gesamtgesellschaft in der Minderheitenposition befindet. In der Minderheit zu sein oder in einem Gewissenskonflikt, kann das Bindungssystem aktivieren und damit die Fähigkeit zu mentalisieren auf die Probe stellen (▶ 1). Die eigene Urteilsfähigkeit nimmt im Maße besserer Sicherheit zu. Traditionell standen sich in der Moralpsychologie ein kognitivistischer Zugang zur Entwicklung der moralischen Urteilsfähigkeit und die Berücksichtigung emotionaler Erfahrungen unversöhnlich gegenüber. Die bindungsorientierte Sicht verbindet beide Gesichtspunkte, weil sie am Entwicklungsprozess und an der Interaktion orientiert ist und die Bedeutung früher Mangelerfahrungen und Traumatisierungen für die Gewissensentwicklung betont (Hauser 2007).

Durch die Wertprüfung beurteilt das Individuum das eigene Verhalten im Hinblick auf dessen interpersonelle Wirkungen oder seinen Bezug zu einer übergeordneten Instanz. Diese Beurteilung erfolgt nach noch nicht bewussten (übernommenen), bewussten oder durch Verfestigung und Gewohnheit bereits unbewusst gewordenen Kriterien individueller Wertehierarchien. Philosophisch-theologisch gesehen tritt an die Stelle der Wertprüfung die Regung des Gewissens als eine innere Instanz, die mit einem Unbedingtheitsanspruch auftritt (inkorporierte Stimme des Anderen) bzw. der inkorporierte oder antizipierte Blick des Anderen.

Scham- und Schuldbewusstsein melden sich, um anzuzeigen, dass an der Grenze zwischen Selbst und Objekt etwas nicht in Ordnung ist oder nicht in Ordnung sein könnte. Mit der Wertprüfung beurteilt ein Individuum das eigene Verhalten und die Auswirkungen seines Verhaltens auf andere. Dies kann durch bewusste sowie unbewusste Kriterien geschehen. Die Wertprüfung zeigt sich im Affektsignal, welches uns darauf aufmerksam macht, dass wir eine »Grenze« überschritten haben. Es ist eine interne Instanz, die die innere Wahrnehmung mit der Außenwahrnehmung in Einklang zu bringen versucht. Hierzu gehört Jungs »Fühlfunktion«.

Jung (GW 6) unterscheidet vier Funktionstypen:

1. Denken: Im Denken entscheide ich, wie die Dinge sind. Es ist ein rationales System und hat eine urteilende Funktion.
2. Fühlen: Das Fühlen ist nach Jung ebenfalls ein rationales, urteilendes System. Mit dem Fühlen ermesse ich die Stimmigkeit einer Entscheidung oder einer Situation für mich und für Andere. Achtung: nicht synonym mit »Emotionalität«!
3. Empfinden: Im Empfinden kommen das Beobachten und das Wahrnehmen zusammen (»irrationale« Funktion, »sens du réel«).
4. Intuieren: Dieser Möglichkeitssinn ist ebenfalls eine »irrationale« Funktion.

In Jungs Typologie ist jeweils eine Funktion bis zur Lebensmitte führend (Hauptfunktion). In einem Achsenkreuz angeordnet liegt der Hauptfunktion die inferiore Funktion gegenüber, die beiden anderen Kreuzarme werden von den

Hilfsfunktionen gebildet. Die inferiore Funktion wirkt archaisch und destruktiv aus dem Unbewussten und steht nicht auf Anforderung zur Verfügung.

Nach dieser typologischen Regel ist bei einem Menschen mit der Hauptfunktion »introvertierte Empfindung« die extravertierte Intuition die inferiore Funktion. Introvertierte Empfindung ist das Spüren des eigenen Leibes, mit dem ich in »lebendiger Diensthaftigkeit« (▶ 6.4) umgehe. Die einzelnen Organe »funktionieren«, ohne dass ich dieses Funktionieren thematisieren oder steuern müsste. Ein introvertierter Empfindungstyp »weiß«, was ihm gut tut und was er an Nahrung, Wärme, Erholung, Bewegung usw. braucht. Er muss darüber nicht nachdenken. Im Gegensatz zu diesem auf das Innere gerichteten Realitätssinn ist jedoch sein (intuitiver) Möglichkeitssinn schwach ausgeprägt: das Planen, Vorstellen, Entwerfen im Außen.

Die beiden anderen Funktionen wirken jeweils als Hilfsfunktionen moderierend. Aus dieser Skizzierung ergibt sich bereits, dass Menschen mit ausgeprägter Denkfunktion Schwierigkeiten mit dem evaluativen Fühlen (Wertprüfung) haben werden. Sie müssen also mit sich selbst besondere Geduld haben, um neben aller objektiven Situationsanalyse auf ihre (schwachen) Affektsignale zu achten. Wie die Snooze-Funktion eines Weckers werden solche Affektsignale von den Denkern oft »abgeschaltet«: so lange, bis sie »unüberhörbar« geworden sind.

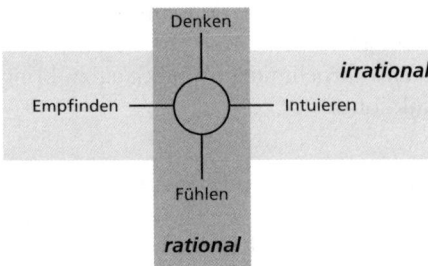

Abb. 8.2: Das Kreuz der Funktionstypen nach C. G. Jung: Der jeweiligen Hauptfunktion eines Menschen liegt seine inferiore, aus dem Unbewussten heraus wirkende gegenüber: Ist z. B. Denken die Hauptfunktion, dann ist Fühlen die inferiore; Empfinden und Intuieren bezeichnet Jung in diesem Fall als Hilfsfunktionen.

Legt man Jungs Typologie zugrunde, dann gehört nicht nur das extravertierte Denken zum Gewissen. Mindestens ebenso wichtig ist die Fühlfunktion: Was ist für mich und die anderen stimmig? Zum »perfektiven« Charakter des Gewissens, von dem die Gebrüder Grimm sprechen, gehört beides: Das argumentierende, schlussfolgernde, abwägende Denken und das Fühlurteil, und zwar sowohl im extravertierten Modus als auch im introvertierten.

Überblickt man den psychoanalytischen Gewissens-Diskurs, so fällt die zunehmende Berücksichtigung früher Interaktionen auf, die bereits im ersten Lebensjahr beginnen (Hauser 2007). Fürsorge (caring ▶ 7.9) ist sowohl ein Charakteristikum der sicheren Bindungserfahrung als auch Voraussetzung der gesunden Gewissensentwicklung und zentraler Inhalt des Gewissens. Längsschnittstudien zeigen den Zusammenhang zwischen früher Bindungssicherheit, also der vorsprachlichen Erfahrung fürsorglicher Werte, und einer Gewissensbildung, in der diese Werte verinnerlicht werden. Karin und Klaus Grossmann (2007) betonen mit Darwin und Lorenz die evolutionäre Bedeutung der Fürsorge als Grundlage menschlicher Moral.

8.7 Schatten und Persona

Lernziel 8.7

Sie definieren die Begriffe »Persona« und »Schatten« als archetypische Möglichkeiten, um mit dem eigenen So-Sein schützend umzugehen.

Wir haben an dem Beispiel der »exorzistischen« Heilungsmethode gesehen, wie man mit dem Problem der Schuld umgehen kann (▶ 7.5). Man kann sie von sich »heraustrennen« und am Versöhnungstag (Jom Kippur, Leviticus 16) auf einen »Sündenbock« übertragen, den man in die Wüste schickt. Dieses »Schuldhafte« am Menschen, einer Gruppe oder eines Staates nennt Jung auch den Schatten. Der Schatten ist nach Jung die Summe aller unserer ungelebten Möglichkeiten. Zum Schatten gehören alle dunklen, verdrängten, ungeliebten Anteile der Person (Jung GW 9/2: Kap. II), aber auch die nicht-gewählten, dann vielleicht bei anderen beneideten, Lebensmöglichkeiten (▶ 3.3). Jede Entscheidung schließt nämlich eine andere aus, so dass ein gewählter Beruf beispielsweise einen anderen erstmal unmöglich macht und damit sozusagen dieses »Leben ausschließt«, dass man potentiell hätte haben können. Nach Jung entsteht eine Neurose dann, wenn der eigene Schatten nicht angenommen wird.

Im Gegensatz zum Schatten stellt die Persona die nach außen dargestellte Wesensseite der eigenen Person dar. Der Begriff stammt aus dem griechischen Theater (gr. *prósōpon*: vom Schauspieler getragene Maske, Antlitz, die Rolle ▶ 4.7). Etymologisch wird das lateinische Wort persona auf eine etruskische Wurzel (*fersu*) zurückgeführt. Sprachgeschichtlich fraglich, aber inhaltlich hilfreich für den Persona-Begriff Jungs ist der Zusammenhang mit *per-sonare* (lat. durch-tönen): Eine angemessene Persona drückt das Innere aus. Der Schauspieler *zeigt* die Rolle, *ist* gleichzeitig ganz er selbst und vermag diese exemplarische Situation von exzentrischer Positionalität zu *reflektieren* (▶ 4.7).

Eine »schlecht sitzende« oder »aufgesetzte« Persona wirkt hingegen künstlich, präpotent und irritierend, wie z. B. eine klerikale, krachledern-bayrische oder auch eine alternativ-esoterische Persona. Die Persona ist eine kulturell und kollektiv überformte Persönlichkeit, welche die Funktion einer Schutzmaske im Beziehungssystem zu den Mitmenschen hat. Unter »Persona« versteht Jung jenen Ausschnitt des Ich, dem die Beziehung mit der Umwelt obliegt. »Sie ist ein Kompromiß zwischen Individuum und Sozietät über das, ›als was Einer erscheint‹« (Jung GW 7: § 246). Wenn uns die Maske (persona) vom Gesicht gerissen wird, kann Scham entstehen, was sich in Ausdrücken wie das »Gesicht verlieren« widerspiegelt. Die Persona kann also vor Scham schützen. Die Persona wird außerhalb der Analytischen Psychologie »falsches Selbst« genannt (Winnicott 1976). Sie stellt also eine Anpassung an die Erwartungen der frühen Umwelt dar, die das Überleben sichert und das schwache Ich gegenüber Scham und Schuld abpuffert. Diese Anpassungsleistung wird allerdings um den hohen Preis des Verlorenseins erbracht. Spürt ein Mensch mit falschem Selbst/Persona in einer späteren psychoanalytischen Behandlung den eigenen Wunsch, selbst aufzutauchen, so sollte ihm der Analytiker zweierlei entgegenbringen: Den *Respekt* vor der erbrachten Anpassungsleistung, also vor der bisherigen »Identität«; Hilfestellung dabei, die starr gewordene Persona allmählich aufzugeben, um das stärker werdende Ich auf das wahre Selbst (▶ 10) auszurichten.

8.8   Schuldgefühl

Lernziel 8.8

Sie kennen und differenzieren die Begriffe Schuldbewusstsein, Basisschuldgefühl, Schuldgefühl aus Vitalität, Trennungsschuldgefühl, traumatisches Schuldgefühl.

Schuld kann durch das Recht objektiviert werden. Dadurch verschwindet jedoch nicht der subjektive Aspekt der Schuld. Das deutsche Strafrecht definiert die Schuldunfähigkeit folgendermaßen:

»Ohne Schuld handelt, wer bei Begehung einer Tat wegen einer krankhaften seelischen Störung, wegen einer tiefgreifenden Bewusstseinsstörung oder wegen Schwachsinns oder einer schweren anderen seelischen Abartigkeit unfähig ist, das Unrecht einer Tat einzusehen oder nach dieser Einsicht zu handeln« (§ 20 StGB).

Es ist Sache des psychiatrischen Gutachters, gegebenenfalls Befunde dafür zusammen zu tragen, dass die Schuldfähigkeit eingeschränkt oder aufgehoben ist. Ansonsten wird die Schuldfähigkeit des erwachsenen gesunden Menschen vorausgesetzt, auch wenn diese sich ebenso wenig empirisch »beweisen« lässt wie die Gesundheit insgesamt. Schuldfähigkeit lässt sich als Fähigkeit zum Schuldbewusstsein definieren (kognitiv-subjektive Komponente der Rechtsübertretung), die mit einem Schuldgefühl (affektive Komponente) verbunden sein kann. Wollte sich also ein Angeklagter generell auf eine neurobiologisch-deterministische Position stützen (»Nicht ich habe die Bank überfallen, sondern mein Gehirn.«), so würde dies eher als Schutzbehauptung aufgefasst.

Der Begriff des Schuldbewusstseins und des Schuldgefühls führt uns zu dem, was Schuld im eigentlichen, philosophischen Sinne meint. Neben der (kriminellen) *culpa* und dem *debitum* (▶ 8.1) bezeichnet *causa* das »Verstrickt-Sein« in die Schuld ohne bewusste Urheberschaft. Ödipus kann in diesem Sinne als »verstrickt in Schuld« angesehen werden, wenn er seinen eigenen Vater tötet (tragische oder unschuldige Schuld). Die Übernahme einer Schuld, die der Betroffene bewusst nicht begehen wollte, kann unter Umständen auch selbstschädigend sein. Andererseits besteht eine inhaltliche Nähe zwischen der causa durch Verstrickung und der Existenzialschuld. In beiden Fällen liegt nämlich dem Schuldigwerden keine freie Entscheidung voraus.

Schuldgefühle können real (d. h. auf eine Handlung bezogen) und bewusst sein, sie können aber auch unbewusst werden wie beispielsweise in einer psychosomatischen Krankheit, indem eine Person an einem Symptom als »Aufrechterhaltung der Strafe« festhält. Das Schuldbewusstsein referiert ebenso auf eine Real- wie auch auf eine imaginierte Schuld. Bewusste Schuldgefühle werden als quälend erlebt, wohingegen unbewusste Schuldgefühle nur aus ihrem Kontext z. B. durch eine Therapie erschlossen werden können. Es kann in diesem Zusammenhang aber auch pathologische Schuldgefühle geben, wie beispielsweise bei depressiven Menschen, die an einem Versündigungswahn leiden.

Der auf Freud zurückgehende Begriff des unbewussten Schuldgefühls scheint zunächst der Logik zu widersprechen: In der Umgangssprache ist jedes Gefühl bewusst oder es wird als nicht gegeben betrachtet. Es kann vom Therapeuten aus dem psychodynamischen Kontext erschlossen werden und gehört zum dynamischen Unbewussten (▶ 3). Primäre Schuldgefühle sind unableitbare, nicht deutbare Leitsymptome der Melancholie.

Tab. 8.2: Einteilung der Schuldgefühle (Stotz-Ingenlath & Frick 2006)

Bezeichnung	Kriterium
bewusst – unbewusst	Verknüpfung mit dem Ich
primär – sekundär	Ableitbarkeit, Verarbeitung
echt – pathologisch	Vorhandensein realer Schuld (Korrelat)
psychotisch – neurotisch	Erklärbarkeit (Verständlichkeit)
ichbezogen – fremdbezogen	»Zeiger der Schuld«

Im Gegensatz zu *primären* Schuldgefühlen stellen sich die *sekundären* in Reaktion auf das Erleben von Krankheitssymptomen ein, sei es im Rahmen einer Depression, einer schweren körperlichen Krankheit oder im Nachgang eines Unfalls. In der Sprache der Coping-Forschung können sie also als »secondary appraisal« (▶ 7.8) eingeordnet werden.

211

Erich Neumann zufolge ist das primäre Schuldgefühl wesentliches Symptom einer gestörten Urbeziehung (zur Mutter) bzw. einer geschädigten Ich-Selbst-Achse (▶ 10.5), die mit Einsamkeit und Verlassenheit des Kindes einhergeht. Das primäre Schuldgefühl sei nach der Formel gebildet: »Gutsein heißt von der Mutter geliebt werden, du aber bist böse, denn die Mutter liebt dich nicht«. Das primäre Schuldgefühl ist »früher«, basaler als das auf dem Ödipus-Komplex beruhende. Es geht mit der zunächst weitgehend unbewussten Überzeugung einher, dass Nicht-geliebt-Sein identisch damit sei, »nicht normal« und »verurteilt« zu sein (Neumann 1955). Die Fundamentalerfahrung der anfänglichen Übereinstimmung mit dem von der Mutter repräsentierten Selbst sei auch die Grundlage für das spätere Übereinstimmen mit der Ordnung der Welt, sodass sich nicht nur ein (am Über-Ich orientiertes) Sozialgewissen bilden kann, sondern auch ein Individuationsgewissen.

Echt heißen Schuldgefühle, die sich auf eine real vorhandene Schuld beziehen. Die Kompetenz über die Beurteilung dieses Kriteriums wird z. B. dem Psychiater als Mitglied der Rechtsgemeinschaft (die einen Rechtsbruch kodifiziert und feststellt) zugesprochen.

Das neurotische Schuldgefühl ist eher stumm oder unbewusst (der Betroffene fühlt sich nicht schuldig, sondern krank). Das psychotische Schuldgefühl in der Melancholie hingegen ist eine oft extreme Form der Selbstbezichtigung; der Schulddruck im psychotischen Schuldgefühl kann in den Tod treiben und fordert gerade wegen seiner Unverständlichkeit unser Erklärungsbedürfnis heraus. Der »Zeiger der Schuld« richtet sich bei der *Projektion* auf die Anderen, bei denen die Schuld gesucht, auf die sie geworfen wird. Typisch für die Melancholie und auch für das adäquate Schuldgefühl des Schuldigen ist hingegen die »Ich-Schuld«.

Schuldgefühle sind zeit- und kulturabhängig. Aus dem Vergleich psychiatrischer Krankenakten der 50er und 90er Jahre des letzten Jahrhunderts lässt sich entnehmen, dass heutige Patienten eher narzisstisch als depressiv strukturiert sind und weniger zu Schuldgefühlen und Selbstbezichtigungen neigen als zur Selbstwert-*Störung* (Stotz-Ingenlath & Frick 2006).

Der Psychoanalytiker Mathias Hirsch hat die folgende Unterscheidung vorgeschlagen:

1. Basisschuldgefühl: Dieses Gefühl kann aufgrund der Existenz des bloßen So-Seins bestehen (»Entschuldigung, dass ich überhaupt da bin!«).
2. Schuldgefühl aus Vitalität (Überleben, Begehren, Haben-, Erfolg-, Andere-übertreffen-Wollen): Dieses Gefühl der Schuld kann beispielsweise jemand verspüren, wenn er mehr erreicht als seine Eltern.
3. Trennungsschuldgefühl: Autonomie-Bestrebungen gegenüber den Eltern oder anderen Bezugspersonen.
4. Traumatisches Schuldgefühl: Reale Schuld des Täters wird zum Introjekt des Opfers, d. h., die traumatisierte Person trägt in sich, was sachlich und biografisch auf die Seite des Täters gehört.

Wegen einer Überforderung der Bewältigungs-Ressourcen kann ein traumatisches Schuldgefühl im Rahmen von Dissoziation und Traumatisierung (▶ 5.9) entstehen. Die Betroffenen, z. B. sexuell missbrauchte Kinder oder Vergewaltigungsopfer, können die schlimmen Ereignisse nicht erzählen, in einen biographisch-narrativen Kontext bringen. Sie identifizieren sich unbewusst mit dem Aggressor und geben sich selbst die Schuld an der Traumatisierung. Das traumatische Schuldgefühl ist »introjiziert«. Dieses (diffuse) Schuldgefühl kann bewusst werden, bevor kognitiv-narrativ die Erinnerung an den Täter und an das Vorgefallene zurückkehrt. Subjektive *culpa* und die mehr oder minder unbewusste *causa* dürfen keineswegs verwechselt werden. Wenn also das traumatische Schuldgefühl innerhalb einer therapeutischen Beziehung spürbar wird, muss der Therapeut damit rechnen, dass es vom Täter verursacht wurde, nicht vom Opfer. Sonst würde ein traumatisierter Mensch erneut traumatisiert.

∞ Hirsch (1998), Stotz-Ingenlath & Frick (2006)

8.9   Schuldbewältigung

> **Lernziel 8.9**
>
> Sie kennen Beispiele für die Tendenz, Schuld »wegerklären« zu wollen (z. B. forensische Straffähigkeit und neurobiologischer Determinismus, Psychologisieren des Schuldgefühls) und bilden sich hierzu ein philosophisches Urteil.

Der hellhörige Mensch nimmt die Schuldlast auf dem Gefühl des eigenen Lebendigseins wahr (Holzhey-Kunz 2012), nicht als ontisch-moralische Schuld (Schuld, für die ich wegen eines Fehlverhaltens verantwortlich bin), sondern als ontologisch-existenziale (Schuld, die mit dem Dasein gegeben ist, ▶ 8.1). Er bejaht die Gabe des Lebens, nimmt sie an und weiß dabei, dass er dies nicht aus sich selbst heraus kann, dass er dieses Leben *schuldet*.

Im öffentlichen Leben werden häufig Fehler (der Anderen) ins Visier genommen, was Schuldbezichtigungen zur Folge hat, etwa der Politiker untereinander. Oft wird dann der Rücktritt vom Amt gefordert (als Sühne durch Beschämung) oder »wenigstens« eine »Entschuldigung«. Meist wehren sich die Betroffenen durch eine Medienschelte, indem sie erklären, ihre Äußerungen seien falsch zitiert, »aus dem Zusammenhang gerissen« oder »nicht richtig verstanden worden«. Kommt es hingegen unter sozialem Druck zur »Entschuldigung«, so hat diese häufig eine zweistellige Form:

(1) A entschuldigt sich für x, anstatt wie sprachlich und sachlich korrekt eine dreistellige Entschuldigung: (2) A bittet B um Entschuldigung für x.

In (2) kommt es nämlich zu einer Ich-Du-Interaktion, in welcher eine Freiheit der Person B ins Spiel kommt: B kann die Bitte um Entschuldigung nämlich ablehnen oder annehmen, gegebenenfalls unter bestimmten Bedingungen. Nimmt B die Bitte an, dann ist A wirklich »entschuldigt«, und die Sache ist erledigt. Der Versuch von A hingegen, sich zu »entschuldigen« (1), kann nicht gelingen, da eine Schuld B gegenüber besteht. Bs Mitwirkung ist jedoch für die wirkliche Entschuldigung unentbehrlich.

Möglicherweise steckt hinter der nachlässigen Ausdrucksweise vom »Sich-Entschuldigen« die gesellschaftliche Tendenz, Schuld »wegerklären« zu wollen. Es ist ein »Nichtwahrhaben der Schuld als beunruhigende Grundtatsache des menschlichen Lebens« (Haeffner 1993) zu verzeichnen.

Der Versuch, unter Schuldgefühlen leidende Menschen mit wissenschaftlichen Mitteln zu »exkulpieren« (z. B. durch Feststellung einer Neurotransmitter-Störung), stellt nicht nur einen Kategorienfehler dar, sondern reduziert in unzulässiger Weise das Schuldphänomen auf das Objektivierbare, Beeinflussbare.

Zwar muss der Arzt das (krankhafte) Schuldgefühl auch als Symptom objektivieren und behandeln: Im Rahmen einer mit Suizidalität einhergehenden Melancholie kann dies lebensrettend sein. Chronische Schmerzen können der »Besänftigung« heftiger Schuldgefühle dienen (▶ 7). Gleichzeitig muss der Arzt jedoch damit rechnen, dass der melancholische Schuldwahn oder andere pathologische Schuldgestalten das menschliche Schuldigsein überhaupt, also auch das eigene und jenes des Arztes »aufdecken«.

Insgesamt gehört die Bewältigung von Schuldgefühlen zum Coping (▶ 7.8) durch subjektive Theorien von Kausalität, von Kontrollattribution (▶ 8.5) oder durch Übernahme gesellschaftlich-wissenschaftlicher Denkmodelle. Die eigene, mentalisierende Beschäftigung mit der Schuld steht im Dienst der Selbst-Werdung. Die Emanzipation von religiösen Schulddeutungen (▶ 8.3) kann sich als Bumerang erweisen, wenn damit die eigene Gewissensbildung umgangen wird.

Martin Buber unterscheidet im Rahmen seines dialogischen Ansatzes zwischen einer »Ich-Es«- und einer »Ich-Du«-Ebene des Schuldgefühls. Seine Kritik an der Psychotherapie ist, dass hier Schuld methodisch auf ein Schuldgefühl reduziert werde (Ich-Es-Ebene), wobei die eigentliche »Existentialschuld« außen vorgelassen werde. Letztere könne nicht mit psychoanalytischen Termini wie »Verdrängung« oder »Bewusstmachung« erklärt werden. Das Menschsein erschöpfe sich nicht ausschließlich im »Schuldgefühl«, sondern in der Anerkennung der Existentialschuld des Menschen.

Erfahrungen des Sich-schuldig-Fühlens, des Erschreckens, von Ritualen der Reue, des Bekennens und der »Schuld-Entsorgung« sind vor allem aus religiösen Beicht-Riten aller Zeiten bekannt, können jedoch auch als mehr oder minder bewusste Erwartungen an heutige Ärzte und Psychotherapeuten herangetragen werden (Beichtvater-Übertragung). Rituale werden in unserem an festlichen Zeichenhandlungen armen Zeitalter wieder neu entdeckt, z. B. im Bereich von Spiritual Care. Sie sollten allerdings nicht therapeutisch instrumentalisiert werden, sondern in gewisser Weise zweckfrei und offen für die transzendente Dimension bleiben.

∞ Haeffner (1993)

8.10 These und Fragen 8

These 8: Der schuldige Mensch

Der Mensch ist das Wesen, das seine Bestimmung verfehlen kann. Schuld möchten wir gern loswerden, durch den Versuch des »Weg-Erklärens« oder durch verschiedene Strategien der Entsorgung: »Bezahlen« von Schuld als *debitum*, Wiedergutmachung/Sühne einer Verursacher-Schuld (*causa*). Tragisch und quälend-unentrinnbar kann Schuld als *culpa* erlebt werden, sie erinnert uns an das existenziale Schuldigsein als Möglichkeitsbedingung von Schuldigwerden und Schuldbewältigung, als »Schicksal«. Das Nicht-Anerkennen von Schuld am anderen Menschen, z. B. bei sexualisierter Gewalt, behindert nicht nur die eigene Schuldbewältigung, sondern lädt dem Opfer die Last eines introjizierten, »traumatischen« Schuldgefühls auf. Psychotherapeutische Heilungsprozesse bewegen sich zwischen den Extremen der Schuldlosigkeits-Illusion einerseits und des niederdrückenden Schuldgefühls andererseits. Der Weg der Freiheit muss sich unter anderem mit dem Dilemma zwischen Trennungs-Schuld und Abhängigkeits-Scham auseinandersetzen, zwischen der inkorporierten anklagenden Stimme und dem inkorporierten abwertenden Blick des Anderen.

Fragen zu Kapitel 8

a) Was trägt Kierkegaards Philosophie der Sünde zur Anthropologie der Schuld bei (bitte verwenden Sie die Begriffe Selbst-Werdung, Endlichkeit, Verzweiflung, vor Gott)?

b) Was versteht man unter dem Scham-Schuld-Dilemma? Bitte verdeutlichen Sie es am Beispiel der adoleszenten Ablösung vom Elternhaus.

c) Was versteht man unter Schatten und Persona und inwiefern dienen sie der Bewältigung von Schuld und Scham?

d) Worin unterscheiden sich Schuldbewusstsein und Schuldgefühl?

e) Wie entsteht traumatisches Schuldgefühl?

f) Welche Bedeutung haben Affekte innerhalb der Wertprüfung?

g) Welche humanwissenschaftlichen Versuche des »Wegerklärens« der Schuld kennen Sie und wie schätzen Sie diese aus philosophischer Sicht ein?

h) M. Heidegger unterscheidet zwischen existenzialer und faktischer (moralisch-ontischer) Schuld. Welche philosophische Bedeutung hat diese Unterscheidung?

i) Welcher Zusammenhang besteht zwischen der Fähigkeit, Schuldgefühle zu entwickeln und dem Mentalisieren?

j) Wie geschieht Schuldbewältigung?

9 Der trauernde Mensch

📖 Freud GW 10: 427–446: Trauer und Melancholie

Wer sich nicht bindet, kann/muss nicht Abschied nehmen. Trauerarbeit ist Teil der Bindung, auch wenn sie gerade darin besteht, das Verlassensein durch die Bindungsfigur zu verschmerzen. Die Größe der Trauer besteht darin, dass sie die Bindung nicht nur auflöst, sondern gleichzeitig auch bleibend und endgültig macht.

9.1 Trauer und Melancholie (S. Freud)

> **Lernziel 9.1**
>
> Ausgehend von Freuds Text beschreiben Sie das Wortfeld Trauer – Traurigkeit – Trauerarbeit – Depression – Melancholie.

»Trauer und Melancholie« erschien 1917, also während des Ersten Weltkrieges. Freud zufolge ist die Melancholie dadurch gekennzeichnet, dass es im Gegensatz zur Trauer zu einer Beeinträchtigung des Selbstgefühls kommt. Freud versuchte, die Trauerarbeit aus der Sicht der Hinterbliebenen zu verstehen:

> »Die Realitätsprüfung hat gezeigt, dass das geliebte Objekt nicht mehr besteht, und erlässt nun die Aufforderung, alle Libido aus den Verknüpfungen mit diesem Objekt abzuziehen. [... Der Auftrag] wird nun im einzelnen unter großem Aufwand von Zeit und Besetzungsenergie durchgeführt und unterdes die Existenz des verlorenen Objekts psychisch fortgesetzt. Jede einzelne der Erinnerungen und Erwartungen, in denen die Libido an das Objekt geknüpft war, wird eingestellt, überbesetzt und an ihr die Lösung der Libido vollzogen« (GW 10: 430).

Mit dem Begriff der *Identifikation* charakterisiert Freud den psychischen Vorgang dessen, was während der Trauerarbeit passiert, die sich nicht nur auf verlorene Personen, sondern auch auf Abstraktionen wie z. B. das Vaterland, die Freiheit, ein Ideal usw. beziehen könne:

> »Der Schatten des Objekts fiel so auf das Ich, welches nun von einer besonderen Instanz wie ein Objekt, wie das verlassene Objekt, beurteilt werden konnte. Auf diese Weise hatte sich der Objektverlust in einen Ichverlust verwandelt, der Konflikt zwi-

schen dem Ich und der geliebten Person in einen Zwiespalt zwischen der Ichkritik und dem durch die Identifizierung veränderten Ich.«

Bei manchen Menschen sei nach einem Objektverlust nicht Trauer, sondern Melancholie zu beobachten, die Freud charakterisiert »durch eine tief schmerzliche Verstimmung, eine Aufhebung des Interesses für die Außenwelt, durch den Verlust der Liebesfähigkeit, durch die Hemmung jeder Leistung und die Herabsetzung des Selbstgefühls, die sich in Selbstvorwürfen und Selbstbeschimpfungen äußert und bis zur wahnhaften Erwartung der Strafe steigert«.

An anderer Stelle bemerkt er, dass bei der Trauer die »Welt arm und leer geworden sei, bei der Melancholie hingegen das Ich selbst«. Diese selbstzerstörerischen Aspekte sieht Freud auch als Ursache für die Suizidgefährdung der Melancholiker an. Der Psychiater Schulte beschrieb das Nicht-traurig-sein-Können als Kern des melancholischen Erlebens (Schulte 1961).

Die Beschreibungen von Freud und Schulte lassen erahnen, dass es sich bei der Melancholie um eine anthropologische Grenzgestalt des namenlosen Seelenschmerzes handelt. Melancholie ist in diesem Sinne nicht mehr kommunizierbar oder mitteilbar. Trotzdem deckt das melancholische Erleben allgemein Menschliches auf: Trauer fällt uns schwer, ist mühsame »Arbeit«, wie Freud sagte. Und doch fehlt etwas Wesentliches, wenn Trauer nicht mehr möglich ist, wie wir am melancholischen Nicht-traurig-sein-Können sehen.

9.2   Neurobiologie der Trauer

> **Lernziel 9.2**
>
> Sie kennen neurobiologische Argumente für den Zusammenhang von Bindung und Trauer.

Schon früh konnte anhand verschiedener Tiermodelle, aber auch anhand von Beobachtungen am Menschen gezeigt werden, dass zwischenmenschliche Beziehungen als Regulatoren biologischer Regelkreise fungieren können (»relationships as regulators«, Hofer 1984). Es ist eine häufige klinische Beobachtung, dass gerade Beziehungskrisen oder auch Trennungen aus Partnerschaften massive »funktionelle« körperliche Symptome oder andere körperliche Störungen auslösen können (Drossman et al. 2003; Schöttler 1981). Neuronale Netzwerke, die an der Entstehung und Aufrechterhaltung des Bindungssystems (▶ 1) beteiligt sind und bei Trennung aktiviert werden, liegen oft tief im Gehirn und sind auch in die Steuerung von vielfältigen anderen, primär somatischen Körperfunktionen wie z. B. Motorik und vegetative Funktionen einbezogen. Dies gilt auch über verschiedene Säugetierarten hinweg. Es lässt bereits vermu-

217

ten, dass tiefe persönliche Erlebnisse wie Trennungs- oder sogar existentielles Verlusterleben (Trauer) nicht »nur« massive seelische Beschwerden, sondern auch verschiedenste körperliche Störungen auslösen können.

Eine neuro-soziologische Studie belegte gemeinsame neuronale Korrelate primär »seelischen Schmerzes« (Ausgeschlossenwerden vom Spiel, ▶ 4.2) und eines umschriebenen »körperlichen« (z. B. Hitze-)Schmerzreizes (Eisenberger et al. 2003). Parallel zu dieser Studie interessierte uns vor dem Hintergrund entsprechender klinisch-psychosomatischer Beobachtungen die Frage, inwieweit, d. h. in welchen neuronalen Netzwerken zwischenmenschliche Bindung bzw. Beziehung im ZNS überhaupt repräsentiert sein könnten. In einer ersten Annäherung an diese Fragestellung untersuchten wir am Modell der Trauer (»seelischer Schmerz«), welche neuronalen Strukturen im Moment eines aktuell erinnerten, erst kurze Zeit zurückliegenden Verlustes eines emotional sehr nahestehenden Menschen aktiviert werden (Gündel et al. 2003): Es zeigte sich, dass gerade in dem Moment der intensiven personenbezogenen Trauer (die Probanden sahen im funktionellen Kernspin u. a. das Foto eines kurzfristig verstorbenen erstgradigen Verwandten) auch wieder der dorsale Anteriore Cinguläre Cortex, Teile des Posterioren Cingulären Cortex (emotionale Erinnerungen) sowie die mediale Inselrinde aktiviert wurden.

koronal   sagittal

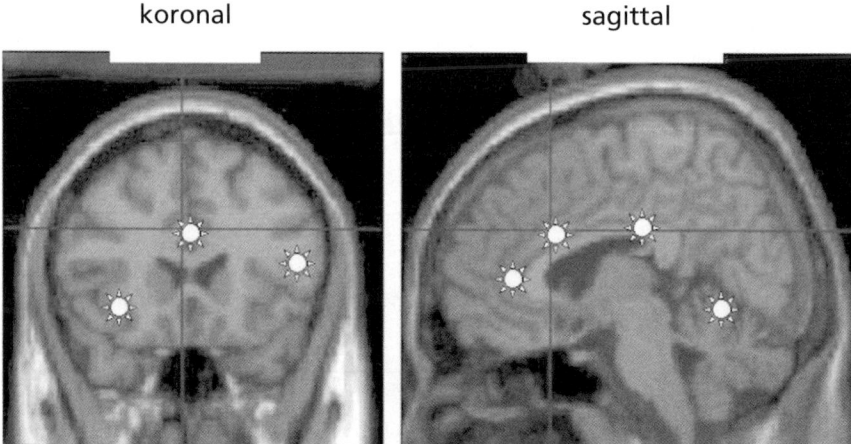

Abb. 9.1: Untersuchung des Gehirns trauernder Menschen (funktionelle Kernspintomografie): Wenn sie das Foto eines verstorbenen Verwandten betrachten, werden verschiedene Hirnareale aktiviert, die auf ein neuronales Trauer-Netzwerk hindeuten. Es besteht aus Elementen, die bindungsrelevante Funktionen prozessieren: emotionales Erleben, Mentalisierung, Abrufen episodischer Gedächtnisinhalte, Gesichtserkennung vertrauter Personen, visuelle Vorstellungsfähigkeit und autonome Regulation (Gündel et al. 2003).

Dies sind wieder diejenigen Hirnareale, die zum Teil sowohl während der Wahrnehmung eines akuten, experimentell induzierten Hitzeschmerzes (»körperlicher Schmerz«) als auch während des Erlebens eines Ausgeschlossen-Werdens aus einer sozialen Gemeinschaft (»seelischer Schmerz«, Eisenberger et al. 2003) aktiviert werden.

Zusammengefasst sprechen diese Befunde dafür, dass das soziale »Attachment Behavioural System« (Bowlby 1970/1975, 1980) auf die neuronalen Grundlagen des schmerzverarbeitenden Systems »aufgepfropft« ist. Körperlicher und seelischer Schmerz überlappen und verstärken sich also gegenseitig in der subjektiven Wahrnehmung und in der neuronalen Verarbeitung, auch wenn dies vom Betroffenen nicht wahrgenommen werden kann.

> Es gibt auch deutliche empirisch-klinische Hinweise für eine überlappende Wechselwirkung von körperlichem und seelischem Schmerz beim Menschen: Birenbaum (2000) untersuchte, wie bzw. mit welchen Symptomen Kinder und Teenager am häufigsten auf den bevorstehenden oder schon eingetretenen Tod eines krebskranken Geschwisters reagieren: Er fand heraus, dass bei Kindern und Jugendlichen in dieser maximalen seelischen Belastungssituation ganz eindeutig schmerzhafte körperliche Reaktionen ganz im Vordergrund stehen, vor allem Kopf- und Bauchschmerzen. Auf dem Hintergrund dieser Befunde, vor allem aber wegen der massiven neuroanatomischen Überlappung zwischen schmerz- und emotionsrelevanten peripheren und ZNS-Regelkreisen, bezeichnet der US-Neurophysiologe Craig »pain as an homeostatic emotion«; vergleichbar mit dem Affekt der Angst oder der Depressivität (Craig 2003).

Die oft übereinstimmenden neuroanatomischen Grundlagen von Emotionalität und Schmerz sowie die zitierten hochaktuellen Bildgebungsbefunde lassen umgekehrt den Schluss zu, dass chronifizierte Schmerzwahrnehmung – zumindest in einer größeren Untergruppe von Patienten – den Charakter einer Gefühlswahrnehmung erhalten kann, der nicht mehr viel mit einem herkömmlich rein »somatisch« verstandenen und behandelten Symptom gemeinsam hat.

Erste Erkenntnisse zum Hirnstoffwechsel der Trauer

Mindestens drei Neurotransmitter scheinen beteiligt zu sein:

1. Endogene Opiate: Im Kontakt mit nahen Menschen (»attachment figures«) werden unter anderem endogene Opiate ausgeschüttet, und (vorübergehende) Traurigkeit führt zu verminderter Opiatausschüttung im Rostralen Anterioren Cingulären Cortex. Diesbezüglich grundlegende, gleichsinnige Mechanismen wurden von J. Panksepp bei verschiedenen Säugetieren beschrieben (Opiattheorie der Bindung).
2. Oxytocin wird in nahen zwischenmenschlichen Begegnungen (z.B. Geburt, Stillen, naher körperlicher Kontakt) ausgeschüttet und verstärkt das Bindungsempfinden. Erste Studien ergeben Hinweise auf einen redu-

zierten Oxytocin-Spiegel im Blut bei Gefühlen von Traurigkeit und Verlust.

3. Im Mittelpunkt der aktuellen Diskussion um wichtige Neurotransmitter in der Auslösung des Trauerempfindens steht Dopamin. Das tiefe Verlangen, einen geliebten, aber verlorenen Menschen wiedersehen zu wollen, kann durch verschiedene »Erinnerungsstücke« wie »linking objects«, Photos, gemeinsam besuchte Orte etc. ausgelöst werden. Dieses Verlangen korreliert in bestimmten Hirnstrukturen mit der Dopaminausschüttung. Diese Hirnstrukturen gehören zum sogenannten »Belohnungssystem« (u. a. der tief im Mittelhirn liegende Nucleus Accumbens). Es handelt sich um Strukturen, die sowohl bei verschiedenen stoff- und nicht-stoffgebundenen Abhängigkeiten aktiv sind als auch beim Verlangen (»yearning«) nach einem anderen, (ehemals) nahen Menschen (Freed & Mann 2007). Die Hypothese, dass das Verlangen nach einem anderen Menschen gleichsam »Suchtcharakter« bekommen kann, d. h. das Denken und Fühlen eines Menschen dominiert, wird klinisch durch das Krankheitsbild der nicht abnehmenden, der »pathologischen« Trauer gestützt. Aber auch im nicht pathologischen seelischen Alltagserleben gibt es wohl nur wenige Menschen, die diesen bisweilen »suchtartigen« Charakter des Verlangens nach Kontakt mit einem anderen Menschen (sei es nach einem Todesfall oder auch einem sonstigen Verlust) nie kennengelernt haben.

9.3 Trauerarbeit

Lernziel 9.3

Sie beschreiben die Trauerprozesse der »Hinterbliebenen« und der sterbenden Person (travail du trépas) als Mentalisierungsprozesse, die bereits vor der eigentlichen Sterbephase einsetzen können.

Ebenso wie Tierjunge rufen auch kleine Kinder mit durchdringenden »distress vocalisations« ihre Bindungspersonen herbei (▶ 1). Schreie der Hilflosigkeit und Verlassenheit stoßen auch Trauernde aus. Bindung und Freude beziehen sich auf den lebendigen Leib des geliebten Menschen, Abschied und Trauer hingegen auf das erinnerte Bild der verlorenen Person, auf das, was von ihr bleibt, etwa auf ihre Leiche (▶ 6.8).

»Trauer« ist ein komplexer Begriff, der in verschiedenen Sprachen auf ganz unterschiedliche Weise inhaltlich gefüllt wird. Traurigkeit (engl. sadness) gehört ebenso wie die Freude zu den primären Affekten (▶ 5.3). Während Freude die Bindung (Nähe zum Objekt) markiert, steht Traurigkeit für den Verlust eines Objektes. Der englische Begriff »bereavement« eröffnet den Bedeutungshorizont des »Beraubt-Werdens« einer Person oder einer Sache. Auch der Ausdruck »grief« ist diesem Sprachfeld zuzuordnen. Trauer bzw. Trauerarbeit heißt in diesem Zusammenhang aber auch, dass wir das Objekt, das uns verloren geht oder gegangen ist, wieder »näher« an uns heranholen möchten. Trauer kann ferner auch mit »compassion« (Mitgefühl) übersetzt werden, welches sich z. B. in Trauerkleidung und Beileidsbekundung äußern kann.

Die gesellschaftliche, öffentlich ritualisierte »Trauerarbeit« (»mourning«) in Form von Kondolenzbekundungen und Beerdigung (con-dolentia = Mit-Leiden) entspricht nicht der eigentlichen Dauer der Trauerarbeit derjenigen Personen, die einen Angehörigen verloren haben. Es kann schwer sein, trauernden Menschen »nahe« zu sein, da Trauer wesensmäßig »vereinsamt«. Die trauernde Person will mit der Repräsentanz der verlorengegangenen Person in Form von Erinnerungen alleine sein. Trauerarbeit ist allerdings nicht nur auf die Angehörigen beschränkt, sondern bezieht sich nach Michel de M'Uzan sehr wohl auch auf den Sterbenden selbst. Die Trauerarbeit nennt er in diesem Zusammenhang auch *travail du trépas* (»Arbeit des Hinübergehens bzw. Sterbens«):

> »Wenn er also verlangt, dass man seinen Tod beschleunigt, so versteht er es gleichzeitig, fast unmerklich eine andere Bitte auszudrücken, die es zu entschlüsseln gilt. In der Tiefe erwartet der Sterbende, dass man sich dieser Beziehung nicht entzieht, diesem gegenseitigen Engagement, das er in fast geheimer Weise und manchmal, ohne es zu wissen, vorschlägt und von dem der Verlauf des travail du trépas abhängen wird. In der Tat lässt er sich auf eine letzte Beziehungserfahrung ein, ich vermute in einer Art Gattungswissen der Menschheit. Während die Bindungen, die ihn mit anderen verknüpfen, dabei sind, sich völlig aufzulösen, wird er paradoxerweise von einer machtvollen, unter bestimmter Rücksicht leidenschaftlichen Bewegung ergriffen« (de M'Uzan 1976/1977: 185).

Tötung auf Verlangen oder der Wunsch nach assistiertem *Suizid* dürfen nicht individualethisch auf die Frage nach der Patienten-Autonomie eingeschränkt werden. Vielmehr stellen sie ein komplexes Beziehungsgeschehen zwischen dem Sterbenden, den Pflegenden und den Angehörigen dar. Sowohl bei Angehörigen als auch bei Ärzten und Pflegenden kann es zu schweren Belastungs-, Hilflosigkeits- und Erschöpfungszuständen kommen. Angesichts des von de M'Uzan beschriebenen Todeswunsches sind auf Seiten des Arztes Erklären und Verstehen gefordert. Wenn Ethik und Rechtsprechung einseitig an der Patienten-Autonomie orientiert sind, beschränken sie ärztliches Handeln auf das Erklären und auf das Handeln, das aus dem Erklären folgt. Die bindungsorientierte Sicht nimmt im Wunsch nach beschleunigtem Tod in erster Linie ein Beziehungssignal wahr, Ängste, Ambivalenzen, Ringen um Sicherheit und Exploration angesichts des bevorstehenden definitiven Abschieds. Unser Verstehen des Todeswunsches muss jedoch auch mit unausgesprochenen, ja: mit unbewussten Motiven rechnen, und zwar bei allen Beteiligten. Der Arzt steht vor der Herausforderung, mit der eigenen Hilflosigkeit umzugehen, mit der Wut auf den Patienten, der seine therapeutischen Anstrengungen zu vereiteln scheint. Derartige Gegenübertragungsgefühle entstehen innerhalb der therapeutischen Beziehung aus Anteilen des Patienten und des Arztes. Neben der Auseinandersetzung mit Scheitern und Hilflosigkeit, an die der Sterbende seinen Arzt erinnert, können der Heilungs- und Hilfewunsch auch dunkle, kaum bewusstseinsfähige sadistische Motive des Arztes verdecken (▶ 7.5).

Die Bindungsforschung bietet einen guten theoretischen und therapeutisch-praktischen Reflexionsrahmen für die Verarbeitung von Hilflosigkeit, Trauer, Ambivalenz angesichts des Sterbens. In der Erfahrung des Sterbens wird das bindungstheoretisch wichtige Spannungsverhältnis zwischen Sicherheit und Exploration ein letztes Mal aktualisiert. Die Exploration geht jetzt auf das definitiv Unbekannte, die Transzendenz. Ein bindungsorientiertes Verständnis sieht auch in der Spiritualität (▶ 10.9) beide Pole: das Bedürfnis nach dem sicheren Hafen *und* die Sehnsucht nach dem Neuen, Weiten, möglicherweise Dunklen. Formuliert in der Nomenklatur Panksepps bedeutet dies: Das PANIC- *und* das SEEKING-System werden aktiviert (▶ 1.2).

In der Praxis ist es hilfreich, dass begleitende Personen auf das Bindungsmuster (▶ 1.4) der sterbenden Person eingehen und wahrnehmen, wie sie ihre Repräsentanzenwelt, also ihre inneren Bilder organisiert. Die Faustregel ist, dass bei sichererer Bindung auch mehr Exploration möglich ist:

- Nach außen orientiert: physische Umgebung, äußere Räume, andere Menschen
- Nach innen orientiert: zum einen immanent: Exploration des Selbst, der eigenen Gedanken, der Sinnsuche usw.; zum anderen transzendent/spirituell: Überleben des eigenen Todes (»Leben nach dem Tod«), spirituelle Bindungsfiguren (Gott, Jesus, Heilige usw.)

> ⚠ Wichtig: Trauer, Depression und Demoralisation sind zu unterscheiden!

Trauer und Depression sind dysphorische Zustände, die durch Verlauf und Realitäts-Angepasstheit zu unterscheiden sind. Psychoanalytisch gesehen kann der »Objektverlust« bei der Depression ein phantasierter sein. Aufgrund des »Schattens, der auf das Ich fiel«, hat die Depression eine Tendenz zur Eigen-Intensivierung, um irgendwann wieder abzuklingen. Freud nannte als unterscheidendes Kriterium zwischen Trauer und melancholischer Depression die Selbstwertproblematik. Wir können ferner bei der Depression eine gewisse Uneinfühlbarkeit des Affektes erwähnen (im Extremfall die affektive Versteinerung und das Nicht-traurig-sein-Können) sowie je nach Krankheitsbild vegetative (somatoforme) Symptome, die in diesem Ausmaß bei der normalen Trauer fehlen. Auch das Ende einer depressiven Phase ist oft ähnlich schwer einfühlbar wie der Beginn. Dasselbe gilt für das Ausmaß der Selbstwertproblematik. Trauer ist im Gegensatz hierzu ein natürlicher (nicht krankhafter) Prozess, an dessen Ende eine gewisse Bewältigung des erlittenen Verlustes steht, ein Mentalisieren des schmerzlichen Faktums, das allmählich erzählt (in einen narrativen Kontext eingebettet), mit Tränen und anderen emotionalen Ausdrucksformen geäußert, ritualisiert, mit einem gewissen Sinn erfüllt werden kann. Obwohl Trauer und Depression sich überschneiden, und nicht »gelungene« Trauer zur Depression führen kann, kommt alles darauf an, die normale Trauer (ebenso wie die Angst) nicht zu pathologisieren, ihr vielmehr im gesellschaftlichen Leben wie im persönlichen Kontakt Raum und Zeit zu geben. Für den Arzt und Psychotherapeuten heißt dies, dass Trauer im Gegensatz zur Depression keiner Behandlung bedarf, wohl aber einer Begleitung, die auf die eigenen Ressourcen sowie auf Selbsthilfe, soziale Unterstützungsmöglichkeiten und Rituale hinweist. Trauer ermöglicht über den Verlust eines geliebten Menschen, eines Organs oder einer Funktion den Neubeginn. Tränen können entlasten und der Realitätsanpassung dienen, im Gegensatz zu Bagatellisieren, vorschnellem Trösten und Drängen zu »positivem Denken«.

Eine weitere dysphorische Gefühlslage, welche von der behandlungsbedürftigen Depression zu unterscheiden ist, stellt die *Demoralisation* dar, unter der besonders schwer kranke und sterbende Menschen leiden. Wiederum hilft die Unterscheidung den professionellen Helfern, aber auch den Angehörigen, die dysphorische Stimmungslage in einer (jedenfalls zunächst) aussichtslos erscheinenden Situation nicht zu pathologisieren (Clarke et al. 2005). Der Begriff »Demoralisation« wurde ursprünglich geprägt, um das Aufsuchen von Psychotherapeuten oder Heilern zu beschreiben. Demoralisierte Menschen fühlen sich hilflos, überfordert, vereinsamt. Im Gegensatz zu depressiven Menschen leiden sie jedoch nicht unter einer generellen Lustlosigkeit. Im Bereich der Palliativmedizin hilft das Konzept der Demoralisierung, übereilte diagnostische Etikettierungen zu vermeiden und in erster Linie Trauerarbeit und Krankheitsverarbeitung zu unterstützen. Die jeweilige Gestalt der Demoralisierung differenziert zu erfassen hilft außerdem, das gemeinsame Auftreten eher körperlicher und eher seelischer Probleme zu berücksichtigen und adäquat zu beantworten. So kann ein Krebskranker zusätzlich zum Tumorschmerz unter einem somatoformen »Seelenschmerz« (▶ 7.7) leiden, der z. B. verlorene Lebensmöglichkeiten oder eine (narzisstische) Selbstwert-Kränkung als Ursache haben kann.

Im Gegensatz zu den Sterbenden, deren »Übergangsarbeit« ein definitiver Abschied vom Leben ist, öffnet die Trauerarbeit der Hinterbliebenen neue (immanente) symbolische Räume. Davon soll im nächsten Paragraphen die Rede sein.

∞ Loetz et al. (2013)

9.4   Das Symbol entsteht aus der Trauer

> **Lernziel 9.4**
>
> Sie können den Zusammenhang zwischen Abwesenheit des Objekts und Symbolentstehung darstellen.

In der Antike zerbrachen Freunde beim Abschied eine Scherbe oder eine Münze. Wenn sie oder ihre Kinder sich (wieder-)sahen, möglicherweise nach vielen Jahren, konnten sie die beiden Teile wieder zusammenfügen (*sym-bállein*). Das Zusammengefügte ist das *sýmbolon*, mehr aber noch jede der beiden Hälften, die für das Ganze Halbmarken, ergänzungsbedürftige Teile sind (▶ 2.8).

Symbole brauchen wir in dem Zeit-Raum *nach* dem Zerbrechen der ursprünglichen Einheit und *vor* der ersehnten Wiedervereinigung mit dem geliebten Objekt. Freuds Enkel Ernst findet in der Garnrolle ein Symbol für die Mutter, das er in der Hand hat. Mit anderen Worten: Er hat die Kontrolle darüber, wann er die Garnrolle auftauchen oder sie verschwinden lassen will (▶ 4.1). Symbole entstehen auch in der Auseinandersetzung mit der definitiven Abwesenheit, mit dem Tod:

> »Das erste Symbol, wo wir die Menschheit an ihren Spuren erkannten, ist das Grabmal, und die Vermittlung des Todes wird in jeder Beziehung wiedererkannt, in der der Mensch zum Leben seiner Geschichte gelangt« (Lacan 1966).

Wir können nun unser Thema schärfer fassen: Trauerarbeit (▶ 9.3) ist nicht nur ein Spezialfall von Mentalisieren, vielmehr beinhaltet jede Symbolisierung (und weil Mentalisieren sich der Symbole bedient, auch jedes Mentalisieren) eine trauernde Auseinandersetzung mit dem abwesenden Objekt. Wir haben bereits davon gesprochen (▶ 2.1), dass Symbole »lebendig« oder aber »tot« sein können. Was heißt das im Zusammenhang mit der Trauer?

Volkan & Zintl (1993/2000) beschreiben *Brückenobjekte* (linking objects), die den Prozess der Trauerarbeit entweder anhalten, einfrieren können oder aber (wieder) in Gang setzen, wenn sie in lebendige Symbole transformiert werden.

Tab. 9.1: Brückenobjekte (linking objects)

1. Persönlicher Besitz des Verstorbenen
2. Geschenk oder symbolischer Abschiedsbrief
3. Etwas, was der Verstorbene zur Ausweitung seiner Sinnesorgane oder Körperfunktionen benutzte (Brille, Hörgerät, Prothese usw.)
4. Realistische oder symbolische Vergegenwärtigung des Verstorbenen (Bild, Audio, Video …)
5. »Last-minute object«
6. Geschaffene »linking objects« (vom Trauernden zur Erinnerung hergestellt oder erworben)

Brückenobjekte haben etwas Vorläufiges, Vergängliches: Die weiterbenutzte Armbanduhr der Verstorbenen wird irgendwann stehenbleiben, seine Geldbörse oder Aktentasche unbrauchbar werden. Linking objects können auch inflationär werden wie eine Vielzahl von Photos im Trauerhaus. Vor allem stellen sie den unbewussten Versuch dar, die Zeit anzuhalten, sich der Trauerarbeit (noch) nicht zu stellen.

Volkan empfiehlt daher, in Fällen »angehaltener« oder traumatischer (▶ 9.6) Trauer auf Brückenobjekte zurückzugreifen, um den Trauerprozess (wieder) in Gang zu bringen. Dies ist mit Transformation von Brückenobjekten in lebendige Symbole gemeint. Ziel dieses therapeutischen Prozesses ist die *Erinnerung*, die Ablösung äußerer Brückenobjekte durch eher sparsame Symbole, die für eine Repräsentanzenbildung (▶ 1.8) stehen. Dies bedeutet, dass »gelungene« Trauerarbeit nur wenige äußere Zeichen braucht, z. B. das Grab oder einen von vielen Gegenständen aus der Klasse der »linking objects«.

Die Unterscheidung zwischen »totem« und »lebendigem« Symbol entspricht Hanna Segals Unterscheidung zwischen *symbolischer Gleichung* und *symbolischer Repräsentation*.

Symbolische Repräsentationen helfen uns, mit dem Verlust oder der Abwesenheit eines (äußeren) Objekts fertig zu werden. Wir lernen, dass wir das Objekt nicht besitzen können. Auf diese Weise wird eine innere symbolische Präsenz (Repräsentanz) möglich.

⚠ Als sie einen schizophrenen Patienten fragte, warum er aufhöre, Geige zu spielen, antwortete der junge Mann: »Erwarten Sie etwa, dass ich in aller Öffentlichkeit masturbiere?« Herr A hatte in konkretistischer Weise die Geige und seinen Penis gleichgesetzt. Hingegen: »another patient, B, dreamed one night that he and a young girl were playing a violin duet. He had associations to *fiddling, masturbating, etc.*« (Segal 1957/1981). Im Gegensatz zu A ist B in der Lage, Geige und Penis zu unterscheiden (*symbolische Repräsentation*).

«No breast – therefore a thought«, lautet Bions (1970/2006) kurzgefasste Definition dessen, was wir heute »mentalisieren« nennen. Es tritt eine Unterbrechung in der kontinuierlichen Bedürfnisbefriedigung ein, die das eigene Denken wachruft. Denken, mentalisieren, symbolisieren setzen voraus, dass die Abwesenheit des Objekts akzeptiert wird (Colman 2010): »A symbol is like a precipitate of the mourning for the object« (Segal 1991). Das Symbol steht für die Mutter, aber auch für den eigenen Trauerprozess.

Das Symbol als verdichteter Niederschlag der Trauer um das verlorene Objekt drückt die Spannung zwischen Verbundenbleiben und Loslassen aus. Die Trauer der Hinterbliebenen ist seelische Arbeit, sie muss Hindernisse überwinden und durch Rituale lernen, sich in einer neuen (symbolischen) Ordnung zurechtzufinden. Diese Rituale mögen zunächst unverständlich sein; sie versichern den Hinterbliebenen jedoch soziale Unterstützung und helfen ihnen, das Unfassbare zu fassen.

225

In Tabelle 9.3 sind einige Charakteristika der (gelingenden) Trauer der Traumatisierung als Trauerverzögerung, -blockade und -verhinderung gegenübergestellt. Der Wunsch nach fortbestehender Bindung, den wir schon im travail du trépas (▶ 9.3) beobachtet hatten, kann – wie im obigen Zitat Freuds – zu einer Verweigerung der Tröstung oder mindestens zu einer Verlängerung der Trauerzeit führen.

In paradoxer Weise wird die Ablösung von dem Verstorbenen besser bewältigt, wenn nach äußeren Erinnerungen aller Art gesucht wird, um so das mentalisierende eigene Erinnern vorzubereiten. Trauernde Mentalisierung hat häufig die Form von Schuldgefühlen gegenüber der verstorbenen Person, die insofern irreal sind, als sie zu keiner Verhaltensänderung gegenüber einer lebenden Person mehr führen können. Ferner gehören zu den Erinnerungen: bildhafte und Sinneseindrücke, Berichte Anderer und linking objects: Gegenstände, die der verstorbenen Person gehört haben und die in den Besitz der Trauernden übergehen, um diese an die Verstorbenen »zu erinnern«. Das wichtigste linking object jedoch, das an einen verstorbenen Menschen erinnert, sind dessen Kinder, die ihm ähnlich sehen und somit Zeit, Generation und Lebensgrenzen überdauern – allerdings auch nur begrenzt.

Mentalisierende Trauer besteht in der Anreicherung innerer Bilder. Während die äußeren Spuren der früheren Präsenz der toten Bindungsperson verblassen und sein Körper verwest, gelingt der Trauer die Ver-Innerlichung des Gewesenen. Für die Trauernden ist für eine gewisse Zeit die Leiche (▶ 6.8) eines der entscheidenden Bilder, das dem lebendigen Leib noch ähnelt. Fehlt die Leiche aus irgendeinem Grund, so kann es zur traumatischen Trauer-*Störung* kommen (▶ 9.6). In der Menschheitsgeschichte gibt es zahlreiche Beispiele, die Leiche zu konservieren und damit den Übergang ins Jenseits zu gewährleisten. Vor allem die altägyptische Mumifizierungs-Kunst ermöglichte eine bildhafte Koexistenz zwischen Lebenden und Toten, einen symbolischen Tausch, der Bindung und Abschied ritualisierte. Die jüdische Spiritualität ist demgegenüber ganz auf den Gott des Lebens ausgerichtet und betont den Vorrang des Lebens durch die »Unreinheit« der Leiche. Im Unterschied zur nicht-jüdischen Umwelt hält sie bis heute an der Unverletzbarkeit von Gräbern und Friedhöfen als guten Orten des Erinnerns und Lebens fest. Ausgeprägter als die christliche Erinnerungskultur kennt die jüdische Tradition ritualisierte und zeitlich gestufte Formen von Sterbebegleitung, Trauerarbeit und sozialer Unterstützung.

9.5   Wann ist der Mensch tot?

Lernziel 9.5

Von den unsicheren Todeszeichen können Sie die sicheren (Leichenflecken, Leichenstarre, Hirntod) unterscheiden und in ihrer gesellschaftlichen Relevanz einordnen.

Man unterscheidet prinzipiell zwischen einem natürlichen und einem nicht-natürlichen Tod. Letzterer kann durch einen Unfall, einen Suizid, durch kriminelles Handeln oder durch ärztliches Fehlhandeln (»iatrogen«) bedingt sein. Es sind immer äußere Ursachen, die zu einem nicht-natürlichen Tod führen. Der natürliche Tod ist hingegen durch innere, krankhafte Veränderungen ohne äußere Einflüsse bedingt.

Unter dem biologischen oder auch absoluten Tod versteht man den Zustand nach dem Absterben der letzten Körperzelle. Der Gegensatz hierzu ist der Partial- oder Organtod. »Scheintod« ist der unwissenschaftliche Ausdruck für extrem herabgesetzte Vitalfunktionen (Vita minima oder Vita reductiva). Beim Scheintod gibt es nur unsichere Todeszeichen, wie beispielsweise das Versiegen des Atems, welches sich durch das Nichtbeschlagen eines Spiegels kenntlich macht, den man vor den Mund der für tot gehaltenen Person hält. Der Arzt muss bei der Leichenschau sichere Todeszeichen feststellen: a) Leichenflecken, b) Leichenstarre, ggf. c) Leichenfäulnis.

Unter einem Organ-/Partialtod versteht man das dissoziierte Absterben einzelner Zellverbände, von Extremitäten oder Organen. Letzterer wird auch als klinischer Tod bezeichnet. Der dissoziierte Herztod kann unter Umständen mithilfe einer Reanimation reversibel sein. Der dissoziierte Hirntod hingegen (Ausfall des Hirnstamms, des Großhirns und des Kleinhirns) ist nach der Festlegung der Harvard Medical School von 1967 das heute gültige Kriterium für den Gesamttod und damit den sicheren Todeszeichen gleichzusetzen. Herz, Kreislauf und Herzfunktion können beim dissoziierten Hirntod reanimiert werden. Dieser Sonderfall betrifft im Allgemeinen Unfallopfer, deren Gehirn irreversibel geschädigt ist, obwohl vitale Funktionen (v. a. Atmung und Herz-Kreislauf-System) apparativ aufrechterhalten werden können. In diesen Fällen besteht ein Gegensatz zwischen dem lebensweltlichen Augenschein (ein vital erscheinender intensivmedizinisch beatmeter und durchbluteter Körper) und dem ärztlichen Befund (dauerhaft erhöhter Druck im Schädelinneren, sodass das Gehirn nicht mehr versorgt werden kann und das Gewebe unwiderruflich zerstört ist).

⚠ Wichtig: Der dissoziierte Hirntod muss vom Coma vigile (Wachkoma) unterschieden werden, das durch partielle Schädigungen des Großhirns entsteht und aus dem man wieder erwachen kann.

227

Wir haben bereits über den Unterschied zwischen dem lebendigen Leib und der Leiche gesprochen. Der tote Körper, die Leiche, hat keine Symptome (mehr), spürt sich nicht (mehr). In der Dritten-Person-Perpektive des Beobachters ist die Leiche nur mehr eine Sache, ein Gegenstand, ein restlos korporifizierter Leib (▶ 6.8). Die »lebendige Diensthaftigkeit« (Heidegger) des Leibes und seiner Organe (▶ 6.4) wird auf bloße Vorhandenheit reduziert. In diesem Kapitel fragen wir nach Todeszeichen, die sich an der Leiche (in ausschließlicher Dritte-Person-Perspektive) beobachten lassen.

⚠ Die Medizin kann weder eine philosophische noch eine lebensweltlich-gesellschaftliche *Definition* des Todes vorschlagen. Doch entwickelt sie *Kriterienkataloge* von Todeszeichen, die in die lebensweltliche Unterscheidung zwischen dem lebendigen Leib und dem toten Körper (Leiche) eingehen. Dies geschieht in der gesetzlich vorgeschriebenen, allgemeinen ärztlichen Leichenschau und (in Spezialfällen) in der Hirntoddiagnostik, wie sie z. B. im deutschen Transplantationsgesetz normiert ist.

Tab. 9.2: Ebenen der Todesfeststellung (erweitert nach Haupt und Höfling 2002)

Ebenen	Zentrale Fragen	Mögliche Antworten	Entscheidungskompetenz, Zuständigkeit, Betroffene
I Definition Attribution	Was ist der Tod des Menschen? Wer stirbt?	Hirntod	Gesellschaftlicher Diskurs
II Kriteriologie	Woran lässt sich der Tod erkennen?	Irreversibles Erlöschen aller Hinfunktionen	Gesetzgeber mit Experten
III Diagnostik	Wie lassen sich die Todeskriterien nachweisen?	Klinische und apparative Untersuchungen	Medizin
IV Anwendungsfelder	Dürfen Organe entnommen werden? Trauer	Transplantation Erbrecht Zivilrecht »Dissonanter Verlust«	Potenzieller Spender Gesetzgeber, Gericht Gesellschaftlicher Diskurs Angehöriger

Die Todesfeststellung durch den Arzt (»Leichenschau«) ist von großer Bedeutung für die Trauerarbeit der Hinterbliebenen (▶ 9.3f). Denn zu Beginn der Trauerphase brauchen die Trauernden Raum und Zeit mit der Leiche, um den Tod »zu begreifen«. Man kann dies mit einer Schleuse vergleichen, die verhindern soll, dass die Trauernden in den »Strudel« der Traumatisierung (▶ 9.6) gerissen werden. Durch die Todesfeststellung lässt der Arzt die Trauernden durch das sterbeseitige Tor der »Schleusenkammer«. Nach dem Abschied von der Leiche werden die Trauernden diese Schleusenkammer durch das bestattungsseitige Tor wieder verlassen (Weiher 2008).

Die Beantwortung der in diesem Abschnitt gestellten Frage überlassen wir in den meisten Fällen den Ärzten. Bei näherem Hinsehen und in kontroversen Fragen wie der Organtransplantation zeigt sich jedoch, dass die Medizin allenfalls für die diagnostische Ebene der Todesfeststellung (**Tab. 9.1**) kompetent ist, und dies auch nur im Rahmen eines umfassenden gesellschaftlichen und interdisziplinär-anthropologischen Diskurses. Unter dem Gesichtspunkt der Trauer betrachtet liegt bei den Angehörigen von Hirntoten ein »dissonanter Verlust« vor, der einerseits durch die ärztliche Information bezüglich des irreversiblen Todes, ggf. auch durch die Zustimmung zur Organtransplantation gekennzeichnet ist, falls kein Spendeausweis vorliegt. Andererseits nehmen sie wahr, dass das Herz des für tot Erklärten schlägt, seine Haut durchblutet ist, sich vielleicht seine Arme bewegen (sogenannte »Lazarus-Zeichen«, aus neurologischer Sicht eine Rückenmarks-Aktivität, die vom abgestorbenen Gehirn nicht mehr gehemmt werden kann). Nicht selten werden sie nach der Entscheidung für die Transplantation allein gelassen. Die Aufmerksamkeit des Pflegeteams wendet sich vorübergehend dem Organspender zu. Auch der Abschied des Pflegeteams ist bei der Organentnahme zu Transplantationszwecken gegenüber dem üblichen Sterben verändert. Die unvollendet gebliebene Trauerarbeit steht häufig hinter späteren Schuldgefühlen gegenüber dem »zur Explantation freigegebenen« Verstorbenen und erklärt einen Teil des gesellschaftlichen Dissenses in der Transplantationsfrage. Viele Angehörige, aber auch die Krankenhaus-Mitarbeiter brauchen Unterstützung in ihrer konflikthaft erlebten Trauerarbeit. Darüber hinaus sind juristische Klarstellungen für die anthropologische Bewertung des Hirntod-Kriteriums hilfreich.

9.6 Trauma und Trauer

Lernziel 9.6

Sie wenden Ihr Wissen über Traumatisierung auf die misslungene oder blockierte Trauerarbeit an.

Wir haben die seelischen Trauma-Folgen bereits als Ausdruck der Schwierigkeit kennengelernt, Angst und andere Reaktionen nach einer außergewöhnlichen Belastung zu »verlernen« (▶ 5.9). Nicht jede Trauer ist »traumatisch«, v. a. wenn es den Betroffenen durch Trauerarbeit, Rituale, soziale Unterstützung möglich ist, sich seelisch auf den drohenden oder eingetretenen Verlust einzustellen. Tritt der Tod jedoch z. B. durch besondere Umstände ein oder geht er mit Verstümmelung bzw. Verlust der Leiche einher, so können bei den betroffenen Personen dissoziative Störungen auftreten (sich aufdrängende Bilder, Gerüche, Szenen, Albträume usw. ▶ 5.9). Traumatisierung verkompliziert bzw. blockiert die natürliche, mit dem Verlust eines nahen Menschen verknüpfte Trauer.

Tab. 9.3: Differenzierung zwischen Trauma und Trauer

	Trauerarbeit	Traumatisierung
Wunsch	Fortbestehender Bindungs-wunsch (Sehnsucht)	Wunsch nach Beruhigung und Sicherheit
Suche nach Erinnerungen	Linking objects	Szenenablauf wird vermieden, da ängstigend
Bilder	Werden gesucht und gestaltet	Gefürchtet (intrusiv)
Sinneswahrnehmungen	Gewünscht (manchmal halluzinatorisch)	Unkontrollierbare flash-backs von Gerüchen, Geräuschen usw.
Sinnkonstruktion	Durch Ritualisierung, soziale Unterstützung	Ich-fremdes »Wiederkauen« Endlose »warum«-Frage
Rekonstruktion der Bindung	Als vergangen gedacht, idealisiert	Dissoziation, Fremdheitsgefühl und -wunsch

Was Freud melancholische »Überbesetzung« des verlorenen Objekts nannte, können wir im Kontext der heutigen Psychotraumatologie als (traumatische) Reaktion auf einen Verlust auffassen, der nicht trauernd durchgearbeitet wurde. Derartige Verluste, die »zu groß« für die Trauerarbeit sind, erschüttern die Fähigkeit, sich auf Bindungen zu stützen und zu mentalisieren. Sie ähneln der Verzweiflung eines misshandelten und verlassenen Kindes.

Faktoren, die Trauerarbeit erschweren und Traumatisierung begünstigen:

- Fehlende Leiche (Naturkatastrophe, Verstümmelung, Verbrennung usw.)
- Verschleierte Todesumstände (z. B. Suizid)
- Fehlende soziale Unterstützung beim Trauern (z. B. Trauerverbote, Ausschluss der Kinder von der Trauer)
- Chaotische äußere Verhältnisse (Katastrophen, Krieg, Geiselhaft)

Im Unterschied zum allgemeinen Stress-Begriff meint Traumatisierung nicht nur das objektive Faktum, sondern die individuelle Verknüpfung von objektiver Belastung und einer besonderen persönlichen Reaktion. Das traumatische Ereignis hat also eine objektive und eine subjektive Seite und zeichnet sich durch den Zusammenbruch der Bewältigungsmöglichkeiten des Subjekts aus, in diesem Fall also der Fähigkeit zu trauern und zu mentalisieren (▶ 5.9). Dies kann sekundär zu Angst oder z. B. zu einem Überlebensschuldgefühl (v. a. dann wenn andere in derselben gefährlichen Situation gestorben sind, etwa im selben Fahrzeug saßen), manchmal auch zu Persönlichkeitsveränderungen führen.

Die Überwindung der Traumatisierung ist letztlich nur durch Eintritt in die Trauerarbeit bzw. Nachholen bisher ausgelassener Rituale möglich. Wenn die Sinnfrage nicht wie bei einem »normalen« Todesfall beantwortet werden kann, muss der Sinn als solcher betrauert, die Sinnfrage als nicht zu beantworten akzeptiert werden. Der Vergleich zwischen Trauer und Trauma lehrt, dass Trauer gewisse Gesetzmäßigkeiten kennt, die es zu beherzigen gilt. Trauerarbeit durch Ritualisierung ist keine therapeutische Maßnahme, weil der betrauerte Verlust keine Krankheit ist. Angehaltene oder blockierte Trauerarbeit erzeugt jedoch Leiden. Deshalb können persönliche und kollektive Rituale durch psychotherapeutische Unterstützung ergänzt werden.

9.7 Trost

> **Lernziel 9.7**
>
> Sie überprüfen Ihren eigenen Sprachgebrauch in Bezug auf Trost und nennen bindungsbezogene Kriterien für »echten«/wirksamen Trost.

> »In Anbetracht der individuellen Lebensrisiken ist freilich eine Theorie nicht einmal denkbar, die die Faktizitäten von Einsamkeit und Schuld, Krankheit und Tod hinweginterpretieren könnte; die Kontingenzen, die an der körperlichen und der moralischen Verfassung des Einzelnen unaufhebbar hängen, lassen sich nur als Kontingenz ins Bewußtsein heben: mit ihnen müssen wir, prinzipiell trostlos, leben« (Habermas 1973: 165).

Was Habermas hier auf einer allgemeinen philosophischen Ebene sagt, muss nun auf die individuelle Ebene angewandt werden. Es kann Teil der Trauer sein, sich vorübergehend oder ständig jeder Tröstung zu verweigern. So schrieb Freud am 12.4.1929 an Binswanger, nachdem dieser seinen Sohn verloren hatte:

> »Man weiß, dass die akute Trauer nach einem solchen Verlust ablaufen wird, aber man wird ungetröstet bleiben, nie einen Ersatz finden. Alles, was an die Stelle rückt, und wenn es sie auch ganz ausfüllen sollte, bleibt doch etwas anderes. Und eigentlich ist es recht so. Es ist die einzige Art, die Liebe fortzusetzen, die man ja nicht aufgeben will.«

Wenn wir von »Trost« sprechen, dann häufig mit dem Verdacht des falschen Trostes oder der Vertröstung. Für andere hat Trost den religiösen Klang des tröstenden Heiligen Geistes oder auch der Trosterfahrung in den Spirituellen Exerzitien des Ignatius von Loyola. So gehört »Trost« zu Habermas übersetzungsbedürftigen, in ihrem semantischen Potential unausgeschöpften religiösen Begriffen (▶ 8.3).

In der wissenschaftlichen Literatur zur Trauerbegleitung ist der Begriff eher selten. Als tröstlich gilt der Teil der Trauer, der nicht mit dem Aufgeben, sondern mit dem Aufrechterhalten der Bindung zum verlorenen Objekt (Stroebe et al. 2010) zusammenhängt (Klass 2014). Es wäre also paradoxerweise die Bestrebung, die Liebe nicht aufzugeben, die Freud mit Untröstlichkeit in Verbindung bringt.

Akzeptiert und damit hilfreich bei der notwendigen Übersetzung ist »Trost« als Begriff in der Bindungsforschung. Sich trösten lassen zu können, ist auf Seiten des Kindes ein Zeichen sicherer Bindung (lat. *se-curus*: ohne Sorge/Angst), adäquat, prompt, verständnisvoll trösten zu können, ist Eigenschaft der feinfühligen Mutter. Dies gilt auch für die weitere kindliche Entwicklung:

> »Ein Kind, dessen Eltern verfügbar und unterstützend sind, entwickelt von sich ein realistisches, stimmiges Arbeitsmodell, wonach es selbst tüchtig (›able to cope‹) und wert ist, unterstützt zu werden (›worthy of help‹), und in dem die Eltern zugänglich und hilfsbereit abgebildet sind. Die schützende und fürsorgliche Nähe zu den Eltern und deren Trost beruhigen bei extremer Belastung, und feinfühlige Unterstützung ermöglicht probierendes, auch mentales Erkunden, ein ›Probehandeln‹, wie Freud das Denken genannt hat« (Grossmann & Grossmann 2012: 452).

Aus der Geschichte der Philosophie wirkt die stoische Tröstungslehre (*consolatio*) bis heute nach. Sie hatte das Ziel, die Affekte zu beruhigen und den Getrösteten, z. B. angesichts der Trauer, zur Unerschütterlichkeit der Affekte zurückzuführen. Bewältigung der Affekte heißt für die Stoa, diese zu beherrschen, wofür häufig Vergleiche mit den therapeutischen Wirkungen der Medizin gezogen werden.

⚠ Trost bedeutet nicht Unterdrückung oder Beschwichtigung der Trauer: »Hilf weinen dem, der weinen muss. Viele Menschen werden unsicher, wenn sie sich ›nicht im Griff haben‹. Unterdrückte Tränen trocknen nicht. ›Tröste‹ nicht, wenn jemand weint. Er soll bei dir erfahren, wie er nach langem Weinen zwar erschöpft, doch meistens ruhiger ist« (Klumpp 2014: 435).

Das Wort »Trost« stellt hohe Ansprüche an den, der es verwendet. Vielleicht wird es deshalb gern auf die kindliche oder religiöse Sphäre beschränkt oder aber als Antithese zur Trauer gesehen. Richtig verstanden, sind Trauer und Trost jedoch keine Gegensätze. Trost greift die Trauer auf, verknüpft die akute Trauer des Individuums mit der intersubjektiven, kollektiven Urtrauer. Die unverwechselbare persönliche Trauer wird dadurch weder geleugnet noch eingeschränkt. Vielmehr ist sie in einer Beziehung aufgehoben.

∞ Roxberg et al. (2013), Westerink (2010)

9.8 Abschiedlichkeit

> **Lernziel 9.8**
>
> Sie skizzieren den philosophisch-anthropologischen Begriff der Abschiedlichkeit.

Der Begriff »Abschiedlichkeit« wurde von Wilhelm Weischedel im Kontext der philosophischen Skepsis geprägt und durch Verena Kast einer breiten, psychologisch interessierten Öffentlichkeit bekannt. Im Kontext unserer Überlegungen passt er gut zu Kierkegaards Idee, dass wir lernen sollten, uns zu ängstigen. So schreibt er am Ende vom »Begriff Angst«: Wir können dann »wie im Tanz schreiten, wenn der Endlichkeit Ängste aufzuspielen beginnen, und der Endlichkeit Lehrlinge Verstand verlieren und Mut« (Kierkegaard GW 11–12: 168) auf den Anblick der Vergänglichkeit aller Dinge. Der Realismus des Skeptikers meint eine »zur Haltung gewordene Tätigkeit des Abschieds« (Weischedel 1975/1977: 194) in doppelter Hinsicht, um Freiheit zu gewinnen:

1. Abschied von der Welt
2. Abschied von sich selbst

> »Nicht daß er niemals eine Bindung eingehen könnte; als konkreter Mensch in einer konkreten Welt bindet er sich ständig und notgedrungen. Aber er wird sein Herz und seine Vernunft nie endgültig an das hängen, woran er sich bindet. Er wird sich auch hier wieder, wie in seiner Grundhaltung der Offenheit, für den Widerruf freihalten« (195f).

Konsequenz dieser skeptischen Grundhaltung ist die Unerschrockenheit gegenüber dem Tod, der in jedem Moment in das Leben hineinragt.

Abschiedlichkeit hat im Kontext der skeptischen Philosophie einen ernsten, zweifelnden, fast misstrauischen Klang. Heidegger (GA 2 § 74: 507) spitzt diesen philosophischen Ernst dadurch zu, dass er das Dasein durch das »Vorlaufen in den Tod« charakterisiert. Die Einübung des Ängstigens hat diesen zugleich philosophischen und existentiellen Sinn: Mit dem Abgrund der unendlichen Möglichkeit zu rechnen, mit dem endgültigen Selbst-Verlust (▶ 10). Auf den ersten Blick ist der Selbst-Verlust nur die Möglichkeit des Mitmenschen, sodass ich mich an den Schein-Sicherheiten meiner eigenen Endlichkeit festhalten kann. So leben wir in unserer alltäglichen Einstellung.

Abschiedlichkeit heißt, dass diese alltägliche Schein-Sicherheit infrage gestellt wird, mit Bowlby besprochen, dass das Bindungsverhaltenssystem aktiviert wird. Wie das alleingelassene, bedürftige Kind möchte sich auch der Erwachsene rückversichern, am ehesten, indem er dieser Infragestellung ausweicht.

Abschiedlichkeit heißt mit Kierkegaard gesprochen: Das rechte Sich-Ängstigen angesichts der Endlichkeit lernen.

Bindungstheoretisch verstanden, bewegt sich unser Lebenszyklus zwischen den Polen Festhalten und Loslassen. Dies kommt auch in Eriksons berühmtem Stufenmodell (▶ **Tab. 9.8**) zum Ausdruck. Jede Krise kann als eine archetypische Grundspannung, ein alterstypischer Konflikt (▶ 1.9) aufgefasst werden. Dies ist freilich nicht in einem exklusiven Sinn zu verstehen, als sei mit der Bewältigung einer Reifungskrise der entsprechende Konflikt ein- für allemal »erledigt«. Vielmehr kehren dieselben Grundthemen wie auf einer Wendeltreppe im jeweils höheren Lebensalter wieder.

In besonderer Weise gilt dies für das Thema der Generativität (Stufe VII bei Erikson). Weitergabe des Lebens ist nicht nur im biologischen Sinn der Zeugung, sondern auch im Sinne von Kreativität (▶ 3.9) und Spiritualität (▶ 10.9) zu verstehen. Dies gilt auch für die Sinnsuche des alten und sterbenden Menschen. Die Verluste an Vitalität, Gesundheit, geistigen Fähigkeiten, dürfen nicht einseitig als Defizite verstanden werden. Vielmehr handelt es sich um Krisen, von denen Tornstam sagt, dass sie zu einer Erweiterung des Blicks auf das Kosmische, zur Vertiefung und Verwesentlichung sozialer Beziehungen und zur Relativierung der Selbstzentriertheit führen (»Gero-Transzendenz«).

Tab. 9.4: Krisen und Stufen der Reifung (nach Erikson 1959/1966)

	Krise	Lebensalter	Reifungsziel
I	Urvertrauen vs. Urmiss-trauen	1. Lebensjahr	Vertrauen, Optimismus
II	Autonomie vs. Scham/Zweifel	2. Lebensjahr	Selbst- und Fremdkontrolle
III	Initiative vs. Schuldgefühle	3.–5. Lebensjahr	Ziel- und zweckgerichtetes Handeln
IV	Leistungsverhalten vs. Minderwertigkeitsgefühle	Latenz	Kompetenz
V	Identität vs. Rollendiffusion	Pubertät	Integration früherer, gegenwärtiger, zukünftiger Ziele
VI	Intimität vs. Isoliertheit	Frühes Erwachsenenalter	Engagement, Liebe, teilen können
VII	Generativität vs. Rückzug auf sich selbst	Mittleres Erwachsenenalter	Kreativität, Zuwendung zur Welt und kommenden Generation
VIII	Ich-Integrität vs. Verzweiflung	Reifes Erwachsenenalter	Weisheit, Gero-Transzendenz, Annahme des eigenen Lebens

☞ Demenz (von lat. *de*: von herab und *mens*: Geist) ist der Sammelausdruck für bleibende und zunehmende Störungen des Gedächtnisses, des Denkens, Fühlens und Handelns, die mit degenerativen Veränderungen des Gehirns einhergehen. Mit zunehmendem Alter steigt die Wahrscheinlichkeit, an Demenz zu erkranken. Im 19. Jahrhundert wurde der Begriff noch nicht in unserem heutigen Sinn gebraucht. Anfang des 20. Jahrhunderts berichtete der Münchner Psychiater und Neuropathologe Alois Alzheimer (1907) *»über eine eigenartige Erkrankung der Hirnrinde«.* Die nach ihm benannten degenerativen Veränderungen fand er bei der Sektion des Gehirns einer Patientin, die zu Lebzeiten unter dementiellen Symptomen gelitten hatte. Bevor Eugen Bleuler 1911 den Begriff »Schizophrenie« (gr. *schízo*: ich spalte, *phrēn*: Zwerchfell, Herz, Geist) einführte, hieß diese im jungen Erwachsenenalter beginnende Gruppe von Psychosen »dementia praecox« (früh auftretende, vorzeitige Demenz). Mit dem wissenschaftlichen Gebrauch des Demenz-Begriffes ist folglich ein Defizitmodell des seelischen Lebens verknüpft.

Der Verlust körperlicher und geistiger Fähigkeiten mit zunehmendem Alter, zugespitzt bei dementen Menschen, hat für deren Umwelt etwas Erschreckendes. Es beginnt Kierkegaards »Tanz«, bei dem die Lehrlinge der Endlichkeit Verstand und Mut verlieren. Auch die Betroffenen erleben Einschränkungen des Gedächtnisses und anderer Fähigkeiten oft als bedrohlich, vor allem zu Beginn der Erkrankung. Viel stärker wiegt jedoch, dass Kernbestandteile personaler Identität beeinträchtigt zu sein scheinen: Identität, Autonomie, Kontrolle. In der Kommunikation mit dementen Menschen fragen wir uns deshalb: Ist das Selbst eine Quantität, die dahinschmelzt, die wir verlieren können wie die Nervenzellen eines degenerierenden Gehirns? Wie ist Transzendenz möglich, wenn die immanenten Möglichkeiten schwinden? Gerade von dementen Menschen können wir jedoch lernen, dass es trotz großer kognitiver Einbußen Möglichkeiten der nonverbalen und emotionalen Kommunikation gibt, besonders mit musikalischen und gestalterischen Medien als Selbstausdruck. Solche Erfahrungen stellen die Auffassung des Selbst als Besitz von Identität infrage. Sie radikalisieren die Feststellung Bubers: »Der Mensch wird am Du zum Ich« (▶ 1.6). Unser Selbst ist gefährdet, und der demente Mitmensch lehrt uns einen abschiedlichen Umgang mit dem Selbst. Übergangs-Riten (▶ 9.9) in der Trauer um Verstorbene gestalten die Verarbeitung von Verlust. Damit gestalten sie einen wichtigen Aspekt unseres Lebens. Solange wir leben, bleibt das Selbst ein Prozess von Haben und Loslassen in der Beziehung: »Das Ich wird am Du zum Selbst« (▶ 10).

9.9 Übergangs-Riten

Lernziel 9.9

Sie können erklären, was man unter »rites de passage« versteht, und wenden dieses ethnologische Konzept auf den Trauerprozess an.

Jeder Abschied stellt eine Grenzüberschreitung dar, z. B. von Kindheit zu Adoleszenz, vom Junggesellendasein zur Ehe, in besonderer Weise jedoch, wenn es um die Überschreitung der Grenze des Todes geht. Abhängig von der persönlichen, familiären und kollektiven Kultur wird dieser Übergang ritualisiert. Schematisch lassen sich die folgenden Stufen der *rites de passage* (Übergangsriten, van Gennep 1981/1986) unterscheiden:

Tab. 9.5: Übergangsriten

Stufe des Übergangsritus	Trauerphase	Beispiele
Trennungsriten (*rites de séparation*)	Ablösung	Fortschaffen des Leichnams
Schwellen-/Umwandlungs- riten (*rites de marge*)	Zwischenphase Wechsel von Raum (Schwelle)/Zustand (Umwandlung)	Einäscherung zwischen 1. Verabschiedung und 2. definitiver Beisetzung
Angliederungsriten (*rites d'agrégation*)	Integration	Totenmahl, Gottesdienst

Übergangs-Riten im Zusammenhang mit der Trauerarbeit beginnen lange vor der Terminalphase. Oft lässt sich erst im Nachhinein beschreiben, wann sie einsetzen. Trauer-Rituale bieten angesichts der Ängstigung durch die bevorstehende Trennung ressourcenorientierte Übergangsriten an, die in Zeichen und Sprache der Unsicherheit und Plötzlichkeit Raum geben. Rituale erschließen damit einen Temenos, einen schützenden symbolischen Raum. Manche Rituale erschließen sich einer rationalen Sicht nicht oder widersprechen dem äußeren Anschein. So beziehen sich die jüdischen Reinigungsrituale im Kontext der Leichenwäsche und des Friedhofsbesuches nicht auf äußeren Schmutz. Vielmehr ziehen sie eine symbolische Grenze zwischen Leben und Tod (Kučera 2008) und stehen damit im Dienst des Mentalisierens von zunächst unfassbaren und in vielfältiger Form abgewehrten Verlusten.

Übergangsriten helfen, eine Grenze in feiernder Form zu begehen, und geben Kraft, diese zu überschreiten. Die Kraft der Rituale besteht darin, dass sie selbst hilfreiche Grenzen anbieten: Ort und Zeit, Anfang und Ende. Rituale sind zwischen Erstarrung und Lebendigkeit (Struktur und Flexibilität) ausbalanciert. Grundelement des Rituals ist das Zeichen als leiborientierte Seite der verbalen

Kommunikation. So verwenden sakramentale Riten die Zeichen von Licht, Wasser, Öl, Nahrung, Segen und Berührung. Zu einem hilfreichen lebendigen Ritus gehört, dass den Mitfeiernden der Schritt vom Zeichen zum Symbol als dem jeweils besten Ausdruck der Wirklichkeit (▶ 2.1) gelingt. Die Zeichen müssen dann nicht mehr dekodiert oder erklärt werden, sondern sie wirken als Symbole aus sich, werden als persönliche und miteinander geteilte Ressourcen entdeckt.

Am Ende des Lebens klafft häufig eine rituelle Lücke, ein Versiegen persönlicher Symbol-Ressourcen. Das gilt auch für den Umgang mit dem Leichnam. Die Professionalisierung und gesetzliche Reglementierung des Bestattungswesens führt zu einer Verarmung an persönlich und familiär gestalteten Riten. So wird die Trennung vom gerade Gestorbenen durch das überstürzte Verschwinden-Lassen der Leiche (Saake 2003) gestört, das gern mit hygienischen bzw. gesundheitspolizeilichen Gründen rationalisiert wird (▶ 6.8). Andererseits lassen sich viele Angehörige oder Erblasser nicht mehr von Kommunen und Bestattern bevormunden und schöpfen die Möglichkeiten eigener ritueller Gestaltungen aus. Alternative Bestattungsunternehmen und nicht-kirchliche Bestatter versuchen in dieser Situation ihren Marktanteil zu vergrößern.

Übergangsriten haben eine zentrale Funktion in der kollektiven gesellschaftlichen Erinnerung. Ein Zuviel an Erinnerung kann zum Wiederholungszwang werden, der wirkliche Erinnerung und die Heilung geschichtlicher Wunden geradezu verhindert. Erst wirkliche Trauer als psychische Arbeit überwindet den neurotischen Wiederholungszwang.

9.10   These und Fragen 9

These 9: Der trauernde Mensch

Der Mensch ist das abschiedliche Wesen, das in jeder Bindung loslassen muss. Wer sicher gebunden ist, kann auch leichter Abschied nehmen als ein unsicher gebundener Mensch. Trauerarbeit (S. Freud) im Unterschied zur Depression heißt nicht nur, dass die Bindung an ein verlorenes Objekt gelöst, sondern auch, dass diese Bindung in verwandelter Form, als inneres Bild, fortgeführt wird (Verinnerlichung). Trauern heißt insofern Mentalisieren, was als ein zunächst absurder und unvorstellbarer Verlust ins Eigene übernommen, mit Sinn unterlegt wird. Insofern ist jedes lebendige Symbol das Ergebnis eines Trauerprozesses, Verzicht auf das Festhalten-Wollen, um ein inneres Bild entstehen zu lassen. Dies gilt nicht nur für die Trauer der Hinterbliebenen, sondern auch für den Abschied des Sterbenden sowie für die Bewältigung von schweren Verlusten, z. B. im Rahmen einer Erkrankung. Trauer wird erschwert, wenn die psychischen Prozesse der Trauerarbeit unterbrochen oder gestört werden, z. B. bei traumatischen Verlusten (z. B. Großschadenslage, Tsunami, Terrorismus).

Fragen zu Kapitel 9

a) Welche Teilaspekte umfasst der Begriff »Trauer«?

b) Wie können Sie die propositionale Struktur des Traueraffektes formulieren, indem Sie die Begriffe Subjekt, Objekt, Beziehung, Ort des Objektes verwenden?

c) Beim »Lazarus-Zeichen«, welches am hirntoten Menschen beobachtet wird, handelt es sich um (nur eine Antwort ist richtig):

❏ komplexe Armbewegungen, bei denen die Arme angehoben oder zusammengeführt werden.

❏ eine Gruppe von Stammhirnreflexen, die dem Gesamthirn-Tod vorausgehen.

❏ Erholungszeichen des Gehirns, das in seltenen Fällen trotz nachgewiesenem Großhirn-Tod auftritt.

❏ nach Lösung der Leichenstarre in seltenen Fällen auftretende Spontanbewegungen.

❏ ein unsicheres Todeszeichen (»Scheintod«).

d) Welcher Befund ist *nicht* als sicheres Todeszeichen zu werten? (Eine Antwort)

❏ Leichenflecken

❏ Hirntod

❏ Herztod

❏ Leichenstarre

❏ Leichenfäulnis

e) Was bedeutet S. Freud zufolge »Trauerarbeit«? Welche Bedeutung kommt der Mentalisierung innerhalb der Trauerarbeit zu? Was geschieht, wenn diese nicht gut gelingt?

f) Welche Argumente sprechen dafür, dass Trauer in der Auflösung von Bindung besteht, welche dagegen?

g) Welche »Trauerarbeit« leisten Sterbende?

h) Inwiefern sind Bindungsstile bzw. innere Arbeitsmodelle Ressourcen bzw. Hindernisse bei der Bewältigung von Verlust und Trauer?

i) Sowohl der Trauer als auch der Depression liegt aus psychoanalytischer Sicht ein Objektverlust zugrunde. Worin unterscheiden sich Trauer und Depression?

j) Unter welchen Umständen entsteht an Stelle gelingender Trauerarbeit Traumatisierung?

10 Der lebende Mensch

📖 »Von den Verächtern des Leibes« (Nietzsche KGW VI, 1: 35–37)

Die übliche wissenschaftliche Sichtweise bezieht sich auf den messbaren Körper und setzt das Selbst mit dem Besitz von Ich-Identität, mit dem was bleibt, gleich. Abschiedlichkeit als Konsequenz der exzentrischen Positionalität heißt jedoch, dass die Gleichsetzung von Selbst und Identität fraglich wird. In diesem abschließenden Kapitel wird ein prozesshafter, teleologischer Begriff des Selbst entwickelt. Erst die Überschreitung des kleinen Ich und seine Ausrichtung auf das größere Selbst (Konstellation der Ich-Selbst-Achse) ermöglichen Bezug auf das Wir, Entwicklung, Krise und Transzendenz.

10.1 Das kleine Ich und das große Selbst (F. Nietzsche)

> **Lernziel 10.1**
>
> Sie skizzieren, wie Nietzsche die Begriffe Ich – Selbst – Leib – Seele verwendet, und unterscheiden davon den personalistischen (ichbezogenen) Sprachgebrauch der Alltagssprache.

Das Wort »selbst« gewinnt seine Bedeutung im Zusammenhang mit anderen Wörtern: Als Fokuspartikel betont »selbst« bestimmte Satzteile (»Alle amüsierten sich. Selbst seine sonst so mürrische Tochter hat gelacht.«, »Selbst ein Wunder konnte ihm nicht mehr helfen.«). Als Demonstrativpronomen schränkt »selbst« eine Aussage auf bestimmte Wörter ein (»Der Fahrer selbst blieb unverletzt.«, »Importe aus dem Land selbst«, »Das hat er sich selbst zuzuschreiben.«). Schließlich verstärkt »selbst« Reflexivpronomina (»Er rasiert sich selbst.«). In allen diesen Beispielen (Beckermann 2010) dient das Pronomen »selbst« der Verdeutlichung. Es könnte wegfallen, ohne dass sich die Satzbedeutung änderte. Dies gilt insbesondere bei reflexiv gebrauchten Verben, in denen grammatisches Subjekt und Objekt einer Handlung übereinstimmen. Das Pronomen »selbst« bezieht sich in der Regel auf Personen, kann jedoch auch für Dinge verwendet werden:

»Zu den Sachen selbst!« – nicht bei Vorüberlegungen oder Vorannahmen stehen bleibend: das Motto der Phänomenologie.
»Die Waschmaschine schaltet sich von selbst ab« – automatisch (gr. *autómatos*, von gr. *autós*: selbst).

In dem letzten Beispiel wird das Pronomen »selbst« in uneigentlicher, übertragener Bedeutung gebraucht: Keine Maschine schaltet sich selbst an oder aus wie eine bedienende Person. Vielmehr arbeitet sie ein Programm ab, das der Hersteller eingebaut und die bedienende Person in Gang gesetzt hat. Dasselbe gilt auch für den Computer als komplizierter Rechenmaschine: Er entscheidet, arbeitet, beginnt und beendet nicht »selbst« im strengen Sinne des Wortes. Vielmehr funktioniert er (nicht) in Abhängigkeit von der benutzenden Person. Im strengen Sinne können nur Lebewesen als »Automaten«, sich selbst bewegende Subjekte, bezeichnet werden.

In dem gerade gelesenen Nietzsche-Text werden die Pronomina »ich« und »selbst« substantiviert (mit einem Artikel versehen). Die Substantivierung des Personalpronomens der 1. Person Singular gab es bereits im deutschen Idealismus, z. B. bei Fichte. Im Instanzenmodell (Freuds II. Topik) dient die Substantivierung dazu, das Handeln und Erleben des Subjekts als einen Teilbereich der psychischen Realität zu beschreiben, als einen Knecht, der unter seinen »Zwingherren« Es und Über-Ich leidet.

Originell ist bei Nietzsche die Substantivierung des Pronomens »selbst«, wodurch auch das »Ich« eine völlig neue Bedeutung erhält: »Dein Selbst lacht über dein Ich und seine stolzen Sprünge. Was sind mir diese Sprünge und Flüge des Gedankens?« Der Text inszeniert in atemberaubender Weise die Substantivierung des Ich und seine Entthronung, seine Hinordnung auf das größere Selbst.

»Leib bin ich und Seele« – so redet nicht nur das philosophische »Kind« Nietzsches, so redet auch die Metaphysik, die sich seit Beginn der Philosophiegeschichte um die »Lösung« des Leib-Seele-Problems bemüht. »Und warum sollte man nicht wie die Kinder reden?«: Es kann gut und sinnvoll sein, sich kindlich oder metaphysisch um das Leib-Seele-Problem zu kümmern. Hier allerdings geht es um ein tieferes, »erwachtes« Wissen: Vom Leib als ganzem, nicht dem vergegenständlichten materiellen Körper, sondern vom Leib, der große Vernunft ist, größer als die »Seele«, größer als die »kleine Vernunft«, derer sich der Leib als Werk- und Spielzeug bedient.

»›Ich‹ sagst du und bist stolz auf dies Wort …«: Ein kleines Kind, das verkündet: »Selber machen, selber will«, meint damit: »Das kann/will ich selbst machen«. Es übernimmt das Pronomen »selbst« von den Erwachsenen und benutzt es zu ersten Triumphen seiner Autonomie. Der kindliche Stolz des Ich-Sagens setzt sich in unserer Fähigkeit fort, das Pronomen »ich« zu substantivieren. Kindlicher Stolz verbirgt sich im übertragenen Sinn auch hinter der Annexion des Selbst durch das Ich: Das inflationäre kleine Ich sagt »Ich-selbst« gerade dann, wenn es sich dem größeren Selbst verschließen will.

In Anlehnung an Nietzsches philosophischen Aufruf an die »Verächter des Leibes« können wir drei wichtige Vorbemerkungen für unsere Überlegungen über die Selbst-Werdung des lebenden Menschen formulieren:

1. Die »Seele« ist ein Etwas am Leib, das den lebendigen Menschen vom toten Körper unterscheidet.
2. Der (narzisstische) Stolz über das Ich-Sagen ist lebensnotwendig.
3. Die Unterscheidung kleines Ich vs. großes Selbst begrenzt diesen Stolz.

In der Alltagssprache wird das Selbst als Identitätsbesitz des Sprechers und im Mainstream von Psychoanalyse und Neurobiologie als Repräsentation der eigenen Person aufgefasst. »Noch der/die selbe zu sein, wie vor x Tagen«, ist auch die Voraussetzung für die Zuschreibung von Schuld und deren Konsequenzen (schuldbezogene diachrone Thematisierung des Selbst, ▶ 8). In der Dritte-Person-Perspektive kann Identität als raum-zeitliche Kontinuität zwischen dem Körper K_{t1} und dem Körper K_{t2} definiert werden, also zwischen einem zu zwei Zeitpunkten festgestellten Körper. Dies gilt sogar für die Leiche als totem K_{t2}, die »identifiziert« wird, nämlich als einem lebendigen K_{t1} zugehörig. Dazu gehört eine einigermaßen erhaltene, d. h. noch nicht vollständig in Verwesung übergegangene Gestalt. Bei einer Ansammlung von Knochen, auch wenn sie »ordentlich« als Skelett hingelegt werden, sprechen wir nicht mehr von einer Leiche (▶ 6.8).

Ich und Selbst: Wir sprechen über zwei substantivierte Pronomina. Wir sprechen in der Dritte-Person-Perspektive über das Personalpronomen der Ersten Person und über das Demonstrativpronomen »selbst«. Diese Substantivierungen tauchen mit neuzeitlichen Subjektivierungstendenzen auf und sind vorher kaum nachweisbar. Im »Versuch einer neuen Darstellung der Wissenschaftslehre« (1797) schreibt Fichte,

»daß das Wort (Selbst) ›neuerdings‹ gebraucht werde, um den Begriff der ›Ichheit‹ auszudrücken; das Wort bezeichne eine Beziehung auf ein schon Gesetztes; aber schlechthin, in wie fern es durch seinen bloßen Begriff gesetzt ist. Bin ich dieses Gesetzte, so wird das Wort gebildet: selbst. Selbst setzt sonach den Begriff vom Ich voraus« (85).

Vorläufiger Höhepunkt der neuzeitlichen Ich-Selbst-Substantivierung und Subjektivierung ist die »Sakralisierung des Selbst« (Luckmann 1967/1991). »Sakralisierung« (lat. *sacer*: heilig, aber auch: verflucht, verabscheuungswürdig) bedeutet, dass eine Person oder eine Sache als geweiht und heilig gilt. Die Sakralisierung des Selbst bedeutet nicht nur eine Steigerung der Selbst-Dominanz gegenüber dem Ich, sondern auch eine Überhöhung, eine Krise. Diese Krise zeigt sich darin, dass Individualität in soziale Konstruktion umkippt: *I am linked, therefore I am* (Gergen 2009), insbesondere im Cyberspace.

10.2 Neurobiologie des selbstbezogenen Prozesses

> **Lernziel 10.2**
>
> Sie kennen ein Beispiel dafür, wie das Selbst neurobiologisch operationalisiert werden kann und reflektieren diese Operationalisierung.

Das Selbst kann im Sinne Kants als transzendentales Konzept verstanden werden, das unserer empirischen Selbst- und Welterfahrung zugrunde liegt. William James differenziert zwischen einem

- physikalischen Selbst (Wahrnehmung des Eigenleibs),
- mentalen Selbst und
- spirituellen bzw. geistigen Selbst.

Northoff (2012) schlägt ein einheitliches prozessuales Selbst-Konzept vor, auf dem die verschiedenen inhaltlichen Bestimmungen des Selbst basieren. Dieses selbstbezogene Processing (SBP) definiert er über die Herstellung einer Beziehung zwischen Organismus und Umweltstimuli.

> ⚠ Northoff denkt das SBP nicht kognitiv-repräsentational, sondern in affektiv-präreflexiver Koppelung. Dies ist im Unterschied zu den meisten Operationalisierungen des Selbst originell. Diese sehen das Selbst nämlich als Vorstellung vom eigenen Ich, als Ich-Modell. Northoff hingegen setzt vor dieser Repräsentation (▶ 1.8) an, beim Umgang mit sich und anderen.

»Das selbstbezogene Processing (SBP) ist genuin relational. Es zeichnet sich durch eine unmittelbare, selektiv-adaptive Kopplung des Organismus mit der Umwelt aus und spiegelt sich im phänomenalen Erleben wider« (152).

Neuroanatomisch-funktionell entsprechen die *kortikalen Mittellinien-Strukturen* (KMS) diesen theoretisch postulierten Funktionen, insbesondere durch die Koppelung zwischen Sensomotorik und Selbstbezug sowie zwischen Affektivität und Selbstbezug.

»Das SBP erlaubt es dem Organismus, eine Beziehung zu bestimmten Ereignissen bzw. Stimuli der Umwelt zu etablieren. Dadurch wird nicht nur eine Relation zwischen Organismus und Umwelt hergestellt, sondern die Stimuli selber verändern ihr Format in der Form, dass sie phänomenal erlebt werden können« (156).

Das SBP sei möglicherweise die Basis dessen, was Damasio als mentales oder *core*-self, Erfahrungsselbst, präreflexives Selbst oder minimales Selbst bezeichnet.

»Es ist sozusagen der Beziehungscode zwischen Umwelt und Organismus. Das Selbst kann somit nicht mehr als isolierte Entität mit separaten Inhalten angesehen werden. Anstelle einer solchen inhaltlich bezogenen Definition muss das Selbst eher prozessual bzw. im Sinne eines Prozesses, des SBP, definiert werden«.

Northoffs abstrakte Definition des SBP ähnelt einem transzendentalen Konzept. Allerdings legt er Wert darauf, ein empirisches Konzept zu beschreiben und belegt dies mit Forschungsergebnissen zur Neurobiologie der Mittellinien-Strukturen, insbesondere was Theory of Mind und transkulturelle Aspekte sowie Besonderheiten bei Autismus, Depression und Schizophrenie angeht.

10.3 Spiegel

Lernziel 10.3

Sie sind in der Lage, zwischen der physikalischen Spiegel-Erfahrung und dem »Spiegeln« innerhalb einer Beziehung zu unterscheiden und nehmen zu der Erfahrung des Sich-Erkennens im Spiegel Stellung.

»Spieglein, Spieglein an der Wand: Wer ist die Schönste im ganzen Land?« So befragt die alternde Königin allmorgendlich ihren Spiegel: Von Kindesbeinen an sind wir damit vertraut, dass der Spiegel eine Stimme hat und der Königin antwortet: »Frau Königin, Ihr seid die Schönste hier. Aber Schneewittchen hinter den Bergen bei den sieben Zwergen ist tausend mal schöner als Ihr«. Im metaphorischen Sinn »spiegelt« sich das Kind in den leuchtenden Augen der Eltern (»Glanz im Auge der Mutter«, (Kohut 1977/1979)) und in der Affekt-Spiegelung, die im Dienste des Mentalisierens steht (▶ 1.7).

Das Gesicht der Mutter ist der Vorläufer des Spiegels (Winnicott 1951/1973: 128). Wie viel später gegenüber einem physikalischen Spiegel oder einem technischen Monitor muss der Säugling schon jetzt gegenüber der Als-ob-Freude der Spiegelperson eine referentielle Entkoppelung vornehmen, also deren eigene mentale Zustände von den gespiegelten unterscheiden und lernen, das Spiegelbild auf sich selbst zu beziehen, also sich nicht (mehr) als fremdes Baby zu verkennen.

Beim Rouge-Test wird dem Kind ein roter Punkt auf die Nase gemalt, sodass sein Verhalten vor dem Spiegel und insbesondere die Selbst-Erkennung sprachunabhängig beobachtet werden kann (Bischof-Köhler 1989):

Verhalten der Kinder beim Rouge-Test

- 6–12 Monate: Änderung des Spielverhaltens nach Entdeckung des »Spielkameraden« im Spiegelbild, das noch nicht als Selbst-Bild erkannt wird
- 13–15 Monate: Vorsicht, Rückzug, Vermeidung gegenüber dem Spiegelbild. Rote Markierung wird im Spiegel entdeckt, aber noch nicht auf der eigenen Nase angefasst
- ab 15 Monate: Die rote Markierung auf der eigenen Nase wird angefasst

- 20–24 Monate: 75 % der Kinder erkennen sich selbst im Spiegel: Das Spiegelbild wird mit dem eigenen Namen bzw. mit »Ich« benannt

Während des ersten Lebensjahres lernen Kinder durch Handeln. Im Spiegel objektivieren sie nun äußere Objekte und das Selbst und lernen, optische und akustische (sprachliche) Bilder auszuwerten: »Through the imaging capacity, toddlers become intent readers of signs« (Lichtenberg 1985: 202, ▶ 2), und zwar sowohl im physikalischen Spiegel als auch im »spiegelnden« Gesicht der Eltern. Auch das verkannte Selbst im Spiegelbild kann ein derartiges »fremdes Baby« sein wie im Falle von Freuds 1 ½-jährigen Enkel Ernst, der sein eigenes Verschwinden vom Spiegel mit »bebi o-o-o-o« kommentiert (▶ 4.1).

Die mit dem Rouge-Test erhobenen Befunde deuten darauf hin, dass die Kinder bis etwa zum 18. Lebensmonat einen Spielpartner im eigenen Spiegelbild sehen und freudig begrüßen, küssen, berühren. Im 2. Lebensjahr werden zunehmend Vermeidungs- und Scham-Reaktionen beobachtet, die auf die ambivalente Wahrnehmung des Im-Mittelpunkt-Stehens hindeuten könnten (Bischof-Köhler 1989).

Die Spiegel-Metapher kann in der Bedeutung der identifizierenden Imitation des Ich gebraucht werden oder als Ausdruck der beginnenden Ich-Du-Beziehung (z. B. markiertes Spiegeln nach Fonagy ▶ 1). Das menschliche »Spiegelstadium« (6.–18. Monat, Lacan 1949/1966) ist hingegen als Imitation zu verstehen, gekennzeichnet durch die anhaltende »jubelnde« Affektivität, die das Kind gern wiederholt. Das vorsprachliche Kind (»infans«), so Lacan, sehe sich im Spiegel einer ersten Identifikation gegenüber, einem »Ich« (frz. *Je*) vor der Subjektwerdung. Das Spiegelstadium entspricht im Denken Lacans einer imaginären Punkt-zu-Punkt-Entsprechung, einer narzisstisch-illusionären Identifikation. Der Spiegel dient also laut Lacan der Projektion des »Ich« vor der Ich-Du-Differenzierung. Für echtes Erkennen sei hingegen Sprache, Differenz notwendig. Wie oft bei Lacan, ist auch die Bezeichnung »stade du miroir« doppeldeutig. Sie wird meist als *Spiegelstadium* übersetzt, also als Entwicklungsphase, die irgendwann abgeschlossen ist. Sie kann aber auch *Spiegelstadion* heißen und damit einen Raum bezeichnen, in dem wir uns ein Leben lang bewegen.

Die mit Jubel begrüßte Spiegelerfahrung täuscht mir eine Selbst-Identität vor. Warum ist das so? Die Selbst-»Identität«, die mir im Spiegel entgegen kommt, ist kein vollständiges Bild meiner selbst. Mich kennen (*me connaître*), sagt Lacan, heißt *méconnaître* (missverstehen). Denn ich sehe das Meiste der Zuschreibungen anderer, meiner Leiblichkeit, meiner Geschichte gerade *nicht*, es bleibt mir unbewusst (▶ 3.4). Dies wird besonders deutlich am Symptom (▶ 2.7): es gehört zu mir, ist bei aller *Störung* eine Leistung meines Ich. Das Symptom steht für die *Positivität* meiner Identität, für das, was zu mir gehört (unabhängig davon, ob es mir angenehm ist, ob ich darunter leide usw.). In Prozessen der Heilung (▶ 7.5) wird eine merkwürdige Dialektik der Identität deutlich: Die Weigerung, sich zu wandeln, die Abwehr des Andersseinkönnens, zeigt, dass zur Identität auch *Negativität* (▶ 10.4) gehört (Schneider 2014).

Ein anerkennender, feinfühliger, therapeutischer Umgang des Anderen betrifft also nicht nur die Positivität des Spiegelbildes, sondern auch alles, was das Spiegelbild *nicht* zeigt. Im Dialog zwischen Psychoanalytiker und Analysand besteht diese Negativität im Un-Gesagten, Un-Bewussten, Un-Verstandenen. Im alltäglichen Umgang und in der feststellenden Wissenschaftssprache vermeiden wir eher die Differenz zwischen Positivität und Negativität. Wir wollen klären, was der Fall ist, und schließen all das aus dem Diskurs aus, was die Klarheit und Eindeutigkeit einer Aussage beeinträchtigt. Anders in der Psychoanalyse: »Die dem psychoanalytischen Arbeiten angemessene anerkennende Responsivität ist das Hören auf die Differenz von Aussage und Aussagen« (Kläui 2010).

Dem »Jubeln« angesichts des Spiegelbildes steht das Auf-sich-Nehmen der Fremdheit, des Nicht-Selbst gegenüber:

> »Das Spiegelstadium ist also nicht der Moment, in dem das Kind der kognitiven Leistung fähig wird, sein Spiegelbild als das Bild seiner selbst zu erkennen, sondern der Moment eines Vorgangs, in welchem es sich auf sich selbst hin entwirft – vorsichtiger formuliert: auf ein ›sich selbst‹ hin, das es noch gar nicht hat und gar nicht ist –, mithilfe des Bildes einer Ganzheit, bei der es vielmehr darauf ankommt, daß es dieses nicht ist – eine Differenz, deren Unüberwindlichkeit sich immer deutlicher herausstellen wird, ja, die es geradezu auf immer offenzuhalten gelten wird« (Gondek 2010: 19f).

Also auch die inneren *Seelenbilder* Anima und Animus (▶ 6.6) sind im weitesten Sinn Selbst-Bilder. Sie konfrontieren uns mit dem Anderen in uns, mit der Identitätssuche zwischen äußeren Diskursen und eigenleiblichem Spüren.

10.4 Verlierbarkeit des Ich

> **Lernziel 10.4**
>
> Sie können zwei Aspekte des Selbst vergleichen, nämlich Selbsthabe (Positivität, Identität) und Selbstverlust (Negativität).

Die berühmte Selbst-Definition Kierkegaards führt das Selbst als Prozess, als Beziehungsgeschehen ein. Plessner nennt diese Tatsache des Selbst-Verhältnisses »exzentrische Positionalität« (▶ 2.4). Damit ist der Prozess gemeint, in dem das Lebewesen Mensch reflektierend seinen Umweltbezug, seine Beziehung zu Anderen reguliert. Der Prozess- und Verhältnischarakter des Selbst sagt uns, dass unser Selbst einerseits ein Werdendes ist, das sich verändert, und das wir andererseits nur im Hinblick auf Selbigkeit existieren können, d. h. immer dieselben sind, die sich in ihrer Selbstheit nicht verändern.

»Das Selbst ist ein Verhältnis, das sich zu sich selbst verhält, oder ist das an dem Verhältnisse, daß das Verhältnis sich zu sich selbst verhält; das Selbst ist nicht das Verhältnis, sondern dass das Verhältnis sich zu sich selbst verhält« (Kierkegaard GW 24–25: 8).

Der Mensch ist weiterhin

»[...] eine Synthese von Unendlichkeit und Endlichkeit, von dem Zeitlichen und dem Ewigen, von Freiheit und Notwendigkeit, kurz eine Synthese« (Kierkegaard GW 24–25: 8).

Der menschliche Geist steht vor der schwierigen Aufgabe, die Einheit der Gegensätze zuwege zu bringen, und daran kann das Selbst verzweifeln, sich verfehlen oder verlieren. *Verzweiflung* heißt, dass die Synthese aus eigener Kraft nicht gelingt und nicht gelingen kann, dass Ich und Selbst *zwei* getrennte Größen bleiben. Die Selbstwerdung (nach C. G. Jung: die Individuation) kann also nicht zum Ziel kommen; das Selbst bleibt für das Ich eine Asymptote. Paradoxerweise ist die Sünde als *Absonderung* von Gott und vom Selbst (▶ 8.3) auf der einen Seite etwas Negatives, das geheilt, (spirituell gesprochen:) erlöst werden muss. Auf der anderen Seite wird durch die Sünde die unendliche qualitative Differenz des Menschen Gott gegenüber und die Unerreichbarkeit des Selbst aufgedeckt.

Wichtige geistesgeschichtliche Strömungen, die von Kierkegaard, Nietzsche und Jung bis zur Postmoderne reichen, betonen die Brüchigkeit und Verlierbarkeit der Identität. Etwa gleichzeitig mit Nietzsche definierte William James (James 1890: 291): »A man's self is the sum total of all that he can call his.« Auf James geht auch die bis heute einflussreiche Unterscheidung zwischen dem I-self als dem handelnden Erfahrungssubjekt und dem Me-self als dem Objekt meiner Reflexion zurück. Die meisten post-freudianischen Selbst-Theorien betreffen das Me-self, das repräsentierte Selbst. Es besteht die Gefahr der Verwechslung zwischen dem kleinen Ich und dem großen Selbst der Vernunft des Leibes oder, anders ausgedrückt, der Annexion des Selbst durch das Ich.

Der personalistische Selbst-Begriff (Selbst als eindeutige Identität, Ich-Habe, Ich-Besitz) prägt die Mehrzahl der psychoanalytischen Konzepte, auch deren Narzissmus-Begriff.

In der Alltagssprache werden Begriffe wie Egoismus, Narzissmus, Selbstverwirklichung häufig als »Ego-Trip« diskreditiert. Dies kann damit zusammenhängen, dass die Selbst-Suche narzisstischer Menschen deren Umwelt irritiert. So entsteht ein Leiden der Umwelt, sodass narzisstisches Leiden an der Identitäts- und Selbstwert-Suche nicht in den Blick kommt. Das Selbst-Erkennen im Spiegel, so stellt Lacan mit Recht fest, bleibt virtuell und imaginär. Mit dem Verblassen des roten Punktes (▶ 10.3) verschwindet auch diese Möglichkeit der Selbst-Vergewisserung wieder. Auch das interaktive Gespiegeltwerden ist niemals ein Selbst-Besitz, sondern, je älter wir werden, umso mehr ein lebendiger Austausch im Geben und Nehmen. Das macht vor allem Menschen Angst, deren Selbstwert-Regulation brüchig ist, die also – mit dem Fachwort ausgedrückt – unter einem pathologischen Narzissmus leiden.

> Der schöne Narkissos konnte die Liebe der Nymphe nicht erwidern. Überhaupt konnte er nicht lieben, was die Rachegöttin Nemesis dafür sorgen ließ, dass er aus einer Quelle am Musenberg Helikon trank. Dabei verliebte er sich in sein eigenes Spiegelbild, konnte sich nicht von diesem herrlichen Anblick losreißen, bis er schließlich dahinschwand und in eine Blume verwandelt wurde, in die Narzisse.

Die Selbst-Bespiegelung hält Narkissos gefangen. Er ist unfähig, sich davon loszureißen und jemand anderen zu lieben als sich selbst. Nach anderen Varianten stürzt er sich in sein Spiegelbild und vergeht auf diese Weise. Der ideale Spiegel für einen narzisstischen Menschen ist die »Selbst-lose« Bezugsperson (»Selbstobjekt«, Kohut 1977/1979), die keine Eigenregungen zeigen soll, sondern die Fähigkeit haben muss, zu spiegeln, zu bewundern, uneingeschränkt aufmerksam zu sein. Zur narzisstischen Krise (▶ 10.6) kommt es, wenn ein gekränkter Mensch aus dem Gleichgewicht mit seinem Selbstobjekt kommt. Befürchtet der gekränkte Mensch den Verlust der Bezugsperson, so kann die »erpresserische« Suiziddrohung dazu dienen, sich durch Manipulation der Nähe des Anderen zu vergewissern.

⚠ Narzissmus: Begriffliche Unterscheidungen

- Im Gegensatz zur Umgangssprache verwendet die Psychosomatische Anthropologie den Begriff »narzisstisch« nicht wertend (im Sinn von egoistisch, eitel, oberflächlich usw.).
- Normales Größenselbst: Die gesunde Selbstwert-Regulation des Heranwachsenden und des Erwachsenen braucht die Phantasien der eigenen Grandiosität und deren Widerspiegelung, um sich entfalten zu können.
- Pathologisches Größenselbst: Unfähigkeit, mit Erfahrungen von Frustration und Begrenzung umzugehen. Diese können nicht für die Gestaltung von Beziehungen ausgewertet werden, sondern rufen Wut, Rückzug und massive Entwertung Anderer hervor.
- Normaler Narzissmus in Beziehungen: Gemeinsam Erlebtes kann genossen werden und führt zur Stabilisierung des Selbstwertes: »seelische Lichtmaschine«: Die eigenen Energien laden sich auf (Kernberg 1985/1988).
- Pathologischer Narzissmus/narzisstische Persönlichkeitsstörung. Die Regulation des Selbstwertgefühls geschieht ausbeuterisch-manipulativ (Partner werden wie »Batterien« zur Steigerung des Selbstwertes benutzt). Häufig sind narzisstische Krisen (▶ 10.6). Fast immer bestehen »Beziehungskisten« und Motivationsstörungen (»Null-Bock-Mentalität«, Arbeitsstörungen ▶ 4.5) (Ermann 2007).

Wer nicht beim personalistischen Selbst-Begriff (Haben, Besitzen von Identität) stehen bleiben will, kommt nicht um eine doppelte Dekonstruktion des Selbst-Konzepts herum:

1. Durch die Selbst-Pathologien, mit denen quälendes Leiden an den eigenen Identitäts-Krisen verbunden ist, also auch der Wunsch nach (Re-)Konstruktion eines möglichst unangefochtenen Selbst;
2. durch die grundsätzliche anthropologische Bestreitung der Gleichsetzung von Ich und Selbst.

Durch 2. relativieren sich auch die im Kontext von 1. formulierten Wünsche und Therapieziele. Darüber hinaus können Selbst-Suche und Selbst-Verlust als Ressourcen im Prozess der Ich-Selbst-Konstellation aufgefasst werden, ohne diese auf Pathologie zu reduzieren. M. a. W.: Auch der narzisstisch Kranke ist »Philosoph wider Willen« (Holzhey-Kunz 2008).

»Wer seine *psychē* bewahren wird, wird sie verlieren, wer aber seine *psychē* um meinetwillen verliert, wird sie finden«: *psychē* kann in diesem Jesus-Wort (Matthäus 16,25) mit »Seele«, »Leben«, »Selbst« übersetzt werden. Offenbar wird das Selbst gerade verfehlt, wenn es als Besitz aufgefasst wird. Oder: Im Verlieren wird gewonnen, was ich zu besitzen meinte. In der »Selbst-Vergessenheit« liegt ein paradoxes Finden. Die statische, auf das »Besitzen« von Eigenschaften gestützte Identitäts-Definition passt streng genommen nur im Leichenschauhaus, wo wir den toten Körper nach Ähnlichkeit mit der verstorbenen Person, Zahnstatus und DNA-Struktur »identifizieren«. Der lebendige Mensch hingegen »hat« Identität in dem selben Ausmaß, wie er sie »verliert«.

Im Gegensatz zu einem personalistischen Verständnis des Selbst als Identität betont Jung deshalb die Differenz in der Selbst-Erfahrung, die Dissoziabilität (Spaltbarkeit, ▶ 5.8) der Psyche. Wenn Ich und Selbst nicht unterschieden werden (Ich-Selbst-Achse ▶ 10.5), droht entweder die deflationäre Entwertung des Ich-Individuums oder der inflationäre ego-zentrische Narzissmus.

Die soeben aufgelistete Begrifflichkeit setzt einen personalistischen Selbst-Begriff voraus (*Störung* des Selbst-Erlebens und Wiederherstellung/»Heilung« des Selbst, Kohut 1977/1979). Doch können die narzisstischen Pathologien als lebendige Infragestellungen der naiven Gleichsetzung von Ich und Selbst aufgefasst werden. Narzisstische Menschen vom ausbeuterischen (offensiven) oder »dickfelligen« (Rosenfeld 1987/1990) Typ halten sich meistens nicht für krank und hilfsbedürftig. Häufig gelangen sie in Führungspositionen, da sie angstfrei Risiken eingehen können und es genießen, bewundert oder gefürchtet zu werden. Zum Psychotherapeuten kommen sie erst im Fall einer Selbstwert-Krise bzw. eines narzisstischen Zusammenbruchs (Kernberg 1985/1988). Auf den ersten Blick leiden hingegen narzisstische Menschen vom bedürftigen (defensiven »dünnhäutigen«) Typ (Asper 1987/1991, Kohut 1977/1979, Rosenfeld 1987/1990) völlig anders, nämlich unter Sinnlosigkeit, Leere, mangelnder Spiegelung bzw. mangelnder Fähigkeit, durch das Gespiegeltwerden den für Frustrationen und Entbehrungen erforderlichen »seelischen Speck« anzusetzen.

Gerhard Schneider vertritt eine dialektische Konzeption personaler Identität. Identität sei

»nicht mit ihrer Positivität gleichzusetzen, vielmehr ist deren Abwehrseite mit zu bedenken, die sich als Tendenz zur Selbsterhaltung (der Positivität) beschreiben lässt und in besonderer Intensität ihren Kernbereich betrifft. Sie zeigt sich in Form der Negation ihrer Kontingenz, d. h. des Andersseinkönnens, und lässt sich so beschreiben, dass all dem, was der inhaltlichen und strukturellen Bestimmung der Positivität nicht entspricht, keine Existenz(berechtigung) zukommen soll« (Schneider 2014).

Ebenso wie die Negativität Schneiders ist auch der Schatten (▶ 8.7) nichts Negatives im moralischen Sinn, jedenfalls nicht auf einer tieferen Ebene. In »Tiefenpsychologie und neue Ethik« hat Erich Neumann gezeigt, dass auch die Gut-Böse-Spaltung Teil der Schattenprojektion ist, eben weil die meisten Menschen das Böse im Gegenüber sehen, gewissermaßen auf der Anklagebank, aber selbst nicht dort sitzen wollen.

Mit der Gut-Böse-Spaltung und mit der Schattenprojektion verwandt, aber nicht identisch ist die Spaltung wahr-falsch, gewissermaßen die Übernahme des logischen Satzes vom Widerspruch in das Psychische. Freud hat uns gelehrt, dass der Primärprozess den Satz vom Widerspruch nicht kennt, gut und böse, wahr und falsch zwar konträr, aber nicht kontradiktorisch sind.

Winnicott prägte den klinisch sehr nützlichen Begriff des »falschen Selbst«. Das Kind lernt, dadurch zu überleben, dass es sich fremden, v. a. elterlichen Erwartungen anpasst und diese Erwartungen so perfekt übernimmt, dass sie zu einer zweiten Identität werden, aber eben zu einer »falschen«. »Hiding the true self or finding a way of enabling the true self to live«. In unserer psychotherapeutischen Gegenübertragung fühlen wir das kindliche falsche Selbst auch beim erwachsenen Patienten und wir werden dann komplementär zu Eltern, die das Kind in dieser falschen Positivität lassen. Wir verhalten uns wie Eltern, die angepasste Kinder wünschen und mitten in unserer bewussten Heilungsabsicht unbewusst das falsche Selbst zementieren. Die Abwehr des Neuen, von der Schneider spricht, gibt es nicht nur auf Seiten der Patienten, sondern auch bei uns, oft als unbewusstes Mitagieren.

Denn worin liegt das Entwicklungspotential des falschen Selbst? Wiederum liegt die Gefahr in der normativen Verwendung des Begriffs »Falsch«(-heit). Falsch heißt eben nicht schlechterdings minderwertig, pathologisch, »wegzutherapieren«. Das falsche Selbst muss in der Psychotherapie anerkannt, geliebt werden, weil es Schutz und Ausdruck des »wahren« Selbst ist.

10.5 Ich-Selbst-Achse

Lernziel 10.5

Unter Bezugnahme auf Jung erläutern Sie die Ich-Selbst-Achse und das Selbst als Zentrum der bewussten und unbewussten Persönlichkeit.

Jung unterscheidet »zwischen *Ich* und *Selbst,* insofern das Ich nur das Subjekt meines Bewußtseins, das Selbst aber das Subjekt meiner gesamten, also auch der unbewußten Psyche ist. In diesem Sinne wäre das Selbst eine (ideelle) Größe, die das Ich in sich begreift« (GW 6: § 810). In der lebenslangen Entwicklung konstelliert sich eine Achse zwischen dem Ich-Komplex einerseits, mit dessen Hilfe ich meine Welt gestalte, und dem Selbst andererseits, dessen Realisierung noch aussteht, das aber als großes Muster im Laufe des Lebens deutlich wird. Hier liegt die praktisch-psychotherapeutische Bedeutung von Jungs Selbstbegriff, der eine Ressource für Entwicklung und Identitätssuche bildet. Für den wissenschaftlichen Diskurs ist das Selbst ein Grenzbegriff, über den Jung in Definitionen, Metaphern und Symbolen spricht. Er ist nicht operationalisierbar bzw. nur als persönliches Konstrukt abbildbar.

Jungs Selbstbegriff ist häufig essentialistisch verstanden worden, wozu die Personifizierung, Hypostasierung, ja: Sakralisierung und Vergöttlichung beigetragen hat, die sich bei Jung selbst findet. Leicht wird dann sein Hinweis überlesen, dass er mit dem Gottesbild als empirischem Korrelat des Selbst strikt psychologisch umgehen will, also nicht theologisch. Jung und seine Nachfolger haben das Selbst bald biologisch-genetisch, bald kulturell gesehen. Unter dem Einfluss der Mandalas und anderer Bilder stehen bald die Inhalte im Vordergrund, bald die nackte transzendentale Struktur der Facultas praeformandi/imaginandi, der Fähigkeit, Bilder (vom Ich-Selbst) zu entwerfen (▶ 1.6).

Ein essentialistisches Verständnis des Selbst geht mit der Gefahr einher, den dynamischen Prozess von Haben und Verlieren außer Acht zu lassen. Ein gutes »Antidot« gegenüber diesem Essentialismus ist die Ich-Selbst-Achse:

> »Auf der positiven Urbeziehung fußend, entwickelt der Mensch ein psychisches System, dessen Zentren Selbst und Ich darstellen, die in der «Ich-Selbst-Achse» zusammengeschlossen sind. Sie ist die Grundlage der Ausgleichs- und Gleichgewichtstendenz der Persönlichkeit, und an ihr spielt sich die Kompensation nicht nur zwischen dem Ich und dem Unbewussten ab, sondern auch die zwischen der Welt und dem Individuum« (Neumann 1963: § 380).

Jung redet über mehrere Jahrzehnte und durchaus mit begrifflichen Veränderungen über das Selbst, in Metaphern, Definitionen und Symbolen.

Metaphern für Ich und Selbst: Die bewusste Persönlichkeit wird durch einen unsichtbaren Spieler wie eine Figur auf dem Schachbrett hin- und hergeschoben (Jung GW 7: § 251). Das Ich umkreist das Selbst wie die Erde die Sonne (Jung GW 7: § 405).

> »Ich unterscheide daher zwischen *Ich* und *Selbst,* insofern das Ich nur das Subjekt meines Bewußtseins, das Selbst aber das Subjekt meiner gesamten, also auch der unbewußten Psyche ist. In diesem Sinne wäre das Selbst eine (ideelle) Größe, die das Ich in sich begreift. Das Selbst erscheint in der unbewußten Phantasie gerne als übergeordnete oder ideale Persönlichkeit, etwa wie Faust bei GOETHE und Zarathustra bei NIETZSCHE« (Jung GW 6: § 810).

Das »Ich« wird in dieser Definition depotenziert, es ist nur das Zentrum des Bewusstseinsfeldes, »bloß ein Komplex unter anderen Komplexen«. Später unterscheidet Jung am *Selbst* den empirischen, bewussten Aspekt vom postulatorischen, unbewussten, transzendenten. »Transzendent« kann er durchaus im religiös-spirituellen Sinn verwenden, auch wenn er über das Selbst und seine göttlichen oder teuflischen Aspekte spricht. Meistens ist Transzendenz bei Jung jedoch ein technischer Begriff. So spricht er von der transzendenten Funktion der Symbole (▶ 2.8), die Bewusstes und Unbewusstes oder auch, in unserem Kontext, Ich und Selbst verknüpfen.

1939/40 kommentierte Jung an der Eidgenössischen Technischen Hochschule das Exerzitienbüchlein des Ignatius von Loyola. Über den Satz »El hombre es criado« (»Der Mensch ist geschaffen«, Exerzitienbuch 23) schreibt er:

> »Aber wenn wir das »ich bin erschaffen« richtig verstehen, dann erkennen wir, dass wir ein Produkt sind, dass wir vorweggenommen wurden. Wir waren es und wussten es nicht. Es war sozusagen bekannt, aber wir müssen die Frage unbeantwortet lassen, wer davon wusste. Wenn wir diesen Standpunkt einnehmen, sind wir nicht weit von der alten Formulierung entfernt, dass »der Mensch geschaffen wurde«. Wir werden von unserer Psyche gedacht, bevor wir es wissen. Wir können das durch empirische Fakten beweisen. Deshalb scheint mir die Behauptung, »der Mensch ist geschaffen« sehr wichtig zu sein« (Jung 1940/2008: 74).

Die gängige psychoanalytische Auffassung sieht das Selbst als Repräsentanz, als Abbildung des Ich innerhalb des seelischen Raumes. Das ist nicht Jungs Auffassung vom Selbst. Die folgende Abbildung versucht, Jungs Deutung des Geschaffenseins wiederzugeben:

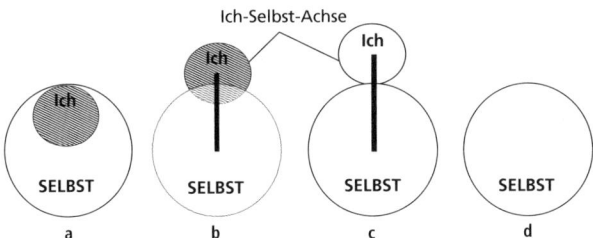

Abb. 10.1: Erich Neumanns »Ich-Selbst-Achse« (modifiziert nach Edinger 1960 und Vogel 2012):
a) Innerhalb des großen Selbst existiert ein kleiner Ich-Kern.
b) Das entstehende Ich trennt sich vom Selbst und wandert entlang der Ich-Selbst-Achse aus, überschneidet sich aber immer noch mit dem Selbst.
c) Das (ideale) Ziel der Individuation: Ich und Selbst sind getrennt, bewusste Konstellation der Ich-Selbst-Achse.
d) Der Tod als Ich-Verlust: Die Differenzierung zwischen Selbst und Ich und die Wahrnehmung der Sterblichkeit setzen ein Ich-Bewusstsein voraus. Der zerstörerische und verwandelnde Aspekt des Selbst führt zum Erlöschen des Ich: »Und wie der Beginn der Ursprungsmystik bis vor das Auftauchen des Ich zurückreicht in ein Unbekanntes, reicht das Ende als Unsterblichkeitsmystik über das Erlöschen des Ich in ein Unbekanntes hinaus. Das Unerklärbare, dass die Mitte des Menschen als ein unbekannt Schöpferisches in ihm lebt und in immer neuen Gestalten und Wandlungen ihn formt, dies Geheimnis, das ihn sein Leben hindurch begleitet, begleitet ihn auch in den Tod und über ihn hinaus« (Neumann 1948: § 151).

Das Selbst erscheint als Kern des Unbewussten, der mir entzogen ist, der schon beim Kind, sogar beim Tier anzutreffen ist und zu dem ich im Lauf meines Lebens ein Verhältnis gewinne. Mein kleines Ich, der Ich-Komplex als Zentrum des bewussten Entscheidungsraumes, richtet sich aus, zentriert sich auf das Selbst. Oder (mit Erich Neumann): Die Ich-Selbst-Achse konstelliert sich. Der Kern des Unbewussten ist mir entzogen, aber er steht doch wie ein Lebensprogramm im Zentrum, auf das ich mich entweder beziehen oder das ich verfehlen kann. Das sind die beiden Möglichkeiten: Ich kann mich ausrichten auf das Selbst (zentripetal) oder ich kann mich verlieren (zentrifugal) in der Selbst-Entfremdung. Es wäre aber ein Missverständnis, das Selbst im Sinne eines »Ego-Trips« aufzufassen. Denn das Selbst ist größer als mein kleines Ich. Jung zufolge ist das Selbst Zentrum *und* Gesamtheit der Psyche. In Abbildung 10.1 wird diese Paradoxie dadurch wiedergegeben, dass einerseits das Selbst (zu Beginn der Individuation) das Ich enthält, das Ich andererseits um das Selbst »kreist« wie ein Planet um die Sonne, wenn die Ich-Selbst-Achse konstelliert ist.

»Geschaffensein«/Geschöpflichkeit (Reder & Frick 2010) ist ein weiteres Beispiel für religiöse Begriffe, die der Übersetzung und der Bewahrung ihrer semantischen Potentiale bedürfen (▶ 8.3). Geschöpflichkeit steht Hannah Arendts Begriff der *Natalität* (»Gebürtlichkeit«) nahe, also der Tatsache, dass jeder Mensch sich einem Anfang verdankt, einer Mutter als »Mitschöpferin«.

Mit Erich Neumann können wir die Mutter-Kind-Beziehung als bleibenden Anfang der Ich-Selbst-Achse, als strukturbildendes Element der lebenslangen psychischen Entwicklung auffassen. Die Mutter repräsentiert dem Kind die Welt und das Selbst als das andere seines entstehenden Ichs. Und diese interpersonale Ich-Selbst-Spannung wird im Lauf der Entwicklung eine innerpsychische Struktur. Der Selbst-Begriff Jungs und Neumanns ist dynamisch-teleologisch, d. h.: das Selbst wird nicht als Besitz oder als Identität gesehen, sondern als Asymptote, auf die hin wir uns entwickeln. Diese Dynamik meint der Begriff »Ich-Selbst-Achse«. Sie bildet die Voraussetzung für Gesundheit und Kreativität (▶ 3.9):

> »Die Grunderfahrung der Analytischen Psychologie ist die der psychischen Kompensation zwischen Bewusstsein und Unbewusstem, d. h. die Einsicht, dass die menschliche Psyche wie der Organismus eine sich selber regulierende Ganzheitsstruktur darstellt. Diese Ganzheit, deren Symbol als «Selbst» bezeichnet wird, konstelliert das Ich, d. h. den Menschen, so wie er sich bewusst vorfindet, als abhängig von einem ihm Vorgegebenen und ihn Umfassenden. D. h. die Angewiesenheit des Menschen auf ein Nicht-Ich steht im Mittelpunkt dieser Sicht vom Menschen. Das Nicht-Ich als Selbst und als Welt bildet die Basis der Entwicklung des Ich, des Bewusstseins und der Persönlichkeit« (Neumann 1960: 5).

10.6 Narzissmus, »falsches Selbst«

Lernziel 10.6

Sie fühlen sich am Beispiel suizidal-narzisstischer Krisen in die Bedrohung des Selbstwertes und den Umgang mit der Krise ein.

In Kapitel 10.4 haben wir gesehen, dass eine einseitig personalistische, Ich-bezogene Sicht des Selbst-Besitzes zu einer Gleichsetzung von Identität und Selbst führt. Jung zufolge ist das Seelische jedoch nicht auf den personalen Ich-Raum begrenzt, sondern im Rahmen des transpersonal wirksamen Unbewussten zu verstehen. Bei den suizidalen Krisen, über die wir jetzt sprechen, geht es zunächst um die Infragestellung des Selbstwertes und seiner Regulation, letztlich jedoch um die Erschütterung des personalen Ich in seiner Öffnung gegenüber dem größeren Selbst. Narzisstische Pathologien bleiben im klinischen Sinn oft »stumm«, d. h., sie führen zu keiner Symptombildung. Über weite Strecken und im Rahmen entsprechender kollektiver Inszenierungen sind narzisstische Menschen sogar ausgesprochen angepasst (z. B. in der Wissenschaft, im öffentlichen Kult um Schönheit und Reichtum, in der Machtausübung in Institutionen). Der Begriff der »Krise« im Lebenszyklus (▶ 9.8) ist zunächst nicht im Sinn einer Krankheit zu verstehen (Erikson 1959/1966). Am meisten erschüttert uns wohl die Krise des reifen Erwachsenenalters: Die Endlichkeit, Einmaligkeit und Unumkehrbarkeit des eigenen Lebenszyklus bejahen, ohne Illusionen (Reinkarnation, Unsterblichkeit o. Ä.) zur »Integrität« gelangen, anstatt in Lebensekel und pessimistische Entwertung der eigenen Welt-Erfahrungen zu verfallen. Pathologischer Narzissmus kann zu schweren Selbstwertkrisen führen, die in latente und schließlich in akute Suizidalität münden können (Henseler 1974).

Zur narzisstischen Krise kommt es, wenn ein verletzbarer Mensch den von ihm so wahrgenommenen Zustand der Lächerlichkeit, Ohnmacht, Verlassenheit nicht mehr aushält, wenn aus irgendwelchen Gründen die zur Stützung seines labilen Gleichgewichts nötigen Personen versagen. Die erlittene bzw. nur phantasierte Kränkung muss als narzisstische Katastrophe abgewehrt werden. Gelingt diese selbstschützende Abwehr durch Verleugnung, Abwertung oder erneute Idealisierung unerreichbarer Objekte nicht, dann kommt es zur Regression auf Phantasien eines behaglichen Primärzustandes: Rückkehr in die Kindheit, Vereinigung mit Vater oder Mutter, Wiedergeburt, Ekstase, Hingabe, Resignation, Friede, Schlaf, Aufgehen im Universum usw., also: Phantasien der Selbst-Rettung in Verbindung mit der suizidalen Phantasie. Henseler spricht hier vom Wunsch nach einer sehr frühen Objektbeziehung, in der Selbst und Objekt als verschmolzen erlebt wurden. Die suizidale Fantasie selbst hat eine Abwehr- und Schutzfunktion, sie wird als die letzte selbstrettende Bastion vor der Selbst-Zerstörung empfunden. Der gekränkte Mensch will nicht tot sein, vielmehr nimmt er seinen Tod in Kauf, um dem schrecklichen Zustand der Scham und der Lächerlichkeit zu entkommen. Die narzisstische Krise kann darüber hinaus als Spaltung zweier Selbstzustände innerhalb eines Menschen verstanden werden: Entweder hält der narzisstisch suizidale Mensch an dem »offensiven« Aspekt des grandiosen Selbst fest und projiziert den eigenen entwerteten oder hungrigen Selbstzustand defensiv auf andere Menschen. Oder aber er/sie kann nur klein, hilfsbedürftig, armselig sein, also grandios in der Kleinheit.

Narzisstische Menschen, die sich in einer Selbstwert-Krise befinden, brauchen eine gewisse Bestätigung ihres beschädigten grandiosen Selbst. Hilfreich ist es auch, wenn eine Vertrauensperson die Tiefe der Kränkung als Auslöser für die Suizidalität erkennt. In psychoanalytischer Hinsicht kommt es darauf an, den weitgehend unbewussten Konflikt zwischen Selbstüberschätzung und Minderwertigkeit (Selbstwertkonflikt, ▶ 1.9), aber auch die Bedeutung des Konfliktes Bindung (Regression) vs. Individuation (Progression) zu verstehen. Die psychotherapeutische Behandlung, aber auch die Begleitung suizidaler Menschen im privaten Umfeld bewegen sich zwischen Über- und Unterforderung einerseits und Regressions- bzw. Progressionsförderung andererseits (Vogel 1993). Wenn dem suizidalen Menschen zu schnell zu viel Autonomie und Selbst-Stand zugemutet werden, besteht die Gefahr, dass er »den Boden unter den Füßen verliert« und zu einer »Ballonfahrt« abhebt, ggf. auch zu einem gemeinsamen Höhenflug. Oder aber die Progression wird zwar gefördert, der Suizidgefährdete wird jedoch auf Schritt und Tritt überwacht (ängstliche Umgebung, »fürsorgliche Belagerung«). Die Progression kann auch durch Krankenhausaufnahme o. Ä. regressionsfördernde Maßnahmen so stark unterbunden werden, dass der suizidale Mensch und seine Umgebung in einen sich vertiefenden Strudel geraten, der alle Beteiligten gefangen hält. Die Umgebung lässt sich »erpressen« und geht auf die Versorgungswünsche des Suizidalen mehr und mehr ein. Schließlich bedeutet die »Vertreibung aus dem Nest« insofern eine Überforderung, als der suizidale Mitmensch verfrüht oder aggressiv aus dem Schutz einer haltgebenden Bindung gedrängt wird. Dies kann von einer – verständlichen, aber nicht ungefährlichen – ärgerlichen Reaktion auf das suizidale Beziehungsangebot herrühren.

Die Selbsttötung, der Suizid, stellt auf tragische Weise das Leben und das Selbst infrage: Der Suizidant handelt selbst gegen sein Selbst. Indem der eigene Leib zum Objekt der »Selbsttötung« gemacht wird, geschieht eine Selbst-Korporifizierung (▶ 6.1). Diese wird im Namen einer absoluten, von jeglicher Bindung losgelösten »Autonomie« bisweilen als »Freitod« bezeichnet – ein missverständlicher Begriff, weil die von eigener Hand erlittene »Entleibung« (ein altes Synonym für den Suizid) das freie Leibsein endgültig abschneidet.

Es geht uns im Folgenden weder um die individualethische Frage nach der Erlaubtheit des Suizids noch um die Frage, wie der Selbstwert in der Suizidprävention stabilisiert werden kann, sondern um den Selbst-Bezug in der Suizidalität und um seine Konsequenzen für die Psychosomatische Anthropologie. Der

Arzt kennt Krankheiten, Syndrome und Risikogruppen, die mit erhöhter Suizid-gefahr einhergehen: An erster Stelle sind depressive Erkrankungen zu nennen, insbesondere die Kerngruppe der Melancholien. Aber auch bei schizophrenen Psychosen kommen Suizide vor. Ferner gehört Suizidalität zu schweren Persön-lichkeitsstörungen, insbesondere zum pathologischen Narzissmus. Zusammen-gefasst besteht der medizinisch-psychiatrische Umgang mit der Suizidalität im Erkennen und Behandeln von Krankheiten, die mit erhöhter Suizidgefahr ein-hergehen. Durch Diagnostik und frühzeitige Behandlung leistet der Psychiater einen wichtigen Beitrag zur Suizidprävention. Rechtlich gesehen hat er eine Ga-rantenpflicht gegenüber dem suizidalen Patienten, d.h. er darf nicht tatenlos zusehen, dass sich der andere das Leben nimmt. Trotzdem steht außer Frage, dass viele Suizide nicht verhindert werden können, auch wenn man dies wollte.

> ☞ Eine große Bedeutung hat in der gesellschaftlichen Debatte der ethisch umstrittene »assistierte Suizid« bei schwerkranken Menschen, die im Rah-men der Sterbetrauer (▶ 9.3) eine Beschleunigung des Sterbens wünschen. Unabhängig davon, welche rechtliche und ethische Position man beziehen mag, ist der hier konstellierte Bindungs-Autonomie-Konflikt zu beachten. M. a. W.: Keine der beiden Pole darf ohne Berücksichtigung des anderen be-trachtet werden, d.h. Autonomie/Selbstbestimmung und Bindung/Fürsorge stehen in einem dynamischen Spannungsverhältnis.

Die psychodynamische Infragestellung der Suizidprävention betrachtet den *Sui-zid* als Wandlungsimpuls. Der Suizid sei ein Drang nach eiliger Wandlung, es sei eine späte Reaktion eines hinausgeschobenen Lebens, weil es frühere Todes-krisen versäumt habe. Bei alten Menschen sei der Suizid als das Bild einer hun-gernden Seele aufzufassen, dessen Körper ihr keine Nahrung mehr zu bieten habe (Hillman 1980: 59). Deshalb, so Hillman provozierend und konsequent, versucht der Analytiker nicht, den Suizidgefährdeten von seiner Tat abzubrin-gen. Er möchte vielmehr verstehen, was der Suizidimpuls für das Leben des Be-treffenden bedeutet, ohne ihn verhindern zu wollen.

Schließlich können wir – im Weiterdenken von Kierkegaards Reflexion über die Verzweiflung des Selbst – philosophische Fragen an die Suizidprävention stellen.

Kierkegaards berühmte Selbst-Definition (▶ 10.4) sagt uns, dass unser Selbst ein Werdendes ist, dass wir andererseits nur im Hinblick auf Selbigkeit existie-ren können, also immer dieselben sind. Der Mensch, »[...] eine Synthese von Unendlichkeit und Endlichkeit, von dem Zeitlichen und dem Ewigen, von Frei-heit und Notwendigkeit« muss die Einheit der Gegensätze zuwege bringen. Da-ran kann das Selbst verzweifeln, sich verfehlen oder verlieren (Furchert 2007). Almut Furchert denkt die drei Verzweiflungs-Typen Kierkegaards im Hinblick auf die Suizidalität weiter: Der suizidale Mensch des ersten Typus will *aus einer Wirklichkeit fliehen*, die ihm keine Möglichkeit mehr bietet. Oder aber: der Sprung in den Tod wird als einzige – selbstrettende – Möglichkeit gesehen. Der zweite Typus hingegen will »verzweifelt nicht er selbst sein«. Er *flieht vor dem*

»Schwindel der Freiheit« (▶ 5.1), vernichtet sich selbst aus »Schwachheit«. Der dritte Typus besteht in der *Selbstbehauptung*:

> »Das Selbst will mit aller Macht es selber sein, sich gegen die Nichtigkeit des Daseins behaupten, notfalls im Tod. Für den solcherart Entschiedenen wird der Tod selbst zum Sinnträger, verwirklicht er sich durch die Selbstschöpfung im Tode« (Furchert 2007: 76).

An allen drei Typen wird deutlich, dass sich die verzweifelte Suche in Kierkegaards Selbst-Verhältnis zur Vorbereitung des Dialogs mit suizidalen Menschen eignet – vorausgesetzt, wir schaffen den sicheren Rahmen, innerhalb dessen der suizidale Mitmensch den Dialog mit uns wagen kann. In der Relativierung suizid-präventiver Professionalität trifft sich Furchert mit Hillmans Interpretation des Suizids als eines Wandlungs-Wunsches. Dieser Wandlungs-Wunsch betrifft letztlich die Ausrichtung des kleinen Ich auf das große Selbst, um Entwicklung zu ermöglichen. Wer suizidale Menschen begleitet, wird in deren Werde-Angst hineingezogen. Wer diese Werde-Angst solidarisch aushält, erfährt, dass Wandlung erschüttern, aber auch Entwicklung ermöglichen kann. Scham als Differenzaffekt (▶ 6.7) ist die Wächterin unserer Würde, unseres Selbstwertes. Schamangst bewahrt uns vor der Krise des Selbstwert-Verlustes. Die »positive Toleranz des Ich«, so können wir mit Neumann sagen, entsteht auf der Basis von Sicherheit und Vertrauen in der Bindung (▶ 1), die uns die Ausbildung einer »positiven Ich-Selbst-Achse« ermöglicht (Jacoby 1991: 76).

10.7 Seele: Die psychologische Differenz

Lernziel 10.7

Sie haben sich ein eigenes Urteil über die Brauchbarkeit des Begriffs »Seele« gebildet und können erklären, wofür der Seelenbegriff im Unterschied zu anderen anthropologischen Begriffen steht.

Friedrich Nietzsche (KGW VI, 2: 79) prägte in kritischer Distanz zur Wissenschaft, aber auch zur Ratlosigkeit der philosophischen Anthropologie den Aphorismus: »Der Mensch ist das noch nicht festgestellte Tier«. *Seele* scheint ein Platzhalter für das noch nicht Festgestellte, noch nicht Erkundete am Menschen zu sein oder vielmehr: für das nicht Feststellbare, für das Geheimnis des Menschen.

☞ Historisch gesehen entsteht der gr. Begriff *psychē* im Kontext der Todeserfahrung: *psychē* ist das, was den fallenden Krieger durch den Mund oder die tödliche Wunde ›verlässt‹ und seinen Weg in den Hades finden muss, wo die *psychē* als Schatten unter allen anderen Schatten weilt. Die vorklassische, z. B. homerische Anthropologie unterscheidet *phrenes* (atmendes Zwerchfell) und *thymos* (Sinn, Herz, Mut in der Brust) von der *psychē*.

In der älteren der beiden biblischen Schöpfungserzählungen heißt es: »Da formte Gott, der Herr, den Menschen (*ādām*) aus Erde vom Ackerboden (*adāmāh*) und blies in seine Nase den Lebensatem. So wurde der Mensch zu einer lebendigen Seele (*næfæš chajjāh*)« (Gen 2,7). Der Ausdruck *næfæš chajjāh* wird von der griechischen Übersetzung des Alten Testaments mit *psychē zôsa* wiedergegeben. Der Mensch wird als der Lehmige charakterisiert, weil er aus dem Ackerboden getöpfert und durch den göttlichen Atem mit Leben erfüllt wurde. Der biblischen Anthropologie sind dualistische Unterscheidungen fremd. So hat næfæš die ursprüngliche anatomische Bedeutung Kehle, Hals, Kehlkopf, also jenes Organ, durch das der Atem ein- oder ausströmt. Davon abgeleitet kann *næfæš* den ganzen Menschen, sein Wesen oder seine Seele bedeuten als Umschreibung für sein Ich, wie so häufig im poetischen Buch der Psalmen. Je nach Übersetzung kommt eher das leibnahe Spüren oder die übertragene Bedeutung zum Tragen, zum Beispiel: »Wie eine Hirschkuh lechzt nach Wasserbächen, so lechzt meine *næfæš* nach dir, o Gott!« (42,2); »Hilf mir, o Gott! Schon reicht mir das Wasser bis an die *næfæš*« (69,2); »Denn meine *næfæš* ist übervoll an Leiden, und mein Leben ist nahe dem Tode« (88,4). *Næfæš* meint also den Menschen, der durch die göttliche »Mund-zu-Nase-Beatmung« zu einem lebendigen Wesen wird, zu einem begehrenden, durstigen, sich ängstenden und todesnahen Wesen.

F. A. Lange, einer der Väter der akademischen Psychologie, prägte die Formel einer »Psychologie ohne Seele«. Meistens wird dieser Dreiwort-Satz ohne Prädikat zitiert, sodass offen bleibt, ob die Psychologie ohne Seele ist, sein soll, sein wird, gewesen ist. ... Im Original heißt der vollständige Satz: »Also, nur ruhig eine Psychologie ohne Seele angenommen!« (Lange 1896: 381). Lange verstand seinen oft verstümmelt zitierten Satz wohl als Ermutigung, ohne philosophische Vorannahmen wissenschaftliche Psychologie zu betreiben. Der aktuelle psychologische Mainstream zieht aus Langes Diktum die folgende Konsequenz:

> »Wollten wir von ihrer Bezeichnung ausgehen, wäre die Psychologie die Lehre von der Seele (von gr. psyche = Seele, und gr. logos = Lehre, Wissenschaft). Doch die Seele ist eine metaphysische Größe, die sich als Grundlage für eine Wissenschaft nicht eignet« (Herzog 2012: 20).

Es scheint also, als hätte der psychologische Mainstream mit der Seele ein für alle Mal abgeschlossen. Wolfgang Giegerich (2012) sieht diese Tendenz als Teil des modernen Seelenverlusts. Er hält die »Psychologie ohne Seele« für eine Konsequenz eines langen und breiten Traditionsstroms der europäischen Geistesgeschichte: Nicht wir Wissenschaftler schaffen die Seele ab. Vielmehr gehört auch die Seelen-Abschaffung zur Geschichte der Seele. Auch die seelenlose Psychologie ist eine Manifestation der Seele. Giegerich konstatiert die anthropologische und sprachliche, anti-metaphysische Tilgung des Seelenbegriffs. Die Geist-Seele als eigene Substanz neben dem messbaren Körper, wie sie noch René Descartes denken konnte, ist für das heutige Wissenschaftsverständnis schwer erträglich.

Er führt sie auf eine Wende von der alten Ontologie, welche die Seele noch dinghaft denken konnte, zur Logik zurück. Wer heute über die Seele nachdenkt, ist zwischen der Skylla des alten metaphysischen Denkens und der Charybdis der Lange-Position hin- und hergerissen. Von beiden Extremen ist Wichtiges zu lernen:

Was ist das Unverzichtbare, was die Seele von allem anderen unterscheidet? Für das Andere der objektiven Seele wählt Giegerich den drastischen Ausdruck Leichnam (entsprechend dem gr. *sôma*). Was die Seele hervorbringe (Bücher, Musik, Kunst, Wissenschaft, ...), seien »Leichen«:

> »Derartige Bücher als solche sind in sich tote Gegenstände, seelenlose Materie. Sie werden nur dadurch zu Ereignissen der Seele, als es einen verstehenden Geist und ein fühlendes Herz gibt, das sie liest und schätzt, und allein durch einen derartigen Geist und ein derartiges Herz« (49).

Giegerich unterscheidet zwischen Seelischem und Nicht-Seelischem. Eine »psychologische Differenz« trennt das »Psychologische«, in dem es um die Seele selbst geht, vom »Psychischen«, das sekundäre Phänomene des Seelischen meint. »Seele«/psychologisch ist nur, was mit dem Logos der autonomen Seele zu tun hat, nicht das natur- oder humanwissenschaftlich Festgestellte.

Tab. 10.1: Psychologische Differenz nach Giegerich

Psychisch (nicht-seelisch)	Psychologisch (seelisch)
Modernes positivistisches Ich, psychische Funktionen	Logos der Seele
Empirische Forschung	Seele, »das Unbewusste«
Gewöhnliche menschliche Emotionen	Archetypische Erfahrungen
Fakten, Tatsachen	Deutung, Sinnstiftung
Unmittelbar	Nachdenklich

Die lebendige Seele wirkt im Produzieren von »Leichen«, im Verstummen, in Kunst, Religion, Krankheit, ja: sogar im Seelenverlust.

In dichterischer Sprache ausgedrückt:

Warum kann der lebendige Geist dem Geist nicht erscheinen?
Spricht die Seele, so spricht, ach! schon die *Seele* nicht mehr.
(Schiller 1838)

10.8 Transzendenz

Lernziel 10.8

Sie wissen, dass Transzendenz »Grenzüberschreitung« bedeutet, und reflektieren dieses Konzept anthropologisch.

Menschliches Handeln, auch therapeutisches Handeln, ist zielgerichtet. Wir verstehen eigenes und fremdes Handeln besser und wir mobilisieren leichter Ressourcen, wenn wir nicht nur die Vergangenheit, sondern auch die Zukunft und die Ziele berücksichtigen. Die meisten Ziele sind *immanent*, d. h. sie *bleiben* innerhalb der Grenzen der uns vertrauten Welt, innerhalb der Grenzen von Raum und Zeit, von dem was uns möglich ist. Aus der Vielzahl möglicher Ziele (Gestaltung persönlicher Beziehungen, Verbesserung schulischer und beruflicher Leistungen, Erhaltung oder Wiederherstellung der Gesundheit usw.) ragen Ziele heraus, die uns heilig sind (Pargament 2013).

Spiritualität (▶ 10.9) ist »Suche nach dem Heiligen« (a search for the sacred) (Pargament 2007/2011: 32). Spiritualität umfasst die Pole des *Verbundenseins* und der *Transzendenz* (lat. *transcendere*, überschreiten). Spirituelle Transzendenz ist unabhängig von den bekannten Persönlichkeitsmerkmalen und zeichnet sich durch die Fähigkeit aus, einen Standpunkt außerhalb der unmittelbaren Raum-Zeit-Perspektive einzunehmen,

> »[…] in welcher eine Person die fundamentale Einheit sieht, die den verschiedenen Bestrebungen der Natur zugrunde liegt und eine Verbindung mit anderen findet, die nicht unterbrochen werden kann, nicht einmal durch den Tod. In dieser breiteren, ganzheitlicheren und miteinander verbundenen Perspektive anerkennen Individuen eine Synchronizität des Lebens und entwickeln einen Sinn für Verbindlichkeit anderen gegenüber« (Piedmont 1999: 988).

Von spiritueller Intelligenz können wir sprechen, wenn eine Person sich von kleinen, falschen oder irreführenden »Göttern« gelöst und sich durch Meditation, Einsicht und Erfahrung auf die Suche nach dem Heiligen begeben hat (Pargament 2013). Die folgende Tabelle listet einige Kriterien für einen »geerdeten« Transzendenzbezug, der nicht auf Verleugnung und Beziehungsabbruch beruht, sondern die Pole Verbundensein und Transzendenz berücksichtigt:

Transzendenz als Anerkennen einer über das Selbst und die materielle Realität hinausgehenden größeren Realität kann *horizontal* die Öffnung gegenüber anderen oder *vertikal* die Öffnung gegenüber einer letzten Realität bedeuten (Emmons 1999: 198). Transzendenz gehört zum Prozesscharakter des Selbst, und dies nicht nur in explizit religiösen Kontexten. Transzendenz meint die *Offenheit*, in die sich das dezentrierte Subjekt hineingestellt sieht. Denn das Subjekt »bewegt sich permanent in einem Übergangsfeld zwischen gewissen temporären oder dauerhaften Verfestigungen einerseits, die man Ich oder Identität nennen kann, und einer unausschöpfbaren Potentialität von Möglichkeiten des Seinkönnens andererseits« (Lesmeister 2014: 259).

In bindungstheoretischer Hinsicht lässt sich zeigen, dass viele Menschen religiöse Figuren nach vertrauten Beziehungsmodellen einordnen (Gott, Allah, Heiliger Geist, Jesus, Maria, Engel usw.). Auch in der Krankheitsverarbeitung kann der Rückgriff auf transzendente Bindungspersonen hilfreich sein. Für den Umgang mit der Transzendenz ist die Kategorie des Geheimnisses hilfreich (Weiher 2012). »Geheimnis« heißt erkenntnistheoretisch, dass ich den anderen nicht feststellen, messen, erklären kann, jedenfalls nicht restlos, und dass ich diesen »Rest« respektiere, der den anderen ausmacht. Bezüglich der horizontalen und vertikalen Transzendenz bedeutet dies: Sie ist mir letztlich unbekannt, aber ich kann vertrauensvoll mit ihr umgehen: Faith in O, sagte Bion (Lazar et al. 2012).

Tab. 10.2: Merkmale spiritueller Intelligenz (modif. nach Emmons 1999: 164)

Fähigkeit zu	Kommentar
Transzendieren des Physischen und Materiellen	Anerkennen, was jenseits des Machbaren, Messbaren ist
Erfahrung besonderer Bewusstseinszustände	Offenheit für Meditation, Imagination, Symbolik
Heiligung der Alltagserfahrung	Überwindung der Spaltung »profan« vs. »heilig«
Gebrauch spiritueller Ressourcen	Zurückgreifen auf vertraute oder neue Ressourcen
Tugend	Vergebung, Dankbarkeit, Demut, Mitgefühl

10.9 Spiritualitäten

Lernziel 10.9

Sie wissen, dass »Spiritualität« in den Gesundheitswissenschaften als Breitbandbegriff verwendet wird und diskutieren das Adjektiv »spirituell« im Kontext der Begriffe »religiös« und »existenziell«.

Der Begriff »Spiritualität« kann eng oder weit gefasst werden. So verstand man im engeren innerkirchlichen Sprachgebrauch unter »Spiritualität« bis in die 60er Jahre des 20. Jahrhunderts Frömmigkeitsformen der Ordensfamilien: franziskanische, ignatianische, benediktinische, karmelitische Spiritualität usw. In einer religionssoziologischen Perspektive avancierte »Spiritualität« mehr und mehr zum Gegenbegriff einer institutionengebundenen Religionszugehörigkeit. Inzwischen wird »Spiritualität« in den Gesundheitswissenschaften als Breitbandbegriff verstanden, der überkonfessionell und interreligiös offen verstanden wird. Mit anderen Worten: Mit Spiritualität kann die persönliche Religiosität innerhalb einer Glaubensgemeinschaft verstanden werden, aber auch eine Weltanschauung ohne institutionelle Bindung.

Spiritual Care ist die gemeinsame Sorge von Medizin, Pflege, Psychotherapie und anderen Gesundheitsberufen um die Spiritualität kranker Menschen, aber auch um die eigene Spiritualität.

Caring hat allgemein die logische Form A k P (▶ 7.9):

A [Arzt oder anderer Gesundheitsberuf] k [kümmert sich um] P [Patient(in)].

Ist »spiritual« nun eine nähere Bestimmung von A, k oder P? In der Praxis geht es um die richtige Akzentsetzung zwischen allen drei Termen:

A. Die spirituelle Selbstsorge des Arztes und anderer Gesundheitsberufe wird oft übersehen. Die eigene spirituelle Suche von A wird wegen der (wünschenswerten) professionellen Neutralität meist nicht im Gespräch mit P thematisiert. Aber nicht nur für A.s Burnout-Prophylaxe, sondern auch für seine spirituelle Sensibilität ist sie von großer Bedeutung, also für die spirituelle »Antenne« des Arztes bezüglich spiritueller Ressourcen und/oder eines entsprechenden Unterstützungsbedarfs seines Patienten.

k. Was macht eine therapeutische Intervention zu einer spirituellen Intervention? Es kann das Eingehen auf P.s diesbezügliche Wünsche sein. Häufig ist k keine explizit spirituelle Kommunikation, sondern die Wahrnehmung der Geheimnis-Dimension (Weiher 2012) mitten in der alltäglichen Routine: Eine symbolische Kommunikation, die nicht ›fromm‹ klingen muss, die aber auf den Anderen als spirituelles Wesen eingeht.

P. Dass Patientinnen und Patienten spirituelle Bedürfnisse haben, auf die mehr oder minder gut eingegangen wird, ist die übliche (objektive) medizinische Sicht der Dinge. Die WHO-Charta von Bangkok rechnet bei jedem (kranken) Menschen mit einer spirituellen Dimension, unabhängig von P.s religiöser oder weltanschaulicher Orientierung. Bei den spirituellen Bedürfnissen kranker Menschen können wir vier Kerndimensionen unterscheiden (Büssing & Frick 2015):

1. Verbundenheit (Liebe, Zugehörigkeit, Partner-Kommunikation, Entfremdung etc.),
2. Friede (innerer Friede, Hoffnung, Ausgeglichenheit, Vergebung, Disstress etc.),
3. Sinn/Bedeutung (Lebenssinn, Selbstverwirklichung etc.),
4. Transzendenz (spirituelle Ressourcen, Beziehung zu Gott/dem Heiligen, Beten etc.).

In ihrer Definition von Palliative Care folgt die WHO Dame Cicely Saunders (▶ 7), der großen Pionierin in diesem Feld, und stellt die physische, die psychosoziale und die spirituelle Dimension menschlichen Leidens gleichberechtigt nebeneinander. Saunders verkörperte als Ärztin, Krankenschwester, Sozialarbeiterin und anglikanische Christin, was Spiritual Care heißt, in einer guten Balance von Authentizität und interreligiöser Offenheit.

Der Begriff »Spiritual Care« ist in Analogie zu »Palliative Care« gebildet. Es geht um den Umgang mit der definitiven Grenze, mit dem Abschied vom Leben, mit der *endgültigen* Aktivierung des Bindungssystems (Loetz et al. 2013). Allerdings darf dieser Bezug zur Grenze und zur Grenzüberschreitung (Transzendenz ▶ 10.9) nicht auf das Lebensende eingeengt werden. Auch Krisen, chronifizierte Krankheitsverläufe und schwere Entscheidungssituationen bringen spirituelle Motive ins Spiel, mit denen grundsätzlich immer zu rechnen ist, die aber – parallel zum Bindungssystem – normalerweise nicht aktiviert sind.

»Spiritualität« ist im Deutschen ein Fremdwort, dessen Bedeutung sich nicht sofort erschließt. Längst stehen gegenüber institutionellen Vorgaben die persönlichen Spiritualitäten im Vordergrund – entsprechend der Pluralität von Selbst- und Identitätsentwürfen. Das lat. »spiritus« (gr. *pneûma*, hebr. *ruah*) heißt Atem, Hauch.

Dós moi pù stô (Gib mir einen festen Standort [... »und ich werde die Welt bewegen]«). Mit diesem Archimedes zugeschriebenen Zitat leitet Plessner seine Überlegungen zum utopischen Standort, zur Nichtigkeit und Transzendenz (Überschreiten der endlichen Grenzen) ein. Es sei dem Menschen

»nicht gegeben, zu wissen, ›wo‹ er und die seiner Exzentrizität entsprechende Wirklichkeit steht. Will er die Entscheidung so oder so, – bleibt ihm nur der Sprung in den Glauben. [...] Wer nach Hause will, in die Heimat, in die Geborgenheit, muß sich dem Glauben zum Opfer bringen. Wer es aber mit dem Geist hält, kehrt nicht zurück« (Plessner GS 4: 419f).

Exzentrische Positionalität und die Dialektik von Selbstsuche und Selbstverlust gehen mit einer Heimatlosigkeit und Ungeborgenheit des Menschen einher. Feststellen, messen, beeinflussen kann die wissenschaftlich fundierte Medizin und Psychotherapie die *spirituellen Bedürfnisse* des Menschen, insbesondere des kranken Menschen, nicht.

⚠ Auch wenn das spirituelle Begehren (*désir*) (im Unterschied zum Bedürfnis *besoin*) nicht direkt ›feststellbar‹ ist, so ist es in einer therapeutischen Perspektive doch möglich und sinnvoll, es zu respektieren.

»Das Begehrenswerte füllt mein Begehren nicht aus, sondern vertieft es, mich in gewisser Weise mit neuen Hungern nährend. [...] Dies ist das Begehren: Brennen durch ein anderes Feuer als das Bedürfnis, das die Befriedigung löscht, denken über das hinaus, was man denkt. Wegen dieses nicht einzuholenden Überschusses, wegen dieses Über-Hinaus haben wir die Beziehung, die das Ich mit dem Anderen verbindet, die Idee des Unendlichen genannt. Die Idee des Unendlichen – das ist das Begehren« (Levinas 1963/1983: 225).

10.10 These und Fragen 10

These 10: Der lebende Mensch

Der lebende Mensch ist mehr als seine beobachtbare und identifizierbare Existenz. Dieses »Mehr« ist nicht ein zusätzliches Etwas, sondern eine Systemeigenschaft des ganzen Menschen. Für die Medizin gilt: »Leben ist gleich Körper plus x« (P. Unschuld). In dieser Kurzformel kann »x« Seele, Geist, Psyche, Selbst u. v. a. heißen. Häufig wird das Selbst des Menschen mit dem Haben einer Identität gleichgesetzt. Dieses Haben ist gefährdet (z. B. durch Fragmentierung, Selbstwert-, suizidale und narzisstische Krisen). Es reicht jedoch nicht, die verlorene oder gefährdete Identität zu stützen. Wir müssen vielmehr fragen, ob die personalistische Gleichsetzung von Identität und Selbst tragfähig ist. C. G. Jung zufolge ist das Wesentliche an der Seele (das Selbst) gerade nicht in den Begriffen einer personalen Identität zu beschreiben, sondern ich-transzendent (Ich-Selbst-Achse): Das Selbst ist ausständig, antizipiert, angestrebte Ganzheit des Seelischen, spirituelle Offenheit des Menschen. Dieses teleologische Konzept hat den Nachteil, dass das Selbst, weil noch nicht erreicht, nicht operationalisierbar ist. Ist dies auch ein Vorteil?

Fragen zu Kapitel 10

a) Wie unterscheiden sich gesunder und pathologischer Narzissmus?

b) Was ist eine narzisstische Krise und wieso kann sie mit erhöhter Suizidgefahr einhergehen?

c) Welche psychodynamischen Hintergründe hat die suizidale Suche?

d) Was versteht man in psychoanalytischer Sicht unter dem Selbst?

e) Was versteht man nach C.G. Jung unter der Ich-Selbst-Achse und wie hängt diese mit der Sinnsuche des Menschen zusammen?

f) Wie deuten Sie das Fehlen des Begriffs der Seele in den meisten Wissenschafts-Diskursen?

g) Wie kann man experimentell überprüfen, ob sich kleine Kinder im Spiegel erkennen?

h) Was bezeichnet Lacan als das Spiegel-Stadium? Ist dies heute noch haltbar?

i) Wie definieren Sie den Begriff der Spiritualität philosophisch?

j) Bitte erklären Sie mit eigenen Worten Kierkegaards Verständnis des Selbst!

Nachwort: Was ist aus der Frage nach dem Menschen geworden?

Kants im Vorwort zitierte Frage »Was ist der Mensch?« ist keine gewöhnliche Frage, die zu einer Antwort oder zu mehreren Antworten führt. Zwei berühmte antike Antwortversuche können das indirekt belegen: »Mensch ist, was wir alle wissen« (Demokrit Fragment 165), oder Platons Definition des Menschen als ein »*zweibeiniges Lebewesen ohne Federn*«, was den Kyniker Diogenes motivierte, ein Huhn zu rupfen und es als »Platons Mensch« zu betiteln.

Kants Satz ist, näher betrachtet, auch gar nicht geeignet, eine eindeutige Antwort hervorzurufen. Weder heißt seine Frage:

»Was versteht man unter einem Menschen?«, noch:

»Was ist ein Mensch?«/»Was für ein Tier ist der Mensch?«

Man vermisst den unbestimmten Artikel im erklärungsbedürftigen und im erklärenden Ausdruck. Die Frage mit dem bestimmten Artikel zielt meist auf Eigennamen (Schmidt 1976). Hinter Kants Frage verbergen sich drei Momente:

- Fragende Person
- Befragte Person
- X nach dem gefragt wird (Sein/Wesen des Menschen)

Seit Aristoteles führt die Frage »Was ist x?« auf die Substanz, in diesem Fall also auf das Wesen des Menschen.

Diese Frage ist nicht dadurch zu erledigen, dass ein Faktum für das x eingesetzt wird. Ob Bindung, Zeichenverstehen, Leib-Körper-Verschränkung usw.: All diese Versuche, mit der Frage umzugehen, vertiefen das Diktum vom »noch nicht festgestellten Tier« (Nietzsche KGW VI, 2: 79).

In diesem Buch hat uns die Frage nach dem Menschen bewegt. Sie ist nicht durch Faktensammlung zu beantworten, sondern dadurch, dass drei Momente in Bewegung kommen: Die fragende Person (Erste-Person-Perspektive), die befragte (Zweite-Person-Perspektive) und der jeweilige Gegenstand, nach dem gefragt wird (Dritte-Person-Perspektive).

Die Methode Plessners, der wir über weite Strecken gefolgt sind, führt paradoxerweise nicht zu einer Antwort auf Kants Frage, sondern zur »Unmöglichkeit, anthropologische Fragen zu beantworten«. Gleichwohl ermöglicht es Plessner, »diese Fragen zu soziologisieren«. Denn während für Tiere zentrische Positionalität, die Art und Weise ihres Umweltbezugs feststehen kann, »müssen exzentrische Wesen diese »Feststellung« ihrer Umweltbeziehung erst erreichen«. Diese »Feststellung« ist eine Deutung, die mit der exzentrischen Positionalität und mit der Verhältnisbestimmung zu anderen Selbsten im sozialen Kontext verknüpft ist (Lindemann 2002: 36).

>»An die Stelle der Frage nach dem Was tritt die Frage danach, wie die Umweltbeziehung exzentrischer Selbste reguliert wird. An die Stelle der Frage nach dem Wer tritt die Frage nach den Prozessen, in denen entschieden wird, bei wem es sich um eine Person handelt und bei was nicht« (Lindemann 2002: 49).

Die Mitwelt, wie Plessner in philosophischer Sprache sagt, haben wir in diesem Buch vom ersten Kapitel an auf die Bindung und die aus ihr entstehende Zwischenleiblichkeit bezogen. Am Ende zeigte sich die exzentrische Personalität in der Gestalt von Kierkegaards Selbst-Verhältnis. Dabei steht alles auf dem Spiel: nicht nur das Wesen des Menschen, sondern seine Existenz.

Literatur

Ainsworth MDS, Blehar MC, Waters E & Wall S (1978) Patterns of attachment. A psychological study of the strange situation. Hillsdale, NJ: Erlbaum.

Allen JG, Fonagy P & Bateman A (2008/2011) Mentalisieren in der psychotherapeutischen Praxis. Stuttgart: Klett Cotta.

Altmeyer M (2011) Soziales Netzwerk Psyche: Versuch einer Standortbestimmung der modernen Psychoanalyse. Forum Psychoanal 27:107–127.

Alzheimer A (1907) Über eine eigenartige Erkrankung der Hirnrinde. Allg Z Psychiatrie 64:146–148.

Anzieu D (1985) Le moi-peau. Paris: Dunod.

Aserinsky E & Kleitman N (1953) Regularly occurring periods of eye motility and concomitant phenomena during sleep. Science 118:273–274.

Asper K (1987/1991) Verlassenheit und Selbstentfremdung. Neue Zugänge zum therapeutischen Verständnis (4. Aufl.). Olten: Walter.

Baader Fv (1828) Vorlesungen über speculative Dogmatik. Stuttgart: Cotta.

Baron-Cohen S (2005) The Empathizing System: A revision of the 1994 model of the mindreading system. In BJ Ellis & DF Bjorklund (Hrsg.), Origins of the social mind: Evolutionary psychology and child development (468–492). New York: Guilford Press.

Baron-Cohen S (2011) The science of evil: On empathy and the origins of cruelty. New York: Basic Books.

Baron-Cohen S, Wheelwright S, Hill J, Raste Y & Plumb I (2001) The ›Reading the mind in the eyes‹ Test revised version: A study with normal adults, and adults with Asperger syndrome or high-functioning autism. J Child Psychol Psychiatry 42:241–251.

Bartels A & Zeki S (2000) The neural basis of romantic love. Neuroreport 11:3829–3834.

Bartels A & Zeki S (2004) The neural correlates of maternal and romantic love. Neuroimage 21:1155–1166.

Bartholomew K (1997) Adult attachment processes: individual and couple perspectives. Br J Med Psychol 70:249–263.

BCPSG (2007) The foundational level of psychodynamic meaning: Implicit process in relation to conflict, defense and the dynamic unconscious. Int J Psychoanal 88:843–860.

Beckermann A (2010) Die Rede von dem Ich und dem Selbst. Sprachwidrig und philosopisch höchst problematisch. In K Crone, R Schnepf & J Stolzenberg (Hrsg.), Über die Seele (458–473). Frankfurt a. M.: Suhrkamp.

Benjamin W (GS). Gesammelte Schriften. Hrsg. R Tiedemann & H Schweppenhäuser. Frankfurt a. M.: Suhrkamp.

Bion WR (1962/1990) Eine Theorie des Denkens. In E Bott-Spillius (Hrsg.), Melanie Klein heute. Entwicklungen in Theorie und Praxis. Bd. 1: Beiträge zur Theorie. Stuttgart: Verlag Internationale Psychoanalyse.

Bion WR (1962/2003) A theory of thinking. In J Raphael-Leff (Hrsg.), Parent-infant psychodynamics: Wild things, mirrors and ghosts (74–82). Philadelphia, PA: Whurr Publishers.

Bion WR (1970/2006) Aufmerksamkeit und Deutung. Tübingen: Edition Diskord.

Birenbaum LK (2000) Assessing children's and teenagers' bereavement when a sibling dies from cancer: a secondary analysis. Child Care Health Dev 26:381–400.

Bischof-Köhler D (1989) Spiegelbild und Empathie. Die Anfänge der sozialen Kognition. Bern: Huber.

Bollnow OF (1976) Mensch und Raum (3. Aufl.). Stuttgart: Kohlhammer.

Bowlby J (1970/1975) Bindung (Attachment, dt.). München: Kindler.

Breyer T (2012) Helmuth Plessner und die Phänomenologie der Intersubjektivität. Bull anal phénoménol 8. (http://popups.ulg.ac.be/1782-2041/index.php?id=571)

Brisch KH (2013) Die bindungsbasierte Behandlung von Suchterkrankungen auf verschiedenen Altersstufen. In Bindung und Sucht (277–297). Stuttgart: Klett Cotta.

Buber M (1923/1995) Ich und Du. Stuttgart: Reclam.

Buber M (BW) Werke. München: Kösel, Lambert Schneider.

Büssing A & Frick E (2015) Psychosoziale und spirituelle Bedürfnisse chronisch Kranker. In A Büssing, J Surzykiewicz & Z Zimowski (Hrsg.), Dem Gutes tun, der leidet (3–12). Berlin: Springer.

Butler J (1990/1991) Das Unbehagen der Geschlechter (gender trouble, dt.). Frankfurt a. M.: Suhrkamp.

Cassirer E (1944/1990) Versuch über den Menschen. Einführung in eine Philosophie der Kultur (An essay on man. An introduction to a philosophy of human culture, dt.). Frankfurt a. M.: Fischer.

Clarke DM, Kissane DW, Trauer T & Smith GC (2005) Demoralization, anhedonia and grief in patients with severe physical illness. World Psychiatry 4:96–105.

Colman W (2006) Imagination and the imaginary. J Anal Psychol 51:21–42.

Colman W (2010) Mourning and the symbolic process. J Anal Psychol 55:275–297.

Craig AD (2003) Interoception: the sense of the physiological condition of the body. Curr Opin Neurobiol 13:500–505.

Csikszentmihalyi M, Abuhamdeh S & Nakamura J (2007) Flow. In AJ Elliott & CS Dweck (Hrsg.), Handbook of competence and motivation (598–608). New York: Guilford.

Csordas TJ (1994) Introduction: The body as representation and being-in-the-world. In Ds. (Hrsg.), Embodiment and experience: the existential ground of culture and self (1–24). Cambridge: Cambridge University Press.

Damasio AR (1999/2002) Ich fühle, also bin ich: die Entschlüsselung des Bewusstseins. München: Ullstein.

Darwin C (1872/1998) The expression of the emotions in man and animals (3. Aufl.). New York: Oxford University Press.

Davenport JJ (2013) Selfhood and 'spirit'. In J Lippitt & G Pattison (Hrsg.), The Oxford handbook of Kierkegaard (12). Oxford: Oxford University Press.

Dennett DC (1987) The intentional stance. Cambridge, MA: MIT Press.

Dhabhar FS & McEwen BS (2001) Bidirectional effects of stress and glucocorticoid hormones on immune function: possible explanations for paradoxical observations. San Diego: Academic Press.

Drossman DA, Ringel Y, Vogt BA, Leserman J, Lin W, Smith JL et al. (2003) Alterations of brain activity associated with resolution of emotional distress and pain in a case of severe irritable bowel syndrome. Gastroenterol 124:754–761.

Edinger EF (1960) The ego-self paradox. J Anal Psychol 5:3–18.

Eisenberger NI, Lieberman MD & Williams KD (2003) Does rejection hurt? An FMRI study of social exclusion. Science 302:290–292.

Ekman P (2003) Darwin, deception, and facial expression. Ann NY Acad Sci 1000:205–221.

Emmons RA (1999) The psychology of ultimate concerns: Motivation and spirituality in personality. New York: Guilford.

Erikson EH (1959/1966) Identität und Lebenszyklus. Frankfurt a. M.: Suhrkamp.

Ermann M (2000) Traumstörung. Über die Kreativität des Träumens und ihr Scheitern. Forum Psychoanal 15:358–371.

Ermann M (2007) Psychosomatische Medizin und Psychotherapie. Ein Manual auf psychoanalytischer Grundlage. Stuttgart: Kohlhammer.

Ermann M, Frick E, Kinzel C & Seidl O (2014) Einführung in die Psychosomatik und Psychotherapie. Ein Arbeitsbuch für Unterricht und Eigenstudium (3. Aufl.). Stuttgart: Kohlhammer.

Finkelde D (2014) Das (postmoderne) Subjekt ideologischer Anrufung nach Lacan. Philosophische Überlegungen zum Kontext spiritueller Suchbewegungen. In E Frick & A Hamburger (Hrsg.), Freuds Religionskritik und der »Spiritual Turn«. Ein Dialog zwischen Philosophie und Psychoanalyse (97–111). Stuttgart: Kohlhammer.

Foerster Hv (2006) Einführung in den Konstruktivismus (Ungekürzte Taschenbuchausg., 9. Aufl.). München: Piper.

Folkman S & Greer S (2000) Promoting psychological well-being in the face of serious illness: when theory, research and practice inform each other. Psycho-Oncol 9:11–19.

Fonagy P & Target M (1998/2002) Ein interpersonales Verständnis des Säuglings. In A Hurry (Hrsg.), Psychoanalyse und Entwicklungsförderung von Kindern. Aus dem Englischen von Elisabeth Vorspohl. Vorwort von Anne-Marie Sandler (11–42). Frankfurt am Main.

Fonagy P & Target M (2001) Mit der Realität spielen. Zur Doppelgesichtigkeit psychischer Realität von Borderline-Patienten. Psyche Z Psychoanal 55:961–995.

Foucault M (1963/1973) Die Geburt der Klinik. Eine Archäologie des ärztlichen Blicks. München.

Foucault M (1966/1971) Die Ordnung der Dinge [Les mots et les choses]. Frankfurt a. M.

Foucault M (1985) Freiheit und Selbstsorge: Interview 1984 und Vorlesung 1982. Hrsg. von Helmut Beckert (Materialis-Programm ; 30). Frankfurt a. M.: Materialis.

Frank M (2007) Lässt sich Subjektivität naturalisieren? In T Fuchs, K Vogeley & M Heinze (Hrsg.), Subjektivität und Gehirn (29–48). Berlin: Parodos/Pabst.

Freed PJ & Mann JJ (2007) Sadness and loss: toward a neurobiopsychosocial model. Am J Psychiatry 164:28–34.

Freud S (GW) Gesammelte Werke. Hrsg. A Freud, E Bibring, W Hoffer, E Kris & O Isakower. London: Imago.

Freudenberger HJ (1974) Staff burn-out. J Soc Issues 30:159–165.

Frick E, Fegg MJ, Tyroller M, Fischer N & Bumeder I (2007) Patients' health beliefs and coping prior to autologous peripheral stem cell transplantation. Eur J Cancer Care 16:156–163.

Frick E & Lautenschlager B (2008) Auf Unendliches bezogen. Spirituelle Entdeckungen bei C. G. Jung. München: Kösel.

Frick E & Lautenschlager B (2009) »Mein Vater war durchaus realitätsbezogen ...« Gespräch mit Helene Hoerni-Jung. Anal Psychol 40:231–240.

Frommberger U, Angenendt J & Berger M (2014) Posttraumatische Belastungsstörung; eine diagnostische und therapeutische Herausforderung. Dt Ärztebl 111:59–65.

Fuchs T (2005) Scham, Schuld und Leiblichkeit. Zur Phänomenologie und Psychopathologie reflexiver Affekte. In D Schmoll & A Kuhlmann (Hrsg.), Symptom und Phänomen. Phänomenologische Zugänge zum kranken Menschen (Band 13, 153–161). Freiburg: Alber.

Fuchs T (2008) Das Gehirn – ein Beziehungsorgan. Eine phänomenologisch-ökologische Konzeption. Stuttgart: Kohlhammer.

Fuchs T & Micali S (2013) Phänomenologie der Angst. In L Koch (Hrsg.), Angst. Ein interdisziplinäres Handbuch (51–60). Stuttgart: Metzler.

Furchert A (2007) Verzweiflung zum Tode? Selbsttötung, Sprung, Entschiedenheit. In JE Schlimme (Hrsg.), Unentschiedenheit und Selbsttötung. Vergewisserungen der Suizidalität (50–78). Göttingen: Vandenhoeck & Ruprecht.

Gadamer H-G (1960) Wahrheit und Methode. Grundzüge einer philosophischen Hermeneutik. Tübingen: Mohr.

Gallese V (2013) Den Körper im Gehirn finden. Konzeptuelle Überlegungen zu den Spiegelneuronen. In M Leutzinger-Bohleber, RN Emde & R Pfeifer (Hrsg.), Embodiment – ein innovatives Konzept für Entwicklungsforschung und Psychoanalyse (75–112). Göttingen: Vandenhoeck & Ruprecht.

Gallese V (2014) Welche Neurowissenschaften und welche Psychoanalyse? Intersubjektivität und Körperselbst. Notizen für einen Dialog. Psyche Z Psychoanal 69:97–114.

Gennep Av (1981/1986) Übergangsriten (Les rites de passage, dt.). Frankfurt a. M.: Campus/Edition de la Maison des Sciences de l'Homme.

Gergen KJ (2009) Relational being beyond self and community. Oxford: Oxford University Press.

Giegerich W (2012) What is soul? New Orleans, Louisiana: Spring.

Gillath O, Bunge SA, Shaver P, Wendelken C & Miculincer M (2005) Attachment style differences in the ability to suppress negative thoughts: Exploring the neural correlates. Neuroimage 28:835–847.

Gondek H-D (2010) Das Spiegelstadium – Versuch einer Ortsbestimmung. Z psychoanal Theorie Prx 25:11–26.

Grossmann K & Grossmann KE (2012) Bindungen: das Gefüge psychischer Sicherheit. Stuttgart: Klett Cotta.

Grossmann KE, August P, Fremmer-Bombik E, Friedl A, Grossmann K, Scheuerer-Englisch H et al. (1989) Die Bindungstheorie: Modell und entwicklungspsychologische Forschung. In H Keller (Hrsg.), Handbuch der Kleinkindforschung (31–55). Berlin: Springer.

Grossmann KE & Grossmann K (2007) Die Entwicklung zwischenmenschlicher Moral in Bindungsbeziehungen. In C Hopf & G Nunner-Winkler (Hrsg.), Frühe Bindungen und moralische Entwicklung. Aktuelle Befunde zu psychischen und sozialen Bedingungen moralischer Eigenständigkeit (151–175). Weinheim: Juventa.

Gruen A (1986) Der Verrat am Selbst. Die Angst vor Autonomie bei Mann und Frau. München: dtv.

Grünbaum A (1984) The foundations of psychoanalysis. A philosophical critique. Berkeley: University of California Press.

Gündel H, O'Connor M-F, Littrell L, Fort C & Lane RD (2003) Functional neuroanatomy of grief: An fMRI study. Am J Psychiatry 160:1946–1953.

Habermas J (1968) Erkenntnis und Interesse. Frankfurt a. M.: Suhrkamp.

Habermas J (1973) Legitimationsprobleme im Spätkapitalismus. Frankfurt a. M.: Suhrkamp.

Habermas J (2001a) Die Zukunft der menschlichen Natur: auf dem Weg zu einer liberalen Eugenik? Frankfurt a. M.: Suhrkamp.

Habermas J (2001b) Glauben und Wissen: Friedenspreis des Deutschen Buchhandels 2001. Frankfurt a. M.: Suhrkamp.

Haeffner G (1993) Schuld. Anthropologische Überlegungen zu einem ebenso problematischen wie unverzichtbaren Begriff. In G Haeffner (Hrsg.), Schuld und Schuldbewältigung: keine Zukunft ohne Auseinandersetzung mit der Vergangenheit (Band 149, 10–28). Düsseldorf: Patmos.

Haupt WF & Höfling W (2002) Die Diagnose des Hirntodes: Medizinische und juristische Aspekte unter Berücksichtigung des Transplantationsgesetzes (TPG) der BRD. Fortschr Neurol Psychiatr 70:583–590.

Hauser S (2007) Gewissensentwicklung in neueren psychoanalytischen Beiträgen. In C Hopf & G Nunner-Winkler (Hrsg.), Frühe Bindungen und moralische Entwicklung. Aktuelle Befunde zu psychischen und sozialen Bedingungen moralischer Eigenständigkeit (43–68). Weinheim: Juventa.

Heidegger M (GA). Gesamtausgabe. Hrsg. FW v Herrmann. Frankfurt a. M.: Klostermann.

Heinroth JCA (1818) Lehrbuch der Störungen des Seelenlebens oder der Seelenstörungen und ihrer Behandlung. Vom rationalen Standpunkt aus entworfen. II. Teil. Leipzig: Fr. Chr. Wilh. Vogel.

Henseler H (1974) Narzißtische Krisen. Zur Psychodynamik des Selbstmords. Reinbek: Rowohlt.

Hershenov D (2005) Do dead bodies pose a problem for biological approaches to personal identity? Mind 114:31–59.

Herzog W (2012) Psychologie als Wissenschaft. Wissenschaftstheoretische Grundlagen der Psychologie. Wiesbaden: VS Verlag für Sozialwissenschaften.

Hillman J (1975) Re-Visioning Psychology. New York: Harper Colophon.

Hillman J (1980) Selbstmord und seelische Wandlung. Eine Auseinandersetzung. Zürich: Daimon.

Hirsch M (1998) Schuld und Schuldgefühl. Zur Psychoanalyse von Trauma und Introjekt (2. Aufl.). Göttingen: Vandenhoeck & Ruprecht.

Hobson JA (2001) The ghost of Sigmund Freud haunts Mark Solms's dream theory. Behav Brain Sci 23:951–952.

Hofer MA (1984) Relationships as regulators: A psychobiologic perspective on bereavement. Psychosom Med 46:183–197.

Hohage R (2000) Zur Psychoanalyse des Arbeitens und der Arbeitsstörungen. In M Hirsch (Hrsg.), Psychoanalyse der Arbeit. Kreativität, Leistung, Arbeitsstörungen, Arbeitslosigkeit (100–124). Göttingen: Vandenhoeck & Ruprecht.

Holt-Lunstad J, Smith TB & Layton JB (2010) Social relationships and mortality risk: a meta-analytic review. PLoS med 7:e1000316.

Holzhey-Kunz A (2008) Daseinsanalyse. In A Längle & A Holzhey-Kunz (Hrsg.), Existenzanalyse und Daseinsanalyse (Psychotherapie: Ansätze und Akzente; 3) (183–348). Stuttgart: UTB; Facultas-Verlags- und Buchhandels AG.

Holzhey-Kunz A (2012) Lebendigsein. Existenzphilosophische Überlegungen zur Zweideutigkeit eines Grundgefühls. In J Fingerhut & S Marienberg (Hrsg.), Feelings of being alive (123–148). Berlin: De Gruyter.

Hufeland CWv (1806) Journal der practischen Arzneykunde und Wundarzneykunst (Band 23). Berlin: Wittich.

Huizinga J (1949/1962) Homo ludens. Vom Ursprung der Kultur im Spiel. Reinbek: Rowohlt.

Husserl E. (Hua). Husserliana: Gesammelte Werke. Hrsg. R Bernet. Dordrecht: Kluwer.

Hutchinson TA, Mount BM & Kearney M (2011) The healing journey. In TA Hutchinson (Hrsg.), Whole Person Care (23–30): New York: Springer.

Irlenborn B (2004) Das Problem der Schuld in Heideggers Sein und Zeit. Kritische Anmerkungen. Perspekt Phil 30:189–207.

Jacoby M (1991) Scham-Angst und Selbstwertgefühl: Ihre Bedeutung in der Psychotherapie. Olten: Walter.

James W (1890) The principles of psychology. New York: Henry Holt & Co.

Jaspers K (1953a) Allgemeine Psychopathologie. Heidelberg: Springer.

Jaspers K (1953b) Einführung in die Philosophie. München: Piper.

Josephs L & McLeod BA (2014) A theory of mind–focused approach to anger management. Psychoanal Psychol 31:68–83.

Jung CG (1940/2008) The process of individuation. Exercitia spiritualia of St. Ignatius of Loyola. Notes on lectures given at the Eidgenössische Technische Hochschule, Zürich. June 1939–March 1940 (Teilübersetzung). In E Frick & B Lautenschlager (Hrsg.), Auf Unendliches bezogen. Spirituelle Entdeckungen bei C. G. Jung (71–77). München: Kösel.

Jung CG (GW). Gesammelte Werke. Zürich: Rascher.

Kanfer FH & Phillips JS (1970) Learning foundations of behavior therapy. New York: Wiley.

Kernberg OF (1985/1988) Innere Welt und äußere Realität. Anwendungen der Objektbeziehungstheorie. München: Verlag Internationale Psychoanalyse.

Kettner M & Mertens W (Hrsg.) (2010) Reflexionen über das Unbewusste. Semiotik und die Suche nach der Matrix der Metapsychologie. Göttingen: Vandenhoeck & Ruprecht.

271

Kierkegaard S (GW) Gesammelte Werke. Hrsg. E Hirsch, M Gerdes, HM Junghans. Düsseldorf: Diederichs.

Klass D (2014) Grief, consolation, and religions: a conceptual framework. Omega (Westport) 69:1–18.

Kläui C (2010) Spiegelstadium und Intersubjektivität. Zu Jacques Lacans Theorie des Spiegelstadiums. Z psychoanal Theorie Prx 25:27–39.

Kleist Hv. (1810/1948). Uber das Marionettentheater. Berlin: Streuben Verlag.

Klumpp M (2014) Vom Wesen der Trauer. In S Kränzle, U Schmid & C Seeger (Hrsg.), Palliative Care (424–436). Berlin: Springer.

Knox J (2003) Archetype, attachment, analysis: Jungian psychology and the emergent mind. Mit einem Vorwort von Peter Fonagy. New York: Brunner-Routledge.

Köhler L (2014) On the development of the autobiographical self and autobiographical memory – Implicit and explicit aspects. Int J Psychoanal Self Psychol 9:18–34.

Kohut H (1977/1979) Die Heilung des Selbst. Frankfurt a. M.: Suhrkamp.

König K (1998) Arbeitsstörungen und Persönlichkeit. Bonn: Psychiatrie-Verlag.

Krause R (1998) Allgemeine psychoanalytische Krankheitslehre. Band 2: Modelle. Stuttgart: Kohlhammer.

Kristeva J (2000) From symbols to flesh: the polymorphous destiny of narration. Int J Psycho-Anal 81:771–787.

Krüger H-P (2011) Die Körper-Leib-Differenz von Personen: Exzentrische Positionalität und *homo absconditus*. Dtsch Z Phil 59:577–589.

Krüger RT (2014) Was hat Moreno zur Entwicklung der Psychotherapie beigetragen? Z Psychodrama Soziom 13:225–240.

Kučera T (2009) Jüdische Spiritualität an den Grenzen des Lebensintervalls. In E Frick & T Roser (Hrsg.), Spiritualität und Medizin. Gemeinsame Sorge für den kranken Menschen (2. Aufl.) (164–170). Stuttgart: Kohlhammer.

Küchenhoff J (2008) Den Körper verstehen – psychoanalytische Annäherungen. In J Küchenhoff & K Wiegerling (Hrsg.), Leib und Körper (72–131). Göttingen: Vandenhoeck & Ruprecht.

Küchenhoff J & Agarwalla P (2013) Entwicklung des Körperselbst. In Körperbild und Persönlichkeit (11–32). Berlin: Springer.

Kugler G, Huppert D, Schneider E & Brandt T (2013) Wie Höhenschwindel die visuelle Exploration und den Gang beeinträchtigt. Nervenarzt DOI 10.1007/s00115-013-3905-6.

Lacan J (1966) Ecrits. Paris: Seuil.

Lampersberger F (2013) Sinn (philosophisch). Spir Care 2:77–79.

Lange FA (1896) Materialismus und Kritik seiner Bedeutung in der Gegenwart – 2. Buch. Leipzig: Baedeker.

Laplantine F (1986) L'anthropologie de la maladie. Paris: Payot.

Lazar RA, Oechslen R & Jörgensen K (2012) »Faith-in-O« und der Umgang mit der Unbestimmtheit des Todes. In E Frick & RT Vogel (Hrsg.), Den Abschied vom Leben verstehen. Psychoanalyse und Palliative Care (63–78). Stuttgart: Kohlhammer.

Lazarus RS & Folkman S (1984) Stress Appraisal and Coping. New York: Springer.

Leibenluft E, Gobbini MI, Harrison T & Haxby JV (2004) Mothers' neural activation in response to pictures of their children and other children. Biol Psychiatry 15:225–232.

Lesmeister R (2014) Selbst und Transzendenz – Überlegungen zur Stellung des Subjektes bei C. G. Jung im Kontext des »Spiritual Turn«. In E Frick & A Hamburger (Hrsg.), Freuds Religionskritik und der »Spiritual Turn« (53–63). Stuttgart.

Leutz GA (1974) Das klassische Psychodrama nach J. L. Moreno. Berlin: Springer.

Leuzinger-Bohleber M, Emde RN & Pfeifer R (Hrsg.) (2013) Embodiment – ein innovatives Konzept für Entwicklungsforschung und Psychoanalyse. Göttingen: Vandenhoeck & Ruprecht.

Levinas E (1963/1983) Die Spur des Anderen. In WN Krewani (Hrsg.), Die Spur des Anderen. Untersuchungen zur Phänomenologie und Sozialphilosophie (209–235). Freiburg i. Br.: Alber.

Lichtenberg JD (1985) Mirrors and mirroring: Developmental experiences. Psychoanal Inq 5:199–210.

Lichtenberg JD, Lachmann FM & Fosshage JL (2011) The experience of continuity and self-sameness despite multiple motivational states. An explanation by analogy: Fractal theory. In JD Lichtenberg, FM Lachmann & JL Fosshage (Hrsg.), Psychoanalysis and motivational systems. A new look (45–49). New York: Routledge/Taylor & Francis.

Lietzmann A (2003) Theorie der Scham. Eine anthropologische Perspektive auf ein menschliches Charakteristikum. Diss. Sozialwissenschaften Tübingen.

Lindemann G (1997) Die Differenzen im Prozeß der Geschlechtsveränderung und die Differenzen der Geschlechter. In S Stoller & H Vetter (Hrsg.), Phänomenologie und Gechlechterdifferenz (274–291). Wien: WUV.

Lindemann G (2002) Die Grenzen des Sozialen. Zur sozio-technischen Konstruktion von Leben und Tod in der Intensivmedizin. München: Fink.

Loetz C, Müller J, Petersen Y, Frick E & Mauer C (2013) Attachment theory and Spiritual Care – two threads converging in Palliative Care? (Article ID 740291, 14 pages, 2013. doi:10.1155/2013/740291). Evid Based Complement Alternat Med 2013.

Luckmann T (1967/1991) Die unsichtbare Religion (The Invisible Religion: The Problem of Religion in Modern Society, dt.). Frankfurt a. M.: Suhrkamp.

Luther M (WA). D. Martin Luthers Werke. Kritische Gesamtausgabe (Weimarer Ausgabe. Weimar Graz: Hermann Böhlau, Weimar/Akademische Druck- und Verlagsanstalt.

M'Uzan M de (1976/1977) Le travail du trépas. In M de M'Uzan (Hrsg.), De l'art à la mort (182–199). Paris: Gallimard.

MacIntyre AC (2006) Dependent rational animals: why human beings need the virtues. Chicago: Open Court.

Marquard O (1981) Ende des Schicksals? Einige Bemerkungen über die Unvermeidlichkeit des Unverfügbaren. In Ds. (Hrsg.), Abschied vom Prinzipiellen: Philosophische Studien (67–90). Stuttgart: Reclam.

Meins E, Fernyhough C, Arnott B, Turner M & Leekam SR (2011) Mother-versus infant-centered correlates of maternal mind-mindedness in the first year of life. Infancy 16:137–165.

Merleau-Ponty M (1960/2007) Zeichen (Signes, dt.). Hamburg: Meiner.

Metzinger T (1999) Subjekt und Selbstmodell. Die Perspektivität phänomenalen Bewußtseins vor dem Hintergrund einer naturalistischen Theorie mentaler Repräsentation (2. Aufl.). Paderborn: mentis.

Millspaugh CD (2005) Assessment and response to spiritual pain: part I. J Palliat Med 8:919–923.

Moles A, Kieffer BL & Damato FR (2004) Deficit attachment behavior in mice lacking the opioid receptor gene. Science 304:1983–1986.

Moreno JD (Hg.) (1989/1995) Jacob Levy Moreno: Auszüge aus der Autobiographie (Band 1). Köln: inScenario.

Moreno JL (1924) Das Stegreiftheater. Berlin: Kiepenheuer.

Moreno JL (1946) Psychosomatic basis and measurement of roles. In Ds. (Hrsg.), Psychodrama I, (157–160). New York: Beacon House.

Moreno JL (1956) Philosophy of the third psychiatric revolution. In F Fromm-Reichmann & JL Moreno (Hrsg.), Progress in Psychotherapy (27f.).

Morstein Pv (1977) Zur Funktion des Begriffes »unbewusst«. Conceptus 11:327–338.

Müller J, Loetz C, Mayr B, Frick E, Petersen Y & Hvidt NC (submitted) What happens when patients ring the bell? An explorative field study on the attachment relevant dimension of nurse calls in Palliative Care.

Neumann E (1948) Der mystische Mensch. Eranos 16:317–374.

Neumann E (1955) Narzißmus, Automorphismus und Urbeziehung. In G Adler (Hrsg.), Studien zur Analytischen Psychologie C. G. Jungs (I. Beiträge aus Theorie und Praxis) (106–133). Zürich: Rascher.

Neumann E (1956/1995) Der schöpferische Mensch und die »Große Erfahrung«. In GM Walch (Hrsg.), Der schöpferische Mensch (104–149). Frankfurt a. M.: Fischer.

Neumann E (1960) Das Schöpferische als Zentralproblem der Psychotherapie (Opus Magnum: GW 4). Acta Psychother Psychosomat 8.

Neumann E (1963) Das Kind. Struktur und Dynamik der werdenden Persönlichkeit. Zürich: Rascher.

Nietzsche F (KGW). Werke: Kritische Gesamtausgabe. In G Colli & M Montinari (Hrsg.). Berlin: De Gruyter.

Nitschke JB, Nelson EE, Rusch BD, Fox AS, Oakes TR & Davidson RJ (2004) Orbitofrontal cortex tracks positive mood in mothers viewing pictures of their newborn infants. Neuroimage 21:583–592.

Northoff G (2012) Selbst, Gehirn und Umwelt – konzeptuelle und empirische Befunde zum selbstbezogenen Processing. In H Förstl (Hrsg.), Theory of Mind. Neurobiologie und Psychologie sozialen Verhaltens (151–160). Heidelberg: Springer Medizin.

Nöth W (2000) Handbuch der Semiotik (2. Aufl.). Stuttgart: Metzler.

Oerter R (2014) Menschliche Evolution und Kultur gehören zusammen. In R Oerter (Hrsg.), Der Mensch, das wundersame Wesen (111–138). Berlin: Springer.

Panksepp J (1998/2005) Affective neuroscience: The foundations of human and animal emotions. New York: Oxford University Press.

Pargament KI (2007/2011) Spiritually integrated psychotherapy. Understanding and addressing the sacred. New York: Guilford.

Pargament KI (2013) Ziele, die dem Menschen heilig sind. Zur Bedeutung der Zukunft für die Gesundheit. Spir Care 2:8–16.

Pedersen SH (2013) Fonagy and Freud. Psychological versus psychic reality. Scand Psychoanal Rev 36:18–26.

Peirce CS (CP) Collected Papers of Charles Sanders Peirce. Cambridge, MA: Harvard University Press.

Perner J (1991) Understanding the representational mind. Cambridge, MA: Bradford Books/MIT-Press.

Pernlochner-Kügler C (2012) Körperscham und Ekel. Wesentlich menschliche Gefühle: Grin.

Piedmont RL (1999) Does Spirituality Represent the Sixth Factor of Personality? Spiritual Transcendence and the Five-Factor Model. J Personality 67:985–1013.

Plessner H (GS) Gesammelte Schriften. Frankfurt a. M.: Suhrkamp.

Plügge H (1962) Über die Hoffnung. In Wohlbefinden und Missbefinden. Beiträge zu einer medizinischen Anthropologie (38–61). Tübingen: Max Niemeyer.

Premack D & Woodruff G (1978) Does the chimpanzee have a theory of mind? Behav Brain Sci 4:515–526.

Preston SD & de Waal FBM (2002) Empathy: Its ultimate and proximate bases. Behav Brain Sci 25:1–20.

Proyer RT & Rodden FA (2013) Is the *Homo Ludens* cheerful and serious at the same time? An empirical study of Hugo Rahner's notion of *Ernstheiterkeit*. Arch Religionspsychol 35:213–231.

Rahner H (1952) Der spielende Mensch. Einsiedeln: Johannes.

Reber S (2014) Neurobiologische Grundlagen von Stress – Grundlagen der Stressanfälligkeit und der Stressresistenz. In P Angerer, J Glaser, H Gündel, P Henningsen, C Lahmann, S Letzel & D Nowak (Hrsg.), Psychische und psychosomatische Gesundheit in der Arbeit (133–156). Heidelberg: Hüthig Jehle Rehm.

Reder M & Frick E (2010) Geschöpflichkeit in der post-säkularen Gesellschaft. Anal Psychol 41:216–238.

Ricoeur P (1965/1969) Die Interpretation. Ein Versuch über Freud (De l'interprétation. Un essai sur Freud, dt.). Frankfurt a. M.: Suhrkamp.

Rizzolatti G, Fadiga L, Gallese V & Fogassi L (1996) Premotor cortex and the recognition of motor actions. Brain Res Cogn Brain Res 3:131–141.

Rizzuto A-M (1979) The birth of the living God. A psychoanalytic study. Chicago London.

Robbins M (2004) Another look at dreaming: Disentangling Freud's primary and secondary process theories. J Am Psychoanal Ass 52:355–384.

Rosenfeld HA (1987/1990) Sackgassen und Deutungen. Therapeutische und antitherapeutische Faktoren bei der psychoanalytischen Behandlung von psychotischen, Borderline- und neurotischen Patienten. München Wien: Verlag Internationale Psychoanalyse.

Ross CE & Mirowsky J (2013) The sense of personal control: Social structural causes and emotional consequences. In C Aneshensel, J Phelan & A Bierman (Hrsg.), Handbook of the Sociology of Mental Health (379–402): Springer Netherlands.

Roth M (1998) Homo incurvatus in se ipsum – Der sich selbst verachtende Mensch. Prakt Theol 33:14–33.

Rotter JB (1954) Social learning and clinical psychology (Band 9). Englewood Cliffs, NJ: Prentice-Hall.

Rotter JB (1966) Generalized expectancies for internal versus external control of reinforcement. Psychological Monographs: General and Applied 80:1–28.

Rotter JB (1975/1982) Einige Probleme und Mißverständnisse beim Konstrukt der internen vs externen Kontrolle der Verstärkung. In R Mielke (Hrsg.), Interne/externe Kontrollüberzeugung. Theoretische und empirische Arbeiten zum Locus of Control-Konstrukt (43–62). Bern: Huber.

Roxberg Å, Brunt D, Rask M & da Silva AB (2013) Where can I find consolation? A theoretical analysis of the meaning of consolation as experienced by Job in the Book of Job in the Hebrew Bible. J Rel Health 52:114–127.

Saake I (2003) Vom Verschwinden der Leiche. Auf soziologischer Spurensuche bei Bestattern, Pathologen und einem Plastinateur. In M Herzog & N Fischer (Hrsg.), Totenfürsorge – Berufsgruppen zwischen Tabu und Faszination (Band 9, 67–88). Stuttgart: Kohlhammer.

Sachsse U (2003) Distress-Systeme des Menschen. Persönlichkeitsstörungen 1:4–15.

Saunders C (1988) Spiritual pain. J Pall Care 4:29–32.

Saussure F de (1916/1968) Cours de linguistique générale. Publié par Charles Bally et Albert Sechehaye. Paris: Payot.

Scheler M (1933) Über Scham und Schamgefühl. In M Scheler (Hrsg.), Schriften aus dem Nachlass. Bd. I: Zur Ethik und Erkenntnislehre (53–148): Der Neue Geist Verlag.

Scheler M (GW). Gesammelte Werke. Hrsg. M Scheler & M Krings Bonn: Bouvier.

Schiller Fv (1838) Votivtafeln (Gedichte der Dritten Periode). In Schillers sämmtliche Werke (Band 1, 421). Stuttgart: Cotta.

Schmidbauer W (2002) Helfersyndrom und Burnout-Gefahr. München: Urban & Fischer.

Schmidt G (1976) »Was ist der Mensch?«. In W Biemel (Hrsg.), Die Welt des Menschen – Die Welt der Philosophie (BAnd 72, 21–37): Springer Netherlands.

Schmidt J (2014) Sünde und Selbstverfehlung. Neue Z Syst Theol Religionsphil 56:293–305.

Schmitz H (1998) Der Leichenschock. In N Stefenelli (Hrsg.), Körper ohne Leben: Begegnung und Umgang mit Toten (891–898). Wien: Böhlau.

Schmitz H (1998/2007) Der Leib, der Raum und die Gefühle. Bielefeld Locarno: Sirius.

Schneider G (2014) Identität und Kontingenz. Psychoanalytische Überlegungen zur Konstitution des nachreligiösen Subjekts in der Flüchtigen Moderne. In E Frick & A Hamburger (Hrsg.), Freuds Religionskritik und der »Spiritual Turn«. Ein Dialog zwischen Philosophie und Psychoanalyse (81–96). Stuttgart: Kohlhammer.

Schöttler C (1981) Zur Behandlungstechnik bei psychosomatisch schwer gestörten Patienten. Psyche Z Psychoanal 35:111–141.

Schulte W (1961) Nichttraurigseinkönnen im Kern melancholischen Erlebens. Nervenarzt 32:314–320.

Schur M (1955) Comments on the metapsychology of somatization. Psychoanal Study Child 10:119–164.

Schwaiger B (2012) Weg von konstruierten Problemen, hin zu größerer Lebensnähe: Mentalisieren als moralpsychologisches Kernkonzept In M Zichy, J Ostheimer &

H Grimm (Hrsg.), Was ist ein moralisches Problem? Zur Frage des Gegenstandes angewandter Ethik (Band 177, 296–315). Freiburg i. Br.: Alber.

Seemann A (Hrsg.) (2011) Joint attention: New developments in psychology, philosophy of mind, and social neuroscience. Cambridge: MIT Press.

Segal H (1957/1981) Notes on symbol formation. In The Work of Hanna Segal. London: Jason Aronson.

Segal H (1991) Dream, phantasy and art. Hove: Brunner-Routledge.

Seidler GH (2001) Der Blick des Anderen – Eine Analyse der Scham (2. Aufl.). Stuttgart: Klett-Cotta.

Selye H (1936) A syndrome produced by diverse nocuous agents. Nature 138:32.

Siegrist J & Dragano N (2008) Psychosoziale Belastungen und Erkrankungsrisiken im Erwerbsleben. Bundesgesundheitsbl 51:305–312.

Solms M (2006) Sigmund Freud heute. Eine neurowissenschaftliche Perspektive auf die Psychoanalyse. Psyche Z Psychoanal 60:829–859.

Solms M & Turnbull O (2004) Das Gehirn und die innere Welt. Neurowissenschaft und Psychoanalyse (The brain and the inner world, dt.). Düsseldorf: Walter.

Sontag S (1980) Krankheit als Metapher (Illness as metaphor, dt.) (K. Kersten & C. Neubaur, Trans.). München: Hanser.

Stein E (1917) Zum Problem der Einfühlung. Halle: Buchdruckerei des Waisenhauses.

Stotz-Ingenlath G & Frick E (2006) Depressives Schulderleben: Symptomatologie und Diagnostik. Schweiz Arch Neurol Psychiat 157:94–102.

Stroebe M, Schut H & Boerner K (2010) Continuing bonds in adaptation to bereavement: Toward theoretical integration. Clin Psychol Rev 30:259–268.

Sylvester D (Hg.) (1993) René Magritte. Catalogue Raisonné II: Oil paintings and objects 1931–1948. Antwerpen: Menil Foundations/Fonds Mercator.

Theml H (2002) Aufklärungsprozess in den Phasen des Diagnose- und Krankheitsweges. In A Sellschopp, M Fegg, E Frick, U Gruber, D Pouget-Schors, H Theml, A Vodermaier & T Vollmer (Hrsg.), Tumor Manual Psychoonkologie (23–27). München: Zuckschwerdt.

Titchener EB (1909) Lectures on the experimental psychology of the thought processes. New York.

Uexküll Jv (1909) Umwelt und Innenwelt der Tiere.

Uexküll Tv (1984) Symptome als Zeichen für Zustände in lebenden Systemen. Z Semiotik 6:27–36.

Unschuld PU (2003) Was ist Medizin? Westliche und östliche Wege der Heilkunst. München: Beck.

Villa P-I (2006) Sexy bodies. Eine soziologische Reise durch den Geschlechtskörper. Wiesbaden.

Villa P-I (2013) Prekäre Körper in prekären Zeiten – Ambivalenzen gegenwärtiger somatischer Technologien des Selbst. In R Mayer, C Thompson & M Wimmer (Hrsg.), Inszenierung und Optimierung des Selbst (57–73): Wiesbaden: Springer Fachmedien.

Vischer R (1873) Über das optische Formgefühl. Ein Beitrag zur Aesthetik. Leipzig.

Vogel B (1993) Gemeinsam gefangen. Über typische Fallen in der Interaktion zwischen Suizidgefährdeten und ihren Helfern. In T Giernalczyk & E Frick (Hrsg.), Suizidalität. Deutungsmuster und Praxisansätze (168–179). Regensburg: Roderer.

Vogel RT (2007) Verhaltenstherapie in psychodynamischen Behandlungen. Theorie und Praxismanual für eine integrative Psychodynamik in ambulanter und stationärer Psychotherapie. Stuttgart: Kohlhammer.

Vogel RT (2012) Selbst und Tod. In E Frick & RT Vogel (Hrsg.), Den Abschied vom Leben verstehen. Psychoanalyse und Palliative Care (79–103). Stuttgart: Kohlhammer.

Volkan VD & Zintl E (1993/2000) Wege der Trauer. Leben mit Tod und Verlust (Life after loss. The lessons of grief, dt.). Gießen: Psychosozial.

Vygotsky LS (1978) Mind in society: the development of higher psychological processes. Cambridge: Harvard University Press.

Wallston KA (2005) The validity of the multidimensional health locus of control scales. J Hlth Psychol 10:623–631.

Wegener M (2005) Unbewußt/das Unbewußte. In K Barck, M Fontius & D Schlenstedt (Hrsg.), Ästhetische Grundbegriffe. Historisches Wörterbuch (202–240). Stuttgart: Metzler.

Weiher E (2008) Das Geheimnis des Lebens berühren. Spiritualität bei Krankheit, Sterben, Tod. Eine Grammatik für Helfende. Stuttgart: Kohlhammer.

Weiher E (2012) Wenn das Geheimnis die Lösung ist. Spir Care 1:82–83.

Weischedel W (1975/1977) Skeptische Ethik. Frankfurt a. M.: Suhrkamp.

Weizsäcker Vv (1919) Wir und der Raum. Daimler Werkzeitung 2:63–64.

Weizsäcker Vv (2007) Warum wird man krank?: Ein Lesebuch (Hrsg. Rimpau W.). Frankfurt a. M.: Suhrkamp.

Weizsäcker Vv (GS) Gesammelte Schriften. Frankfurt a. M.: Suhrkamp.

Wendel S (2003) Inkarniertes Subjekt. Dtsch Z Phil 51:559–569.

Wendel S (2011) Sexualethik und Genderperspektive. In K Hilpert (Hrsg.), Zukunftslehre kirchlicher Sexuallehre. Bausteine zu einer Antwort auf die Missbrauchsdiskussion (Quaestiones Disputatae, 241) (34–54). Freiburg i. Br.: Herder.

Westerink H (2010) Verwehte Trauer. Ansätze zu einer Freudschen Theorie des Trostes. WzM 62:61–75.

Wiegerling K (2008) Leib und Körper. In J Küchenhoff & K Wiegerling (Hrsg.), Leib und Körper (7–71). Göttingen: Vandenhoeck & Ruprecht.

Wiehl R (1990) Ontologie und pathische Existenz. Zur philosophisch-medizinischen Anthropologie Viktor von Weizsäcker. Z Klin Psychol Psychopathol Psychother 38:263–288.

Wimmer H & Perner J (1983) Beliefs about beliefs: Representation and constraining function of wrong beliefs in young children's understanding of deception. Cognition 13:103–128.

Winnicott DW (1951/1973) Vom Spiel zur Kreativität (Playing and reality, übersetzt von Michael Ermann). Stuttgart: Klett.

Winnicott DW (1956/2008) Von der Kinderheilkunde zur Psychoanalyse (Collected papers: Through paediatries to psychoanalysis, dt. Ausz.). Gießen: Psychosozial.

Winnicott DW (1957/2002) Die Fähigkeit zum Alleinsein. In Ds. (Hrsg.), Reifungsprozesse und fördernde Umwelt (36–46). Gießen: Psychosozial.

Wittgenstein L (LWS). Schriften. In R Rhees (Hrsg.). Frankfurt a. M.: Suhrkamp.

Wurmser L (1981/1990) Die Maske der Scham. Die Psychoanalyse von Schamaffekten und Schamkonflikten. Berlin: Springer.

Yehuda R & LeDoux J (2007) Response variation following trauma: a translational neuroscience approach to understanding PTSD. Neuron 56:19–32.

Zahavi D (2011) Empathy and direct social perception: A phenomenological proposal. Rev Phil Psychol 2:541–558.

Zahavi D (2013) Empathy and other-directed intentionality. Topoi 33:129–142.

Zahavi D (2014) Self and other: Exploring subjectivity, empathy, and shame: Oxford University Press.

Zepf S & Soldt P (2005) Affekt – Sprache – Spiel. Einige grundsätzliche Überlegungen zur Entwicklung des kindlichen Denkens. Kinderanal 13:241–275.

Zinck A (2008) Self-referential emotions. Consciousness Cogn 17:496–505.

Stichwortverzeichnis

Personenregister